U0221574

临床病例精析丛书

PET/CT与PET/MR
疑难病例集萃

Challenging Cases of PET/CT and PET/MR in Clinical Practice

主　编　赵　葵　潘建虎　张联合　楼　岑
副主编　邵国良　程爱萍　褚　玉　王祖飞

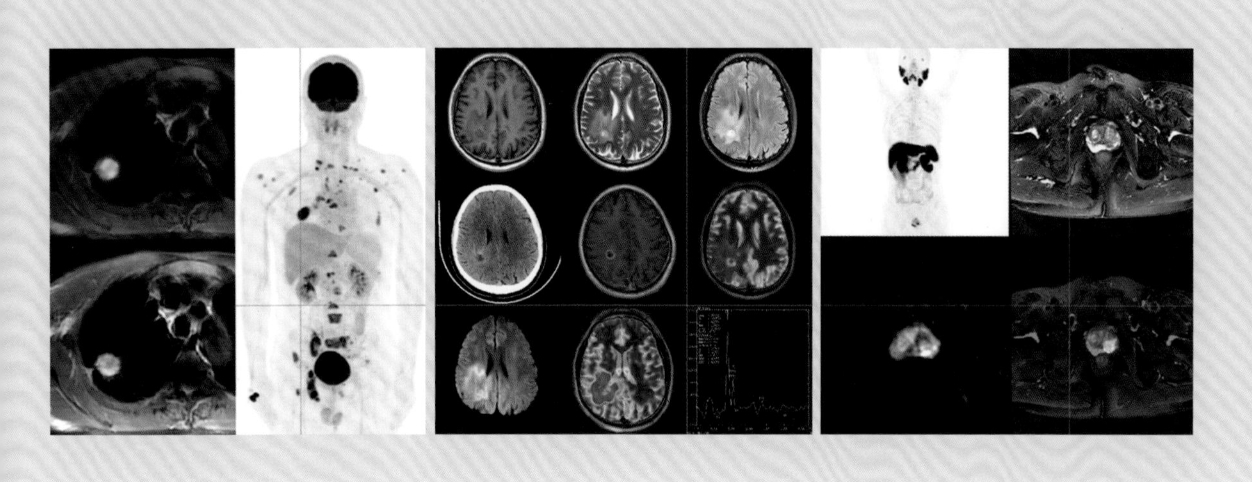

ZHEJIANG UNIVERSITY PRESS
浙江大学出版社
·杭州·

图书在版编目（CIP）数据

PET/CT与PET/MR疑难病例集萃 / 赵葵等主编. -- 杭州 : 浙江大学出版社, 2023.11
ISBN 978-7-308-21945-7

Ⅰ. ①P… Ⅱ. ①赵… Ⅲ. ①疑难病—计算机X线扫描体层摄影—影像诊断—病案②疑难病—核磁共振成像—诊断学—病案 Ⅳ. ①R814.42②R445.2

中国国家版本馆CIP数据核字(2023)第208506号

PET/CT与PET/MR疑难病例集萃

主　编　赵　葵　潘建虎　张联合　楼　岑

副主编　邵国良　程爱萍　褚　玉　王祖飞

策划编辑　张　鸽　冯其华

责任编辑　冯其华（zupfqh@zju.edu.cn）　金　蕾

责任校对　张凌静

责任印制　范洪法

封面设计　林智广告

出版发行　浙江大学出版社
（杭州市天目山路148号　邮政编码310007）
（网址：http：//www.zjupress.com）

排　　版　杭州林智广告有限公司

印　　刷　浙江省邮电印刷股份有限公司

开　　本　787mm×1092mm　1/16

印　　张　19.5

字　　数　390千

版 印 次　2023年11月第1版　2023年11月第1次印刷

书　　号　ISBN 978-7-308-21945-7

定　　价　196.00元

《PET/CT与PET/MR疑难病例集萃》
编委会

主　编：赵　葵　潘建虎　张联合　楼　岑

副主编：邵国良　程爱萍　褚　玉　王祖飞

编　委（按姓氏笔画排序）：

王　琤　浙江省台州医院
王祖飞　丽水市中心医院
王豪杰　衢州市人民医院
龙　斌　浙江省肿瘤医院
占宏伟　浙江大学医学院附属第二医院
叶圣利　树兰（杭州）医院
任东栋　宁波明州医院
江茂情　宁波市第二医院
许远帆　杭州全景医学影像诊断中心
苏新辉　浙江大学医学院附属第一医院
李林法　浙江省肿瘤医院
吴海龙　南昌大学第二附属医院
沈小东　杭州市肿瘤医院
张　军　浙江大学医学院附属第一医院
张伟强　嘉兴市第一医院
张丽敏　温州市中心医院
张丽霞　浙江省中医院
张联合　武警浙江总队医院
张雅萍　绍兴市人民医院
陆海健　金华广福医院
陈泯涵　中国人民解放军联勤保障部队第九〇三医院
邵国良　浙江省肿瘤医院
易战雄　东阳市人民医院
庞伟强　浙江省肿瘤医院

《PET/CT与PET/MR疑难病例集萃》参编者名单

（按姓氏笔画排列）

于　军　宁波明州医院
上官琳珏　杭州市肿瘤医院
王　珍　浙江大学医学院附属第一医院
王芳晓　杭州全景医学影像诊断中心
王晓刚　浙江省人民医院
毛新峰　湖州市中心医院
方　元　中国人民解放军联勤保障部队第九〇三医院
方圣伟　杭州市肿瘤医院
付涧兰　浙江省人民医院
白浩洋　绍兴市人民医院
冯　柳　嘉兴市第一医院
朱艳芳　杭州全景医学影像诊断中心
朱碧莲　金华市中心医院
任　蕾　浙江大学医学院附属第二医院
刘　瑶　浙江大学医学院附属邵逸夫医院
刘一诺　浙江大学医学院附属第一医院
刘侃峰　浙江大学医学院附属第一医院
刘祥祥　浙江大学医学院附属邵逸夫医院
孙美玲　浙江省人民医院
纪晓微　温州医科大学附属第一医院
李卫春　东阳市人民医院
李天成　浙江大学医学院附属第一医院
李中恩　浙江省人民医院
李东燕　武警浙江总队医院
豆晓锋　浙江大学医学院附属第二医院
吴　丹　湖州市中心医院
邹章勇　温州市中心医院
宋金龄　浙江省肿瘤医院
张　杰　浙江省台州医院
张亚飞　浙江大学医学院附属第一医院
张守鸿　浙江大学医学院附属第二医院
张晓辉　宁波市第二医院
张倩倩　金华市中心医院
张婷婷　浙江大学医学院附属第一医院
陈　俊　东阳市人民医院
陈　琳　浙江大学医学院附属第二医院
陈　聪　宁波明州医院
陈东方　浙江大学医学院附属邵逸夫医院
陈金燕　浙江省中医院
陈荣灿　武警浙江总队医院
陈界荣　中国人民解放军联勤保障部队第九〇三医院
林　晨　绍兴市人民医院
岳增良　东阳市人民医院
周素萍　绍兴市人民医院
赵　欣　浙江大学医学院附属第一医院
赵立军　浙江省人民医院
赵格格　浙江大学医学院附属邵逸夫医院
胡文超　树兰（杭州）医院
侯　妮　浙江大学医学院附属邵逸夫医院
姜　阳　浙江大学医学院附属邵逸夫医院

洪　江　武警浙江总队医院
秦锡怡　绍兴市人民医院
敖　利　温州市中心医院
耿才正　浙江省台州医院
耿雅文　杭州市肿瘤医院
徐梧兵　绍兴市人民医院
高巧灵　宁波市第二医院
郭修玉　宁波市第二医院
黄小娟　浙江大学医学院附属邵逸夫医院
黄奇峰　金华市中心医院
黄望乐　温州医科大学附属第一医院
梁江涛　杭州全景医学影像诊断中心
屠蒙姣　浙江大学医学院附属第一医院
蒋元林　中国人民解放军联勤保障部队第九〇三医院
傅立平　浙江省人民医院
靳　水　浙江省肿瘤医院
楼岳阳　东阳市人民医院

前言

PREFACE

“忽如一夜春风来，千树万树梨花开。”短短几年，浙江省的正电子显像设备数量持续快速增长。2019 年，全省 PET/CT 和 PET/MR 分别装机 26 台和 2 台；到 2022 年 11 月，已分别达 49 台和 5 台。

2021 年，国家原子能机构、科技部、公安部、生态环境部、交通运输部、国家卫生健康委、国家医疗保障局、国家药品监督管理局等八部委发布了《医用同位素中长期发展规划（2021—2035 年）》。该规划指出，2021—2025 年，全国三甲医院实现核医学科全覆盖；2026—2035 年，将持续推进核医学科建设，全国范围内实现“一县一科”。几年之内，全国 PET/CT 装机数量翻一番，已有 800 多台。同时，从业人员也大量增加。而为了让新从业人员打好基础，快速掌握相应的诊断知识，并达到相应的业务水平，基于病例分析的实战培训是必不可少的。

《PET/CT 与 SPECT 疑难病例集萃》（2017 年）和《PET/CT，PET/MR 与 SPECT 疑难病例集萃》（2020 年）自出版以来，得到了广大读者特别是新入行年轻医生的垂爱。许多年轻医生表示，这两部核医学专业书就像启蒙老师一样，教他们如何快速掌握读片方法和诊断思路、如何面对疑难杂症。每每闻及，我们深感欣慰，也让我们对病例搜集和解读分析提出了新的要求。

受新冠病毒感染疫情困扰，虽疑难病例现场读片会无法常规举行，但浙江省医学会核医学与放射医学防护分会正电子学组全体成员的学习热情未曾减半分，他们仍坚持每周三线上读片，从未中断，并且大家线上读片和分析讨论依然热烈，有时甚至是激烈讨论；然后，每周五 19 时准时公布答案，并由病例提供单位分析总结；最后，由专家进行点评。

这几年所读过的病例，或经典，或疑难，或罕见，常令人反复回味或萦绕脑海，其中提炼出的诊断体会也使人难以忘怀，大家都感受益匪浅。

为了使读片群之外的更多年轻同行也能从中受益，我们下决心组织浙江省内同行编写第三本疑难病例集萃——《PET/CT与PET/MR疑难病例集萃》，旨在分享浙江省医学会核医学与放射医学防护分会正电子学组在疑难病例诊断中所获得的经验和得到的教训。若能因此对大家的日常工作有所启示，将是我们的荣幸。

“文章千古事，得失寸心知。”编书写书很辛苦，可以说是一项耗时耗力的大工程。好在众人拾柴火焰高，经省内多家单位反复遴选，本书共收集 80 多个疑难病例，其中还包括核医学多模态和多探针的病例。全体编者披星戴月，倾注了大量精力，查阅了大量文献，反复斟酌，希望尽可能完美地呈现这些宝贵的病例，以使广大读者能有所收获。但囿于时间和编者水平，书中难免存在谬误和不足之处，期待同行们给予斧正。

赵　葵　潘建虎　张联合　楼　岑

2023 年 8 月 8 日

C O N T E N T S

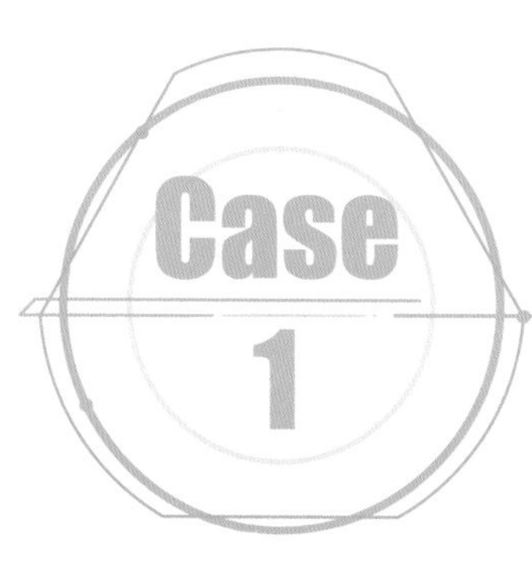

阿尔茨海默病

简要病史

患者男性，65 岁。有记忆力障碍 1 年余。

既往史：高血压 10 年；余无殊。

个人史：无殊。

家族史：父母均患有阿尔茨海默病（AD，又称老年性痴呆）。

专科评估：简易精神状态量表（MMSE）评分 19 分（与教育程度相关，提示中度异常）。蒙特利尔认知评估量表（MoCA）评分 15 分（提示认知异常）。汉密尔顿焦虑量表（HAMA）评分 14 分（提示肯定有焦虑）。汉密尔顿抑郁量表（HAMD）评分 7 分（提示无明显抑郁）。

其他影像学检查：头颅MR AD序列示两侧海马硬化。

影像学检查资料

^{18}F-AV45 PET/CT图像见图 1-1 和图 1-2。^{18}F-AV1451 PET/CT图像见图 1-3 和图 1-4。

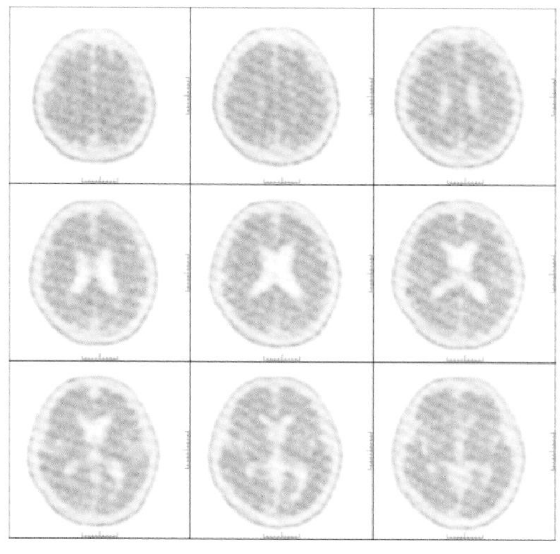

图 1-1　^{18}F-AV45 PET/CT图像（一）

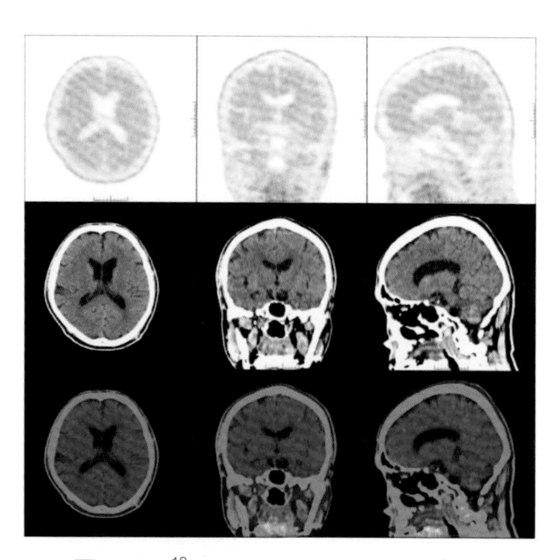

图 1-2　^{18}F-AV45 PET/CT图像（二）

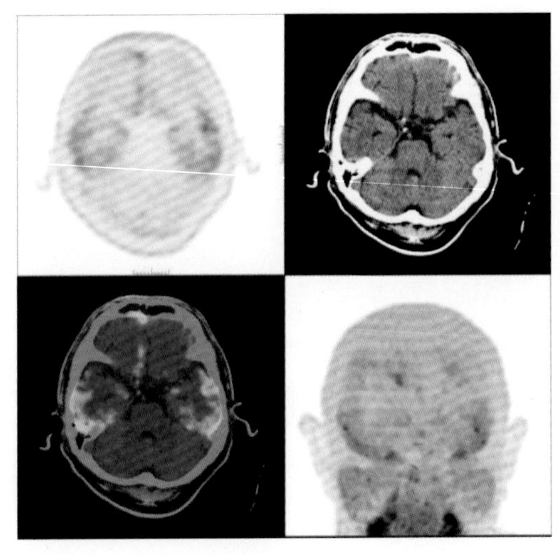

图 1-3 ^{18}F-AV1451 PET/CT图像（一）

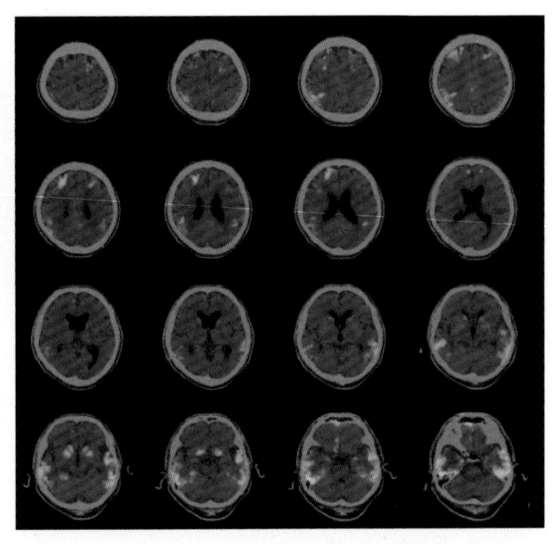

图 1-4 ^{18}F-AV1451 PET/CT图像（二）

影像解读

^{18}F-AV45 PET/CT图像（图 1-1 和图 1-2）显示双侧额叶、顶叶、颞叶、枕叶皮质AV45 摄取弥漫性增高，提示 β 淀粉样蛋白（Aβ）沉积；双侧海马萎缩。

^{18}F-AV1451 PET/CT图像（图 1-3 和图 1-4）显示双侧额叶、顶叶、颞叶皮质及扣带回 AV1451 摄取不均匀弥漫性增高，提示 tau 蛋白分布增多；双侧海马萎缩。

最终诊断

根据临床症状、专科评估结果及影像学检查结果，目前考虑符合 AD。

诊断要点与鉴别诊断

目前，AD的诊断仍依靠排除法，即先根据临床表现做出痴呆的诊断，然后对病史、病程、体格检查和辅助检查结果进行综合分析，排除特殊因素引起的痴呆，才能得出AD的临床诊断。特异性标记Aβ 及tau蛋白的PET成像技术被认为是一种有效的辅助诊断手段。

（1）额颞叶痴呆　早期出现人格、精神障碍，记忆力障碍出现较晚。影像学检查示额叶和颞叶脑萎缩。相关文献表明，额颞叶痴呆的Aβ 沉积率明显低于AD，Aβ PET可作为两者的辅助鉴别方法。

（2）脑血管性痴呆　以急性起病多见，症状呈波动性进展，常伴有高血压或动脉粥样硬化或糖尿病病史。可伴有Aβ 沉积及tau蛋白异常磷酸化，仅根据PET功能显像与AD鉴别较困难，需结合影像学表现中的多发脑血管病灶及临床症状进行鉴别。

（3）假性痴呆　常见由抑郁症等精神障碍导致，不存在真正的智能及意识障碍。在控制原发精神障碍疾病后，痴呆表现可得到缓解。不伴Aβ 沉积及tau蛋白异常磷酸化。

参考文献

[1] Scheltens P, de Strooper B, Kivipelto M, et al. Alzheimer's disease. Lancet, 2021, 397(10284): 1577-1590.

[2] Shi Z, Fu L P, Zhang N, et al. Amyloid PET in dementia syndromes: A Chinese Multicenter Study. Journal of Nuclear Medicine, 2020, 61(12): 1814-1819.

[3] Jang H, Kim H J, Park S, et al. Application of an amyloid and tau classification system in subcortical vascular cognitive impairment patients. European Journal of Nuclear Medicine and Molecular Imaging, 2020, 47(2): 292-303.

（浙江大学医学院附属第一医院：屠蒙姣，赵 欣，赵 葵）

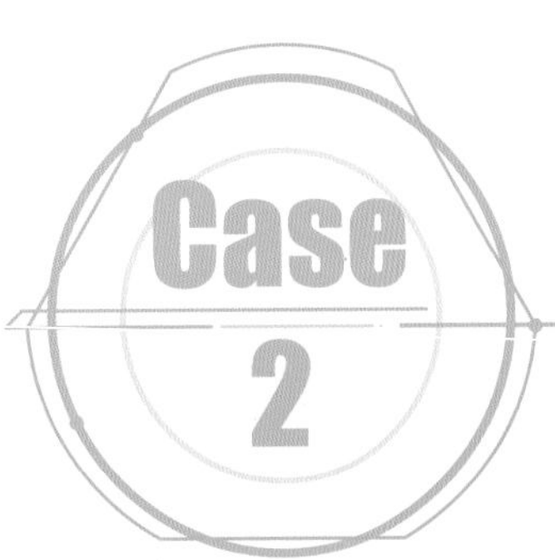

帕金森病

简要病史

患者女性，56 岁。双下肢静止性震颤 1 年余。

现病史：自觉整体动作变慢。外院头颅MRI检查未见明显异常。目前已使用药物治疗（多巴丝肼片，0.5 片/次，每日 3 次；吡贝地尔缓释片，1 片/次，每日 1 次）约 3 个月，诉症状较前有好转。

既往史、个人史及家族史：无殊。

体格检查：表情可，肢体肌张力不高，动作轻度不灵活（左侧明显），双下肢静止性震颤（左侧严重），反射（++），双侧病理征（－）。

影像学检查资料

^{18}F-FP-CIT PET/CT 图像见图 2-1。

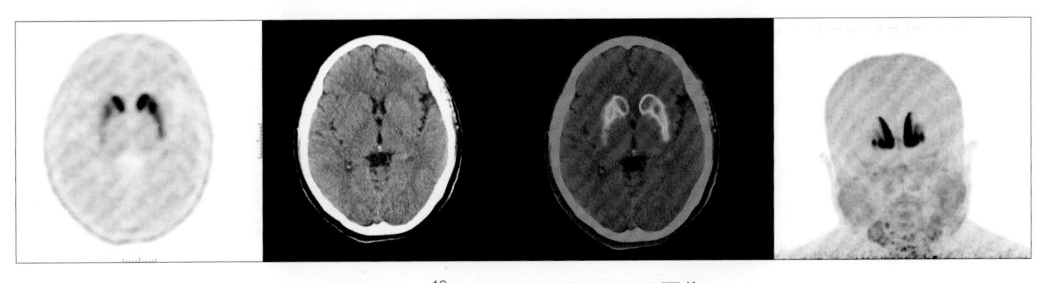

图 2-1　^{18}F-FP-CIT PET/CT图像

影像解读

脑多巴胺转运蛋白（DAT）^{18}F-FP-CIT PET/CT 显像（图 2-1）示双侧壳核 ^{18}F-FP-CIT 摄取减低，提示双侧壳核 DAT 分布减少，右侧明显。

最终诊断

根据临床诊断标准，最终诊断为帕金森病（Parkinson disease，PD）。

诊断要点与鉴别诊断

临床上将具有帕金森样表现的疾病分为原发性帕金森病（80%）和非典型帕金森

综合征（20%），后者包括叠加综合征、继发性及遗传性因素导致的各种帕金森样改变。在临床工作中，目前暂无法利用DAT PET功能显像对帕金森样病变进行准确的鉴别诊断，这是因为部分非典型帕金森综合征亦可出现多巴胺神经元变性，但DAT PET可用于评估疾病程度和预后，以及辅助某些疑难病例的诊断。

（1）叠加综合征　包括多系统萎缩（常伴有小脑及自主神经系统受累症状）、进行性核上性麻痹及皮质基底节变性（此两者常合并有tau蛋白异常磷酸化，可使用AV1451 PET辅助进行鉴别诊断）等。

（2）继发性帕金森综合征　包括药物性、中毒性、血管性、肿瘤性等因素造成的帕金森样改变，可结合相应病史做出诊断。

（3）遗传性帕金森综合征　常见的有亨廷顿病及肝豆状核变性，常有家族遗传史及特征基因变异。

参考文献

[1] Palermo G, Ceravolo R. Molecular imaging of the dopamine transporter. Cells, 2019, 8(8): 872.

[2] Whitwell J L, Lowe V J, Tosakulwong N, et al. [^{18}F]AV-1451 tau positron emission tomography in progressive supranuclear palsy. Movement Disorders, 2017, 32(1): 124-133.

[3] Goodheart A E, Locascio J J, Samore W R, et al. ^{18}F-AV-1451 positron emission tomography in neuropathological substrates of corticobasal syndrome. Brain, 2021, 144(1): 266-277.

（浙江大学医学院附属第一医院：屠蒙姣，赵　葵，苏新辉）

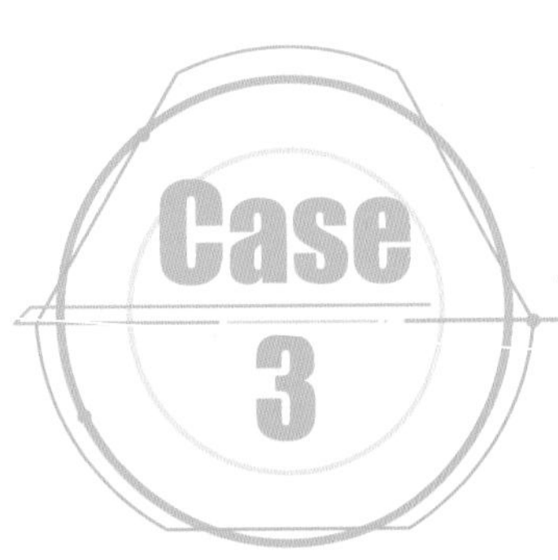

原发性脑淋巴瘤

简要病史

病例一：患者女性，65岁。右肺癌术后7年，因头晕不适1个月就诊，无畏寒发热，无恶心呕吐等症状。否认传染病病史。头颅CT示左侧侧脑室旁占位。肿瘤标志物系列正常。

病例二：患者女性，57岁。左乳腺癌术后23年，因记忆力下降1年，头痛加重2周就诊，伴间断性呕吐、乏力纳差。否认传染病病史。既往有胆囊炎手术史。头颅MR增强扫描示左侧额颞叶占位。肿瘤标志物系列正常。

影像学检查资料

病例一左侧侧脑室旁占位PET/CT与头颅MR功能成像图像见图3-1。病例二左侧额颞叶占位PET/MR与头颅MR增强图像见图3-2。

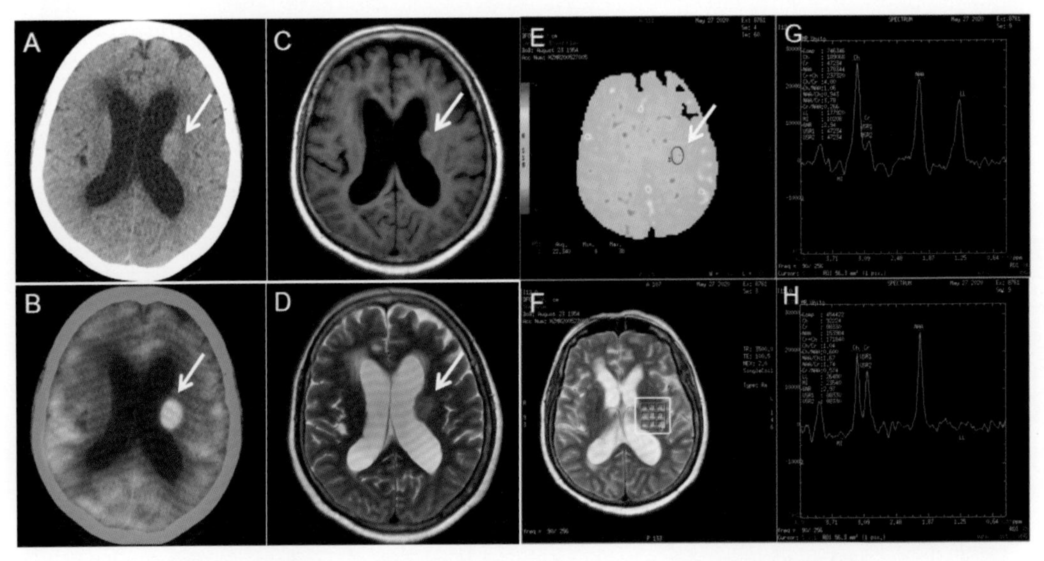

图3-1　病例一左侧侧脑室旁占位PET/CT与头颅MR功能成像图像

A. CT示左侧侧脑室体部旁略高密度结节（箭头所示）；B. PET/CT融合图，病灶 ^{18}F-FDG摄取异常增高，高于脑灰质（箭头所示）；C. 轴位 T_1WI，病灶呈等信号（箭头所示）；D. 轴位 T_2WI，病灶呈等或稍高信号（箭头所示）；E. 灌注加权成像（3D-ASL）提示病灶呈低灌注（箭头所示）；F—H. 氢质子磁共振波谱（MRS），病灶内（图G）与病灶外正常组织（图H）对比，NAA峰轻微下降，Cr峰明显下降，Cho峰明显升高，并可见高大Lip峰

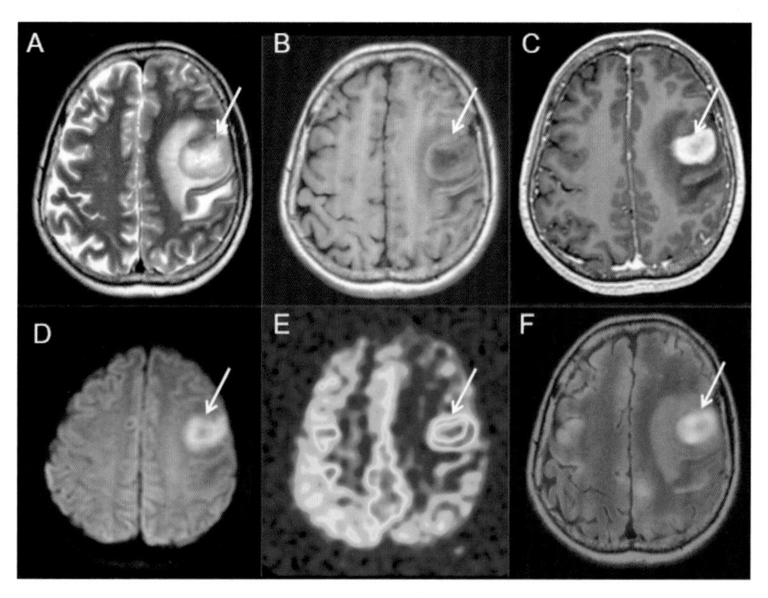

图 3-2　病例二左侧额颞叶占位PET/MR与头颅MR增强图像

A. 轴位T_2WI，病灶呈周围等信号、内部高信号（箭头所示）；B. 轴位T_1WI，病灶呈周围等信号、内部低信号（箭头所示）；C. 轴位T_1WI增强，病灶明显欠均匀强化，内部见斑片低信号影（箭头所示），周围脑水肿无强化；D. 轴位DWI（b=1000s/mm^2），病灶呈高信号（箭头所示）；E、F. PET伪彩图、PET/MR融合图，病灶 ^{18}F-FDG摄取呈环形异常增高，高于脑灰质（箭头所示）

影像解读

病例一（图 3-1）：PET/CT示左侧侧脑室体部旁深部脑白质区类圆形略高密度结节，密度较均匀，未见明显囊变坏死及钙化，^{18}F-FDG摄取异常增高，SUV_{max}=17.42，内部示踪剂分布均匀；MR示病灶T_1WI、T_2WI呈等信号，DWI呈高信号，3D-ASL呈低灌注，MRS提示NAA峰轻微下降，Cr峰明显下降，Cho峰明显升高，NAA/Cr=1.06，Cho/Cr=4.00，并可见高大Lip峰（病灶实质成分内有液化坏死）。

病例二（图 3-2）：PET/MR示左侧额颞叶皮质下脑白质区类圆形混杂信号灶，周围呈等T_1、等T_2信号，内部见长T_1、T_2囊变信号，周围脑实质见中度脑水肿；MR增强扫描示病灶明显强化，内部信号欠均，^{18}F-FDG摄取呈环形增高，SUV_{max}=16.56，内部示踪剂分布不均匀。

最终诊断

手术穿刺病理提示：病例一为（左侧侧脑室旁病灶）弥漫性大B细胞淋巴瘤（DLBCL）；病例二为（左侧额颞叶病灶）DLBCL。

诊断要点与鉴别诊断

原发性脑淋巴瘤（PBL）指原发于脑内的结外恶性淋巴瘤，随着免疫抑制剂应用的增多，PBL的发病率呈逐年升高的趋势，占所有原发脑肿瘤的2%～6%。病理学上大多数PBL为DLBCL，占95%以上，2%为T细胞淋巴瘤，其余少见的类型包括伯基特淋巴瘤（Burkitt lymphoma）、淋巴母细胞淋巴瘤和边缘区淋巴瘤。PBL常见的发病部位为大脑半球（尤其是额叶、颞叶）深部脑白质、丘脑/基底节区、胼胝体和脑室周围，少数累及后颅窝、软脑膜和脊髓，多发病灶占PBL的30%～40%。传统影像学检查（CT、MRI等）对脑淋巴瘤的诊断具有一定的特征性，MR平扫示T_1WI呈等或稍低信号，T_2WI呈等或稍高信号，少有囊变出血及钙化，轻—中等度水肿甚至无明显水肿，增强扫描呈较均匀明显强化，3D-ASL呈低灌注，MRS提示Cho峰升高，NAA峰下降，出现高Lip峰。国外学者将脑淋巴瘤强化方式分为均匀型、不均匀型及环型三种类型，环型常见于免疫缺陷患者，仅4%～13%出现于免疫正常者。免疫功能正常的PBL患者不常见钙化、出血、坏死、囊性变和环形增强模式，根据典型影像征象，能做出诊断，但在免疫抑制的情况下，对于合并囊变坏死的非典型PBL，仍需与其他颅内病变相鉴别，如胶质瘤、脑膜瘤、转移瘤、颅内感染等。^{18}F-FDG PET/CT显像从细胞葡萄糖代谢的角度对脑淋巴瘤进行评价，PBL对^{18}F-FDG摄取明显升高，且大多高于正常大脑灰质代谢程度，内部示踪剂分布均匀，未见明显示踪剂分布稀疏或缺损区；肿瘤及其大小对^{18}F-FDG的摄取程度与周围水肿的范围和占位效应不成比例。相较MRI，PET/CT在病灶结构、解剖定位方面存在不足，但对除外脑转移瘤具有重要的鉴别作用，并为鉴别PBL与脑的继发淋巴瘤提供了更为充足的影像学证据，且有可能提示病理类型。PET /MR多模态成像作为一种新的无创评估功能代谢及解剖形态的影像学手段，将PET与MR图像融合，获得PET与MR信息，尤其与MR增强扫描、3D-ASL及MRS的联合应用，对PBL的定性诊断及鉴别诊断具有重要意义，值得临床推广应用。

参考文献

[1] Grommes C. Central nervous system lymphomas. Continuum (Minneap Minn), 2020, 26(6): 1476-1494.

[2] Guzzetta M, Drexler S, Buonocore B, et al. Primary CNS T-cell lymphoma of the spinal cord: case report and literature review. Lab Med, 2015, 46(2): 159-163.

[3] Albano D, Bosio G, Bertoli M, et al. ^{18}F-FDG PET/CT in primary brain lymphoma. Journal of Neurooncology, 2018, 136(3): 577-583 .

（杭州全景医学影像诊断中心：王芳晓，许远帆，潘建虎）

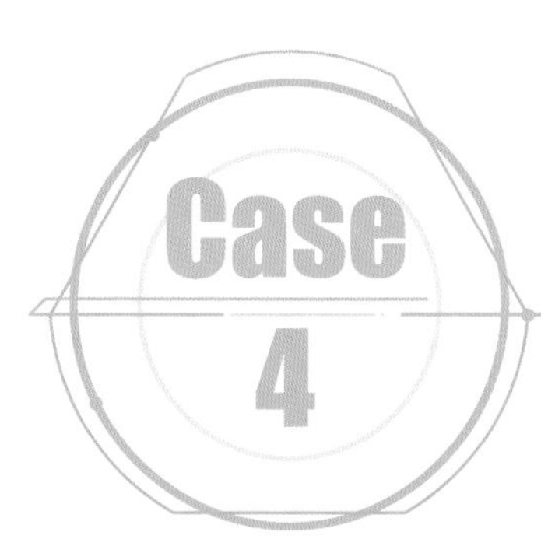

中枢神经系统弥漫性大B细胞淋巴瘤

简要病史

患者女性，79 岁。1 个月前出现左侧闭眼不紧伴鼻唇沟变浅，外院激素治疗后好转。半个月前患者出现右侧闭眼不紧伴鼻唇沟变浅，并伴有视物重影。之后逐渐出现声嘶、吞咽困难。患者于当地医院就诊，头颅MR增强扫描提示右侧顶叶占位。2022 年 1 月 25 日，我院颅脑MR提示右侧顶枕叶异常信号。

既往史：左乳腺术后 30 余年（具体病理不详）。

实验室检查资料

D-二聚体 4.59μg/ml，铁蛋白 498.2μg/L，脑脊液潘迪试验阳性，脑脊液免疫球蛋白（Ig）G 266mg/L，脑脊液白蛋白 969mg/L，血常规、肝肾功能及肿瘤标志物等无殊。

影像学检查资料

^{18}F-FDG PET/CT图像见图 4-1 至图 4-3。头颅MR功能成像图像见图 4-4。

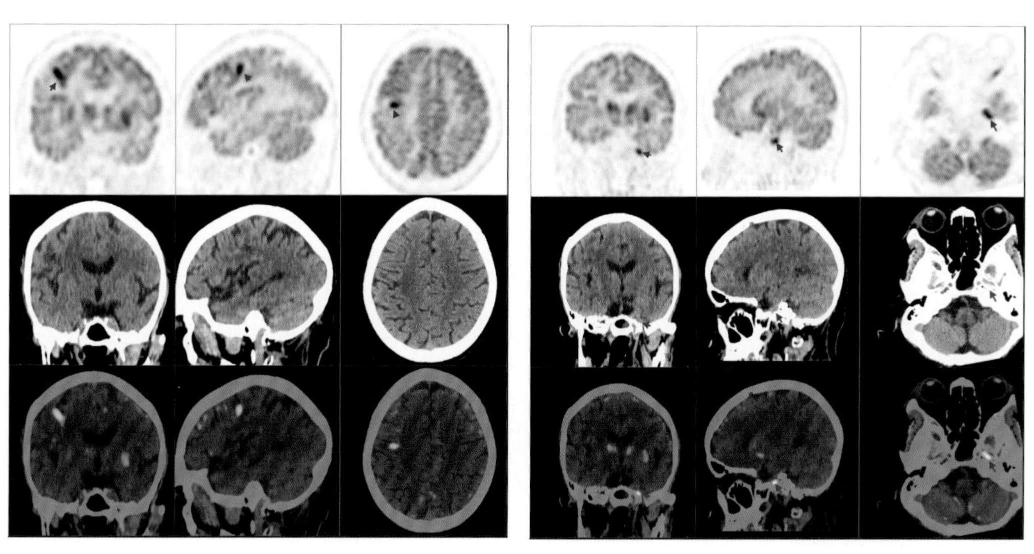

图 4-1　^{18}F-FDG PET/CT图像（一）　　图 4-2　^{18}F-FDG PET/CT图像（二）

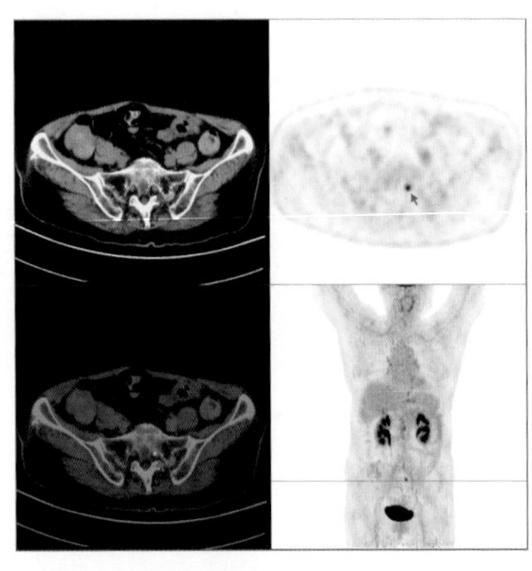

图4-3 ^{18}F-FDG PET/CT图像（三）

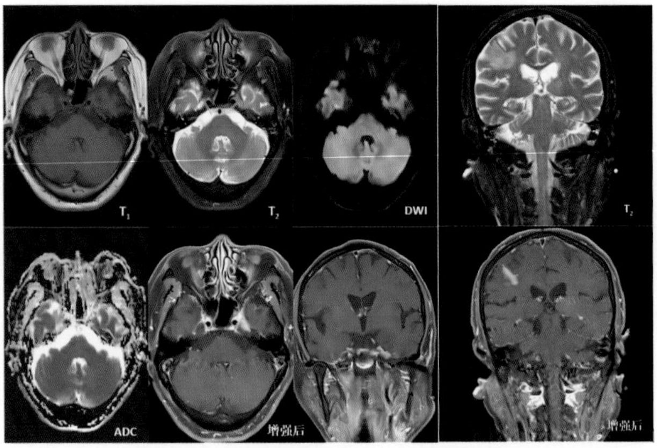

图4-4 头颅MR功能成像图像

影像解读

^{18}F-FDG PET/CT图像示右侧额顶叶（红色箭头）见条片状密度增高影伴 ^{18}F-FDG代谢异常增高，SUV_{max}为14.66，较大截面约7mm×6mm（图4-1）。图4-2示左侧海绵窦区见条片状 ^{18}F-FDG代谢增高，SUV_{max}为10.84。图4-3示左侧骶神经局限性 ^{18}F-FDG代谢增高，形态较对侧似略饱满，SUV_{max}为6.49。

头颅MR功能成像图像（图4-4）示右侧额顶叶见片状异常信号影，境界稍欠清，T_2呈高信号，增强后见强化。部分序列未扫及。左侧海绵窦区见片状等T_1、等T_2信号，弥散受限，ADC值减低，增强后明显强化。

最终诊断

颅内病灶立体定向活组织检查提示高侵袭性B细胞淋巴瘤，考虑弥漫性大B细胞淋巴瘤（DLBCL）。

免疫组化结果（A片）: CD20（+），CD3（—），CD79a（+），Ki-67（约70%+），CD21（—），CD10（部分弱+），Bcl-6（部分弱+），MUM-1（>30%+），Bcl-2（+），c-myc（40%～50%+），Cyclin D1（—），CD5（—），TdT（—），CD30（—），CD19（+）。

分子病理: EBER（—）。

诊断要点与鉴别诊断

1. 诊断要点

原发性中枢神经系统淋巴瘤（PCNSL）是指原发于脑、脊髓、眼或软脑膜且无系统累及证据的罕见的恶性侵袭性非霍奇金淋巴瘤（NHL），仅局限于中枢神经系统，可发生于大脑、脊髓、眼睛、软脑膜或颅神经，占所有原发性脑肿瘤的2%～6%，占所有NHL的1%～2%。大多数病例为弥漫性大B细胞淋巴瘤。PCNSL在60%～70%的患者中表现为孤立性病变，最常见的是发生于脑半球（38%）、丘脑/基底节

(16%)、胼胝体(14%)、脑室周围区域(12%)及小脑(9%)。通常PCNSL表现为单一的均匀肿块，周围水肿；CT检查显示大部分病变为占位性病变，且强度略高，增强扫描后显示出不规则的斑片状增强。由于PCNSL具有非常高的细胞核/细胞质比，CT扫描显示大多数病变呈高密度阴影，但也可见低、等、略高甚至混合密度的阴影，很可能出现不规则的斑片状增强。MRI检查主要基于PCNSL病变的高信号T_1WI、等信号或高信号T_2WI和高液体抑制反转恢复(FLAIR)图像，增强扫描显示明显的斑片状增强；部分病例有“缺口征”“尖角征”等表现。几乎所有患者在增强扫描后均有均匀性或结节性强化。由于淋巴瘤患者不太可能发生出血或坏死，环形增强很少见。病变形态不规则，周围有明显或不明显的水肿，很少引起中线移位或脑室受压。图像上具有较高的FLAIR信号，增强扫描显示明显的斑片状增强。该病例PET/CT显示右侧额顶叶髓质区条片状密度增高影，为实性占位，伴 ^{18}F-FDG代谢显著增高，提示恶性可能性大；T_2WI呈高信号，弥散受限，病灶形态不规则，周围伴水肿，增强后见均匀斑片样强化，未见明显出血坏死。另外，PET/CT提示左侧海绵窦区及左侧骶神经见^{18}F-FDG代谢增高病灶，余全身无明显肿瘤原发灶及转移灶，提示该病主要累及神经及神经走行区，符合中枢神经系统淋巴瘤表现。

2. 鉴别诊断

(1)恶性胶质瘤　形态多不规则，多数有分叶，边界较淋巴瘤不清，瘤周水肿及占位效应较淋巴瘤更明显，囊变、坏死及出血较多见。MR增强后呈环状边缘强化或不规则强化，但不及淋巴瘤明显。

(2)转移瘤　一般具有原发肿瘤病史，绝大多数发生于老年患者。病灶散在多发，大小不均，常见于灰白质交界区，具有“小病灶、大水肿”的特点。

(3)脱髓鞘假瘤　多位于白质内，也可累及灰白质交界、基底节、脑干甚至下丘脑。由于病灶实性部分血脑屏障被破坏，大多数脱髓鞘假瘤增强后有较明显强化，强化方式多样，可呈环形、结节样或斑片样强化。两者均位于白质深部，斑片或结节状强化，但脱髓鞘假瘤多见于青少年，呈环形强化，病灶垂直于侧脑室，CT多呈低密度影。

参考文献

[1] Hochberg F H, Baehring J M, Hochberg E P. Primary CNS lymphoma. Nat Clin Pract Neurol, 2007, 3(1): 24-35.

[2] Haldorsen I S, Krossnes B K, Aarseth J H, et al. Increasing incidence and continued dismal outcome of primary central nervous system lymphoma in Norway 1989-2003: time trends in a 15-year national survey. Cancer, 2007, 110(8): 1803-1814.

[3] Cheng G, Zhang J N. Imaging features (CT, MRI, MRS, and PET/CT) of primary central nervous system lymphoma in immunocompetent patients. Neurol Sci, 2019, 40(3): 535-542.

[4] Haldorsen I S, Kråkenes J, Krossnes B K, et al. CT and MR imaging features of primary central nervous system lymphoma in Norway, 1989-2003. Am J Neuroradiol, 2009, 30(4): 744-751.

（浙江大学医学院附属邵逸夫医院：陈东方，楼　岑）

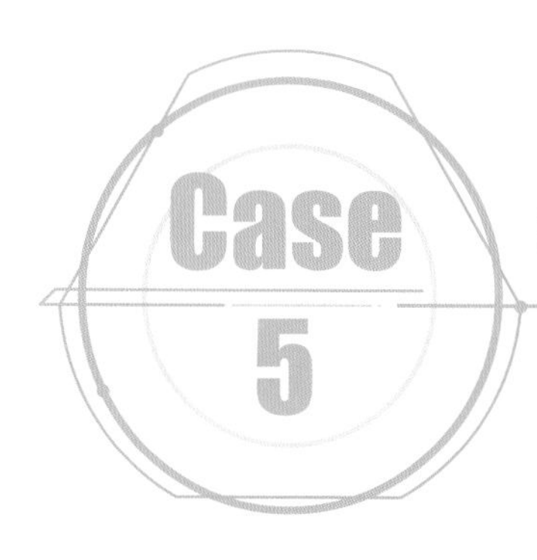

中枢神经系统淋巴瘤合并周围神经淋巴瘤病

简要病史

患者男性，63 岁。因口齿不清、反应迟钝 3 个月于我院就诊，无发热、视物障碍、黑矇等不适。

实验室检查资料

血常规（五分类）：白细胞计数 16.0×10^9/L（4.0×10^9 ～ 10.0×10^9/L），中性粒细胞计数 11.36×10^9/L（2.00×10^9 ～ 7.00×10^9/L），单核细胞计数 1.60×10^9/L（3.00×10^9 ～ 10.00×10^9/L），血红蛋白 157g/L（131 ～ 172g/L），血小板计数 167×10^9/L（83×10^9 ～ 303×10^9/L）。

血清肿瘤标志物：CA125 86.3U/ml（0 ～ 37.0U/ml），铁蛋白 930.2ng/ml（7.0 ～ 323.0ng/ml）。

影像学检查资料

MR 平扫+增强图像见图 5-1。^{18}F-FDG PET/CT 图像见图 5-2 和图 5-3。

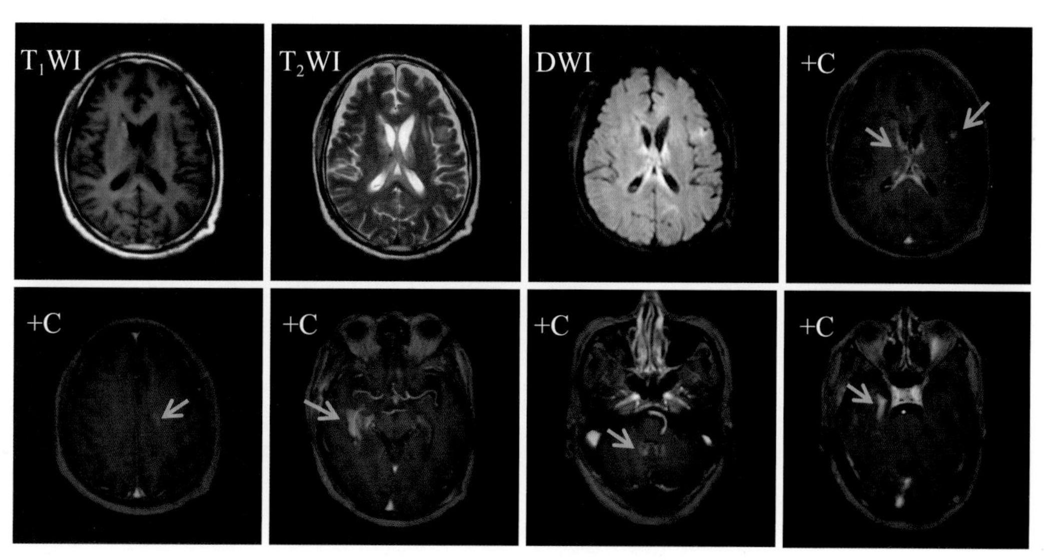

图 5-1　MR 平扫+增强图像

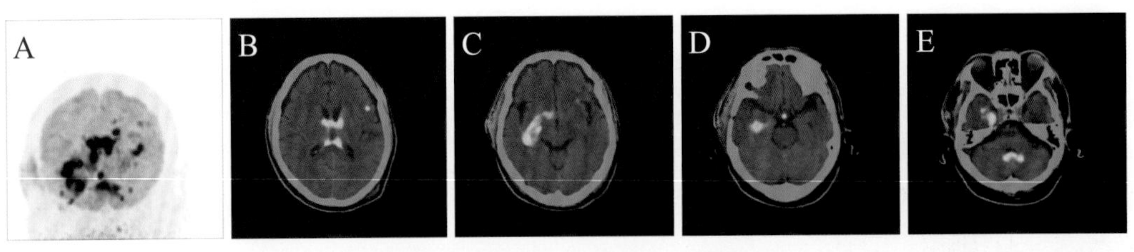

图 5-2　头颅 ^{18}F-FDG PET/CT图像

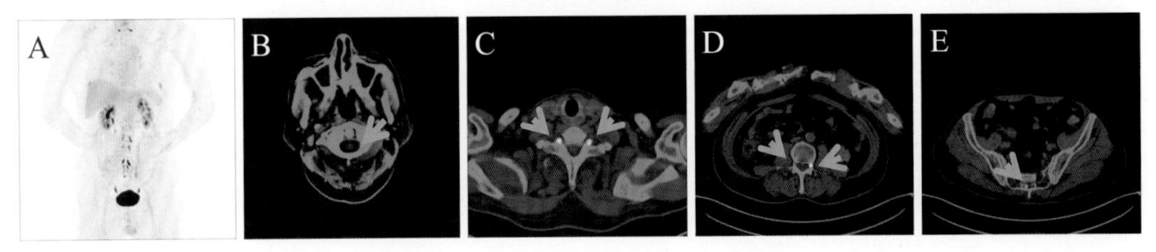

图 5-3　体部 ^{18}F-FDG PET/CT图像

影像解读

MR平扫+增强图像（图 5-1）示：两侧侧脑室旁、基底节区、胼胝体、左侧额叶、右侧颞叶、右侧下丘脑区、右侧海马及海马旁回、鞍上区、第四脑室旁多发斑片状异常信号影，T_1WI呈低信号，T_2WI呈高信号，DWI呈高信号，增强可见明显强化。

头颅 ^{18}F-FDG PET/CT图像（图A为MIP图，图B—图E为轴位PET/CT融合图，见图 5-2）示：双侧侧脑室旁、左侧额叶、双侧基底节区、右侧颞叶、下丘脑区、胼胝体、鞍上区、第四脑室旁多发局灶性 ^{18}F-FDG代谢增高，密度改变不明显，SUV_{max}为 37.9。

体部 ^{18}F-FDG PET/CT图像（图A为MIP图，图B—图E为轴位PET/CT融合图，见图 5-3）示：MIP图显示多处神经根代谢增高，断层PET/CT显像示颈椎区（图A、图B）、腰椎区（图C）、骶椎区（图D）多处（箭头所示）神经根稍增粗伴 ^{18}F-FDG代谢增高，SUV_{max}为 17.3。

最终诊断

病理诊断（图 5-4）：（脑组织）非霍奇金淋巴瘤，弥漫性大B细胞性，GCB型。注：因肿瘤细胞表达CD10，除需结合临床症状及影像学检查结果外，其他部位弥漫性大B细胞淋巴瘤也有播撒至中枢的可能。

图 5-4　病理切片

免疫组化结果：CD19、CD20、CD79a、CD10、Bcl-6 均（+），MUM-1（部分+），c-myc（30%+），P52（5%+），Ki-67（90%+），CD3、CD5、CD30、Bcl-2、Cyclin D1、PD-1、GFAP、Oligo2 均（—）。

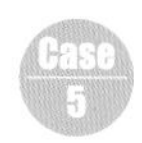

诊断要点与鉴别诊断

1. 诊断要点

非具体肿块而呈斑片状异常是中枢神经系统淋巴瘤少见的表现，这种类型的淋巴瘤通常是肿瘤组织弥漫浸润脑实质各处，甚至扩展至脑膜、蛛网膜下腔所致。这类病变往往多发，且因病灶不具体，与脑梗死、炎症、脱髓鞘病变及转移瘤鉴别有时较困难。

周围神经淋巴瘤病（neurolymphomatosis, NL）是指淋巴瘤细胞直接浸润周围神经系统，以颅神经、周围神经、神经丛、神经根损害为主要表现的一种疾病，MR增强扫描常可见周围神经、神经根和神经丛增粗，呈T_1WI等信号、压脂序列高信号以及T_2WI高信号，注射对比剂后可见病灶强化。影像学上主要与急性或慢性的炎症性神经根神经病和周围神经鞘肿瘤等相鉴别。

PET/CT检查在NL的诊断以及活检部位的选择方面均发挥着非常重要的作用，灵敏度为83.3%～100%，多表现为示踪剂摄取率明显增高，主要有如下几种形式：①沿着神经束或神经丛的束状摄取增高；②局限于神经根或神经节的摄取增高；③沿神经根蔓延至神经丛的摄取增高（根块状、树杈状）。研究发现，对于部分MRI阴性的患者，通过PET/CT检查可发现病灶并最终明确诊断。此外，也有学者认为，MRI在识别脊神经病变时的敏感性较高，而对于颅神经和神经丛病变，PET/CT检查则有着明显的优势。

2. 鉴别诊断

（1）结核性脑膜炎　常继发于脑外结核，急性或亚急性起病，脑膜刺激征（+），颅内压升高；病变多位于脑底脑膜、脑桥、脚间池、视交叉、大脑外侧裂，也可位于脑室内，MR图像显示弥漫性脑膜增厚，颅底明显，增强后呈均匀强化，易继发交通性积水；PET图像显示代谢可不高或轻度增高。

（2）自身免疫性脑炎　多数累及内侧颞叶，但也可累及额顶枕叶、岛叶、基底节、小脑、脑干等几乎所有脑区位置。MR图像示T_2 FLAIR上呈高信号，增强MR一般无明显强化或仅有轻微强化；PET图像以病灶区域代谢增高为主，病程较长时也可表现为等或低代谢。

参考文献

[1] 方玮，章殷希，丁美萍. 周围神经淋巴瘤病的研究进展. 中华医学杂志，2019, 99(27): 3.

[2] 李德鹏，马云川，苏玉盛，等. 10例颅内原发性恶性淋巴瘤 ^{18}F-FDG PET显像及与MRI比较. 中华核医学杂志，2007, 27(5): 3.

（浙江大学医学院附属第一医院：张婷婷，赵　葵，苏新辉）

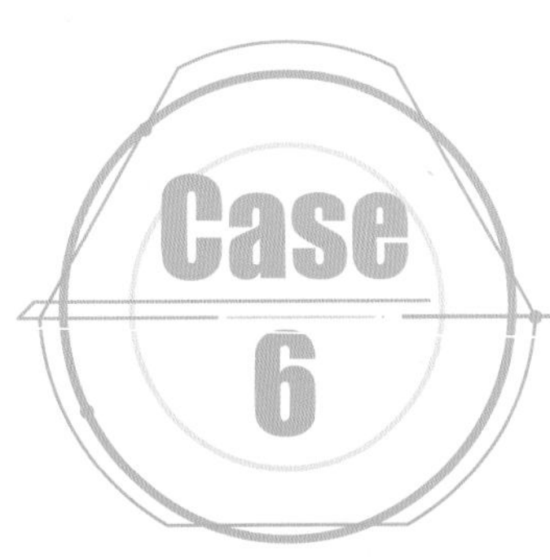

毛细胞型星形细胞瘤

简要病史

患者女性，12 岁。因摔倒后检查发现颅内占位 1 个月就诊。查体：神清语利；双瞳孔等大，光反应好，双眼视力正常，视野无缺损；示齿可，面纹对称，伸舌居中；颈软，全身感觉正常；四肢肌张力正常，肌力Ⅴ级，生理反射存在，病理征（ — ）。

外院 MR 增强示：右侧基底节区及丘脑、脑干占位。

影像学检查资料

^{18}F-FDG PET/MR 图像见图 6-1 和图 6-2。

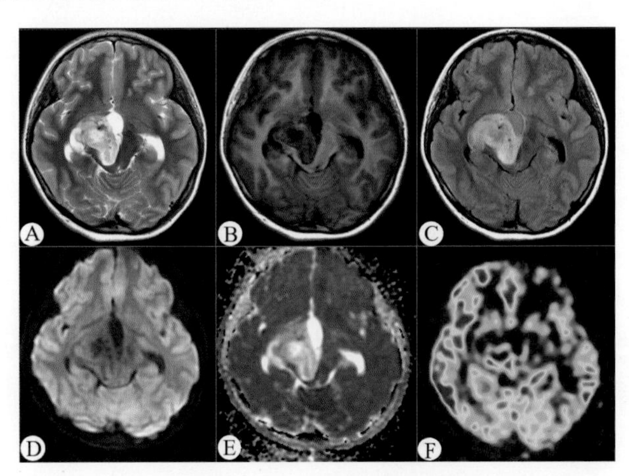

图 6-1　^{18}F-FDG PET/MR 图像（一）

A. T_2WI；B. T_1WI；C. T_2 FLAIR；D. DWI（b=800s/mm^2）；E. ADC 图；F. 灌注扫描

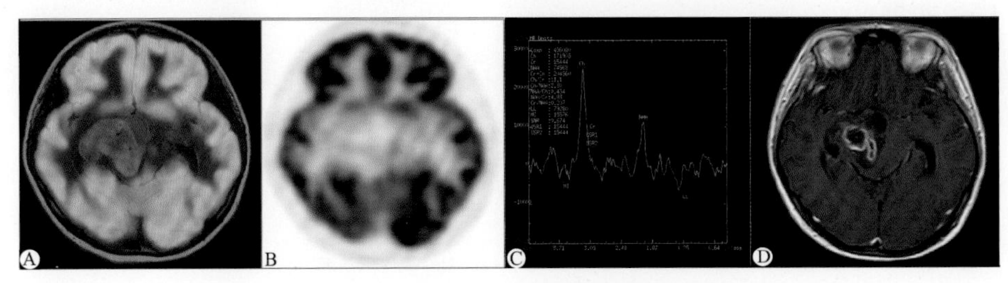

图 6-2　^{18}F-FDG PET/MR 图像（二）

A. PET/MR 融合图像；B. PET 图像；C. MR 波谱；D. T_1WI 增强扫描

影像解读

^{18}F-FDG PET/MR图像（图6-1和图6-2）显示：右侧丘脑可见团状异常信号影，累及右侧中脑，信号不均匀，呈不均匀稍长T_1、稍长T_2信号影，其内可见片状更长T_1、更长T_2信号影，范围较广泛，可见占位效应，第三脑室扩张、受压移位，右侧侧脑室受压，病变区^{18}F-FDG代谢低于正常脑实质，SUV_{max}=3.39；3D-ASL可见病变区灌注部分增高，部分减低；MRS可见NAA峰下降，Cho峰升高，Cho/NAA=2.25。

最终诊断

病理诊断：送检标本全部取材并补取冰冻剩余标本，形态符合毛细胞型星形细胞瘤（WHO Ⅰ级），可见血管增生，伴钙化。

免疫组化结果：GFAP（+），Oligo2（+），IDH1（—），P53（—），ATRX（+），Ki-67（局灶1%～3%），BRAF V600E（—），H3K27M（—），H3K27me3（+），Syn（+），NeuN（—）。

诊断要点与鉴别诊断

1. 诊断要点

毛细胞型星形细胞瘤（WHO Ⅰ级）是儿童最常见的胶质瘤，儿童及青少年较多见，无明显性别差异。该病最多见于小脑，其次为鞍区（视神经、视交叉）。大脑型肿瘤好发于中青年，平均年龄22～26岁，以颞叶、顶叶多见。30%～40%的Ⅰ型神经纤维瘤病患者伴发视交叉毛细胞型星形细胞瘤。该病临床上多表现为反复头痛头晕、呕吐、走路不稳、视力障碍、复视等症状。影像学表现依据其囊变、坏死程度不同可分为囊实性肿块（以囊性病变为主，伴有壁结节）、实性（不伴囊变坏死）、偏实性肿块（病变以实性部分为主，伴有囊变坏死）三种类型，生长于视觉通路（视神经、视交叉、视束、外侧膝状体和视辐射）的多数为实质性，少数为囊性，在T_2WI上肿瘤实性部分呈高信号，T_1WI上呈等或稍低信号，增强扫描示肿瘤的实性部分多表现为明显均匀强化，DWI呈等、低信号，囊实性的肿瘤在FLAIR序列上囊液仍可呈高信号，此征象可作为特征性鉴别点。MRS上尽管为良性肿瘤，但MRS可呈现偏恶性肿瘤的改变，肿瘤实性部分Cho峰升高，NAA峰降低，Lac峰升高。下丘脑的毛细胞型星形细胞瘤多为较大的圆形或类圆形实性肿块，可无或有多发微小囊变，肿瘤边缘清楚，有时可见肿瘤边缘的囊变区。肿瘤的占位征象一般较明显，但相比较而言，灶旁水肿不明显或无灶旁水肿。

2. 鉴别诊断

（1）*弥漫性中线胶质瘤*　该肿瘤以星形细胞分化为主，常伴有H3K27M突变，属高级别胶质瘤。以儿童发病为主，可见于成年人，男女发病率相仿。该病好发于脑干、丘脑及脊髓等，儿童常发生于脑桥，成年人更常见于丘脑、脊髓。MRI上符合高级别胶质瘤表现，且表现多样，与其他高级别胶质瘤相似，信号多不均匀，易出现囊变、坏死。与其他中枢神经系统高级别胶质瘤相比，出血并不常见。瘤周无水肿，伴水肿时以轻中度为主。DWI常呈高或稍高信号，弥散受限。MRS上*N*-乙酰天冬氨酸（NAA）含量明显减低，胆碱（Cho）含量增高，肌酸（Cr）、肌醇（MI）含量下降，Cho/Cr比值增高。

（2）生殖细胞瘤　生殖细胞瘤好发于中线结构，常位于松果体区，也可同时累及松果体及鞍区，发生于鞍区的生殖细胞早期临床表现为尿崩症，病灶在T_1WI上呈等、高信号，在T_2WI上呈等、高信号，T_2 FLAIR相对于脑皮质呈高信号。在DWI上由于细胞致密常表现为弥散受限，在T_1WI上呈明显均匀强化，病灶常侵犯周围结构（基底节、丘脑），偶可见脑脊液播散。

（3）淋巴瘤　淋巴瘤在T_1WI上信号与灰质类似，T_2WI上呈等或稍高信号，强化明显，信号均匀，出血少见，DWI弥散明显受限，一般不出现高灌注表现。

参考文献

[1] Zhou X F, Su Y, Huang W R, et al. Differentiation between supratentorial pilocytic astrocytoma and extraventricular ependymoma using multiparametric MRI. Acta Radiol, 2022, 63(12):1661-1668.

[2] 郑长宝，黄聪，黄波涛，等. 幕上毛细胞星形细胞瘤的MR表现及误诊分析. 中国临床医学影像杂志，2021, 32(10):704-707.

（杭州全景医学影像诊断中心：梁江涛，许远帆，潘建虎）

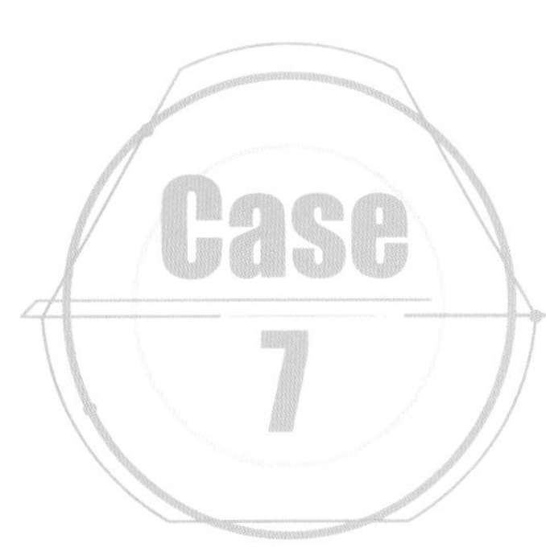

胶质母细胞瘤

简要病史

患者男性，62 岁。左侧肢体麻木 1 个月余，外院 MR 增强扫描考虑脑转移。

影像学检查资料

MR 增强图像见图 7-1。^{18}F-FDG PET/MR 多模态检查图像见图 7-2。

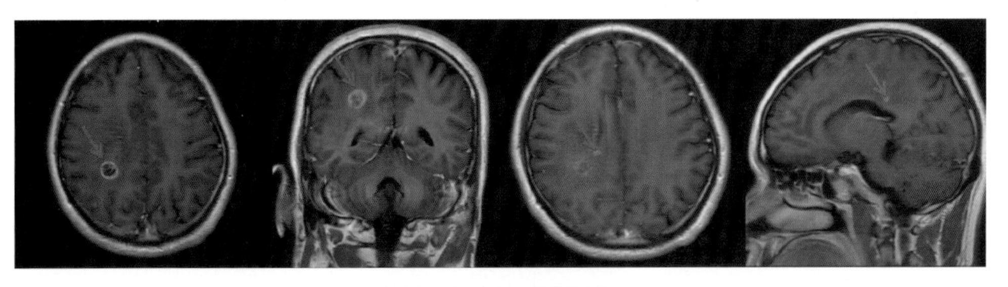

图 7-1　MR 增强图像

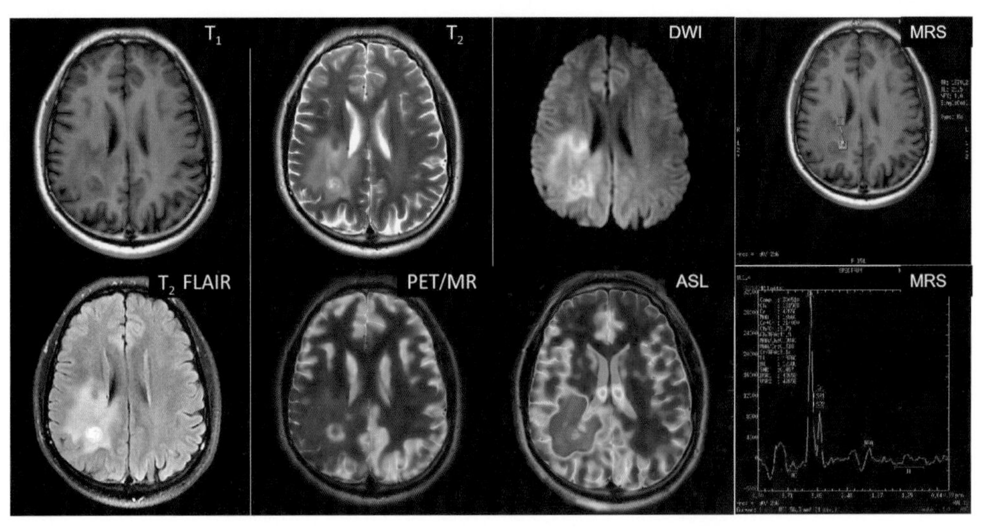

图 7-2　^{18}F-FDG PET/MR 多模态检查图像

影像解读

MR 增强图像（图 7-1）显示：右侧顶叶深部数枚异常信号结节，呈环形强化。

^{18}F-FDG PET/MR多模态检查图像（图7-2）显示：右侧顶叶类圆形混杂信号结节，DWI弥散受限，其内可见小部分片状等T_1、更长T_2信号影，病灶Cho峰增高，NAA峰降低，3D-ASL呈高灌注，^{18}F-FDG代谢增高，SUV_{max}=6.53；病灶周围可见大片稍长T_1、稍长T_2信号影，范围较广，累及右侧额叶、顶叶、枕叶及颞叶，累及区域Cho峰增高，NAA峰降低，所累及区域3D-ASL可见高灌注，DWI弥散受限。

最终诊断

病理诊断：胶质母细胞瘤（WHO Ⅳ级）。

诊断要点与鉴别诊断

颅脑恶性肿瘤的种类繁多，以胶质瘤和转移瘤最为多见，部分转移瘤患者常以脑内占位为首发症状就诊，对两者鉴别较困难。转移瘤多位于皮层下灰白质交界区，可有囊变、坏死、出血等，增强扫描示病灶呈明显结节状或环形强化。脑胶质瘤多位于深部白质，高级别脑胶质瘤强化多不均匀。瘤周水肿是两者相鉴别的关键。转移瘤的瘤周水肿是其特征性表现，通常转移瘤水肿范围/肿瘤大小的比值相对高级别脑胶质瘤水肿范围/肿瘤大小的比值明显大，常表现为“小结节、大水肿”，T_2WI上信号也更高。两者病变主体在MRS上都会呈现Cho峰增高，但高级别脑胶质瘤的瘤周水肿区由于存在肿瘤细胞浸润，往往会出现类似肿瘤的波谱特征，而转移瘤的瘤周水肿MRS特点则更接近于正常白质。在ASL上，转移瘤的水肿带呈现低灌注，而高级别脑胶质瘤的水肿带则表现为高灌注。该病例MR增强表现酷似转移瘤，多发的结节样强化，周围有片状异常信号，常规检查极易被误认为转移瘤引起周围脑水肿。PET/MR多模态显像示强化病灶周围区域DWI弥散受限，Cho峰增高，3D-ASL呈高灌注，^{18}F-FDG代谢增高，说明强化结节周围并非单纯的脑水肿，而是有肿瘤细胞浸润，影像学表现符合高级别胶质瘤。

参考文献

[1] 尧麒，揭平平，刘勇．3.0T磁共振扩散张量成像对高级别脑胶质瘤和脑转移瘤的鉴别诊断价值．临床放射学杂志，2020, 39(1):4-8.

[2] 邬裕樊，李忠明，翁强，等．3.0T磁共振多模态成像对脑胶质母细胞瘤和单发脑转移瘤的鉴别诊断价值．临床放射学杂志，2021, 40(9):6-10.

[3] Dunet V, Maeder P, Nicodlalonde M, et al. Combination of MRI and dynamic FET PET for initial glioma grading. Nuklearmedizin, 2014, 53(4): 155-161.

（杭州全景医学影像诊断中心：许远帆，梁江涛，潘建虎）

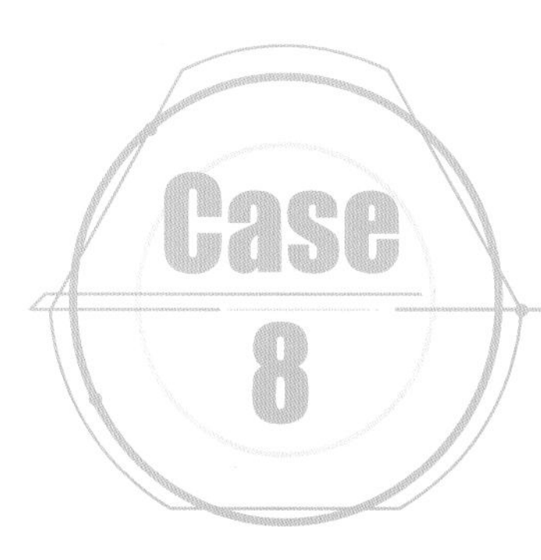

左侧中后颅底脑膜瘤

简要病史

患者女性，49 岁。12 年前无明显诱因开始出现颈部疼痛，以后颈部左侧为主，疼痛呈间歇性胀痛，伴头晕，感头痛，无明显恶心呕吐，无视物模糊，无听力下降，无耳鸣等。半年前患者无明显诱因开始出现双下肢麻木，无下肢疼痛，无上肢麻木，无活动受限等不适，当时予以理疗等治疗后好转。近来患者仍有头晕不适，遂至当地医院就诊，行颈椎MR检查，提示颈髓占位，伴空洞形成，遂来我院进一步就诊。门诊MR检查示：左侧中后颅窝较大范围占位，侵犯左侧咽旁间隙、左侧海绵窦、左侧后颅窝硬脑膜，颅底部分骨质破坏，倾向恶性肿瘤，淋巴瘤？转移？鼻咽癌周围侵犯？建议行穿刺活检。现为求进一步诊治，拟“颈部肿物”收住入院。

实验室检查资料

血常规：血小板计数 356×10^9/L（↑），嗜酸性粒细胞百分比 0.3%（↓）。

血生化：谷氨酰转肽酶 51U/L（↑），甘油三酯 2.16mmol/L（↑），总胆固醇 5.99mmol/L（↑），乳酸脱氢酶 190U/L。

影像学检查资料

CT平扫+增强图像见图 8-1。MR平扫+增强图像见图 8-2。^{18}F-FDG PET/CT图像见图 8-3。

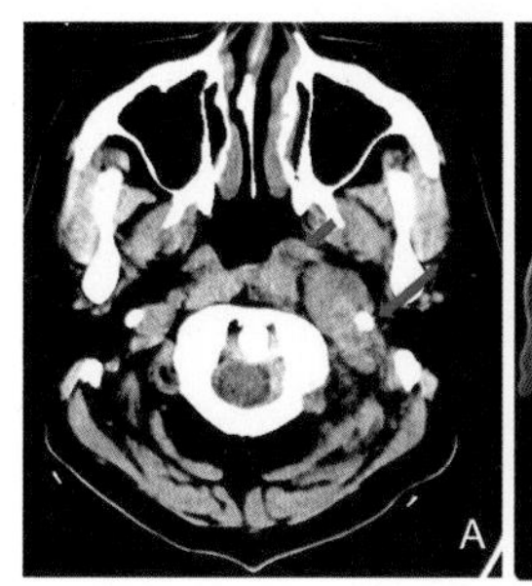

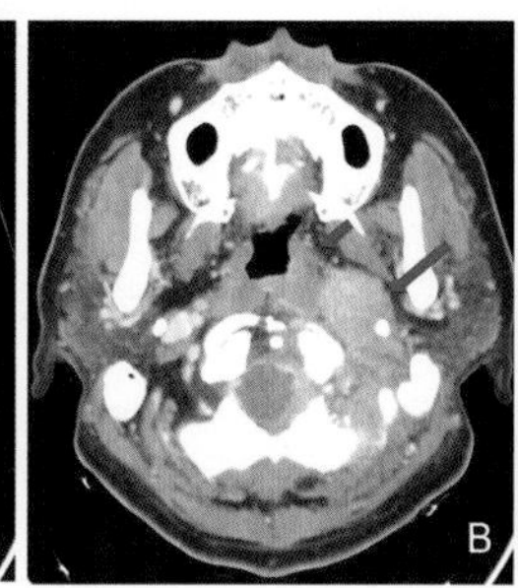

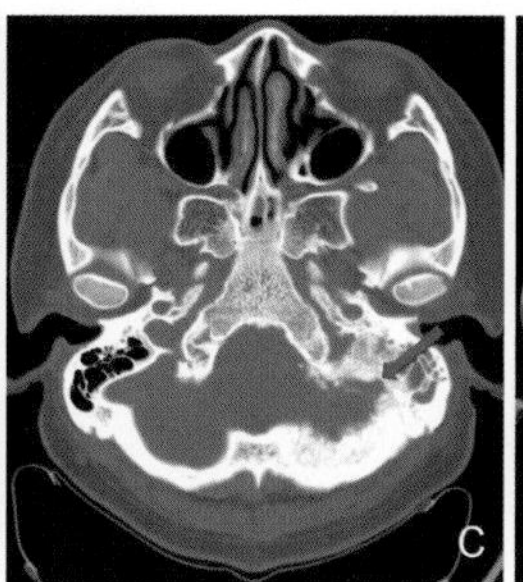

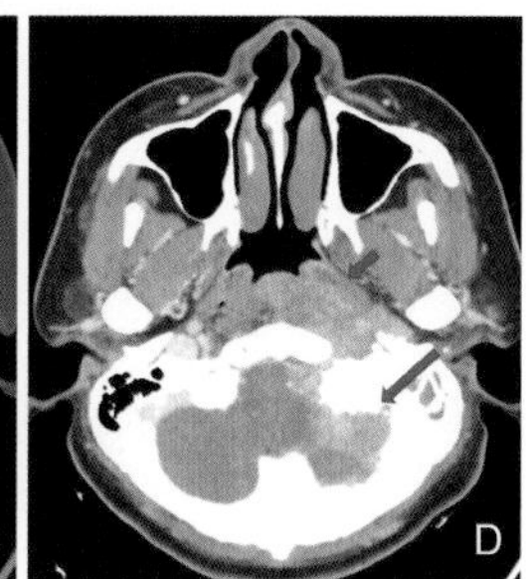

图 8-1　CT平扫+增强图像

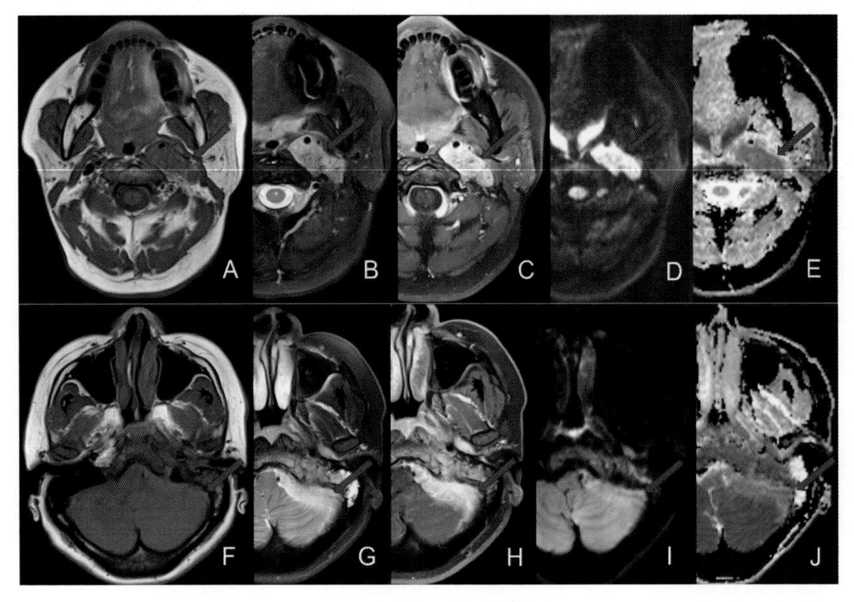

图 8-2　MR平扫+增强图像

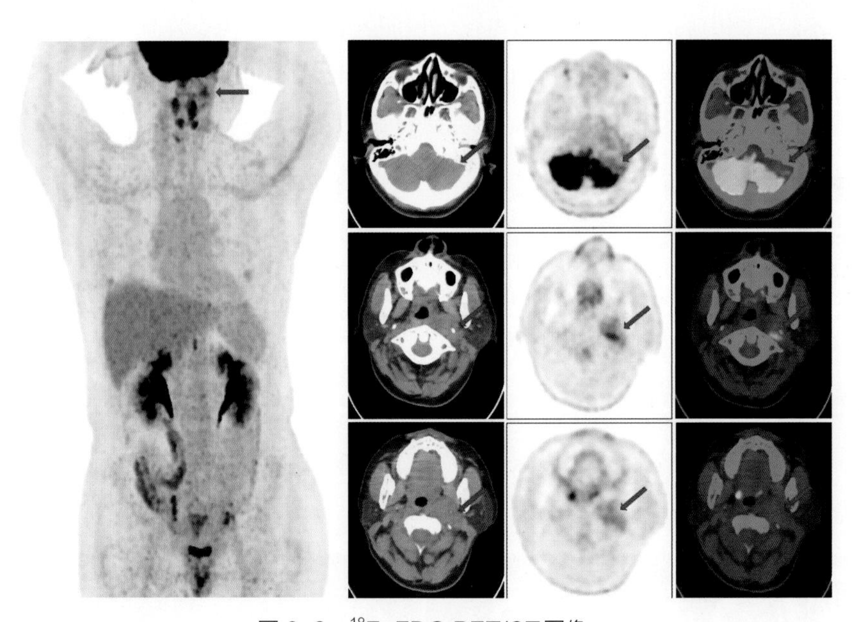

图 8-3　^{18}F-FDG PET/CT图像

影像解读

CT平扫+增强图像（图 8-1）显示：左侧中后颅窝较大范围占位（图A、图B、图D中长箭头所指处），侵犯左侧咽旁间隙、左侧海绵窦，包绕左侧颈内动脉，颈静脉受压，局部关系密切、显示欠清，伴左侧枕骨、颞骨骨皮质增生（图C中长箭头所指处），并见鼻咽顶后壁及左侧壁稍增厚（图A、图B、图D中短箭头所指处），增强扫描示病灶明显强化，平扫病灶CT值约 49Hu，动脉期病灶CT值约 142Hu。

MR平扫+增强图像（图 8-2）显示：图A、图B、图F和图G见左侧中后颅窝较大范围占位（箭头所指处），侵犯左侧咽旁间隙、左侧海绵窦、左侧后颅窝脑膜，包绕左侧颈内动脉，颈静脉受压，伴左侧岩骨破坏，斜坡信号减低，团块呈T_1WI低信号、T_2WI高信号；鼻咽顶后壁及左侧壁稍增厚。增强扫描示病灶明显强化（图C、图H中箭头所指处）。DWI示病灶呈高信号（图D、图I中箭头所指处）。ADC图示病灶信号减低（图E、图J中箭头所指处）。

^{18}F-FDG PET/CT图像（图 8-3）显示：左侧咽旁间隙不规则软组织团块影（箭头所指处）伴^{18}F-FDG代谢增高，SUV_{max}为 5.0，病变范围上至左侧鼻咽顶后侧壁，下达会厌上缘，病灶与左颈内动静脉分界不清，鼻咽顶后壁及左侧壁稍增厚，病灶邻近左侧枕骨及颞骨皮质增厚、毛糙，左侧乳突内密度增高。

最终诊断

为明确诊断，对左侧颈部肿物及鼻咽部行穿刺活检。

左侧颈部肿物病理结果如下。免疫组化结果：（A片）CK-pan（—），Vimentin（+），P40（—），S-100（—）；（A片）EMA（弱+），SSTR2（+），CgA（—）；（A片）PR（+），Ki-67（<2%+）。诊断结论：（左侧颈部肿物穿刺）纤维组织内见上皮样细胞巢，考虑脑膜瘤。

鼻咽部病理结果如下。分子病理：（B片）EBER ISH（—）；免疫组化结果：（BA片）Ki-67（低增殖指数），CD3（+），CD20（+），CD56（—），CD21（示滤泡树突状细胞网）；免疫组化结果：（AB片）CK-pan（—）。诊断结论：（鼻咽部）黏膜慢性炎伴淋巴组织增生。

诊断要点与鉴别诊断

脑膜瘤是第二种常见的原发性颅内肿瘤，以中老年人常见，男女比例约 1 ∶ 3。脑膜瘤在CT上表现为约 75%的病灶密度较脑实质增高，25%的病灶内有钙化，偶尔呈完全钙化，骨窗可见肿块邻近骨质密度改变，骨质增生表现多于浸润性硬化，增生骨质可伴有骨质破坏，CT增强常为明显均匀强化。MR T_1WI表现为稍低或等信号，明显钙化区可表现为低信号或无信号，罕见局灶性出血时可表现为高信号；T_2WI主要表现为稍高或等信号，当出现坏死囊变区时，T_2WI信号明显增高，并且病灶较大时可见脑脊液-血管间隙，部分病灶周围可见脑水肿，其水肿的程度与软脑膜的血供有关，MR增强常为显著强化，部分病灶可见脑膜尾征，病灶的DWI信号不固定，一般良性脑膜瘤DWI多表现为等或稍高信号，ADC值一般正常或稍升高。尽管常规淋巴瘤的强化方式以轻中度强化为主，但是张秋实等人报道指出原发性中枢神经系统淋巴瘤可表现出病变明显强化，并可见脑膜尾征，因此结合本病例的匍匐性生长表现及DWI表现为高信号，以及文献报道脑膜瘤延伸至颅外间隙的病例很少见，本病例易被误诊为淋巴瘤，但是病灶邻近左侧枕骨、颞骨骨皮质增厚、毛糙，还是有助于诊断脑膜瘤的典型影像学征象。

颅外或脊柱外的脑膜瘤占所有脑膜瘤的2%以下。颅外脑膜瘤的形成机制分为以下四种类型：Ⅰ型，指颅内肿瘤通过颅底孔直接延伸至颅外；Ⅱ型，指沿着颅神经鞘的蛛网膜的颅外生长；Ⅲ型，指来自异位或胚胎的蛛网膜细胞残骸的颅外生长，与颅底或颅神经没有任何联系；Ⅳ型，指颅内脑膜瘤的远处转移。本病例应该属于Ⅰ型。虽然该病例呈跨颅骨肿块伴 ^{18}F-FDG代谢增高，并且病灶MR表现为弥散明显受限，但是组织病理学提示良性。然而据报道，颅外脑膜瘤的生物学侵袭性不能仅通过组织病理学结果来确定，除了组织病理学确定的恶性肿瘤外，其他因素如侵袭性、更高水平的细胞增殖、更高的复发率、多中心生长和与其他中枢神经系统肿瘤并发，都被认为是影响临床侵袭性的主要因素。此外，有研究指出，脑膜瘤中的高 ^{18}F-FDG积累与生物侵袭性密切相关，并且 ^{18}F-FDG的积累程度与肿瘤的侵袭性和临床预后有良好的相关性。因此，通过与组织病理学研究进行比较，脑膜瘤的代谢葡萄糖利用率比组织病理学亚型更有助于识别肿瘤的生物活性潜力。脑膜瘤颅外转移的扩散途径主要是经静脉和淋巴系统，脑膜瘤的颅外转移率为0.1%。报道的转移部位包括肺、胸膜、骨骼、肝脏、纵隔和淋巴结。Hutchins等人报道一名48岁男性因右中颅窝及颅底脑膜瘤次全切除、放疗及肿瘤复发术后近2年复查 ^{18}F-FDG PET/CT，发现右肺结节代谢亢进，细针穿刺（FNA）病理提示与脑膜瘤一致的病理组织，考虑颅底脑膜瘤转移。因此，全身 ^{18}F-FDG PET/CT检查虽然在诊断脑膜瘤方面还存在不足，但是有助于评估脑膜瘤的侵袭性及早期监测远处转移，帮助临床进行初步分期和再分期，以指导临床管理和评估治疗后的效果。

参考文献

[1] 贝尔纳黛特 · L.科赫，布朗温 · E.汉密尔顿，帕特里夏 · A.赫金斯，等.头颈部影像诊断学.王振常，鲜军舫，燕飞，等译.南京：江苏凤凰科学技术出版社，2019.

[2] Hutchins E B, Graves A, Shelton, B. Meningioma metastatic to the lung detected by FDG positron emission tomography. Clinical Nuclear Medicine, 2004, 29(9): 587-589.

（浙江大学医学院附属邵逸夫医院：刘　瑶，黄中柯）

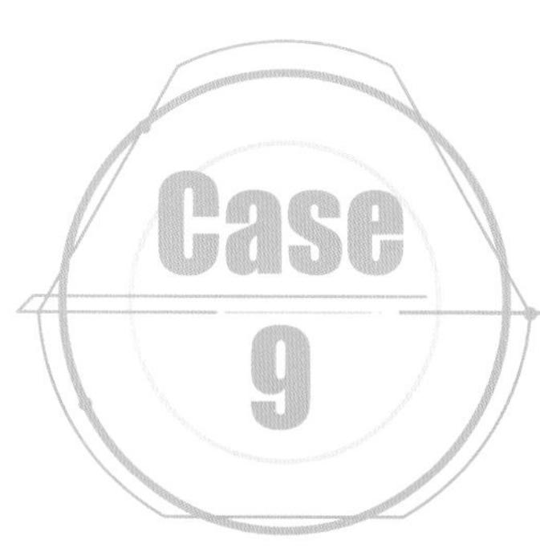

左侧基底节区孤立性Rosai-Dorfman病

简要病史

患者男性，17 岁。2 个月前因右上肢无力，于当地医院行头颅CT检查，发现颅内占位；行立体定向脑活检后，病理诊断明确为Rosai-Dorfman病（Rosai-Dorfman disease, RDD）。术后长期服用地塞米松治疗。1 个月来患者再次出现右侧肢体乏力加重，至我院就诊。

实验室检查资料

血常规：血小板计数 350×10^9/L。

血清肿瘤标志物无殊。

总HCG无殊。

甲状腺+性激素：卵泡刺激素 12.82U/L（0.7 ～ 11.1U/L）。

脑脊液常规：红细胞计数 4×10^9/L（$< 1 \times 10^9$/L）。

脑脊液生化：蛋白含量 76.0mg/dl（8 ～ 43mg/dl）。

脑脊液细菌涂片、培养+药敏试验：阴性。

影像学检查资料

头颅CT、MR图像见图 9-1。（定向脑活检及激素治疗后）^{18}F-FDG PET/CT图像见图 9-2。

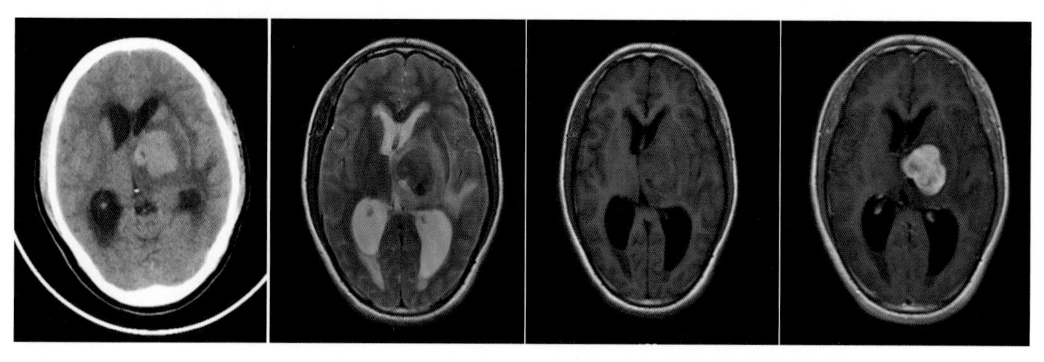

图 9-1　头颅CT、MR图像

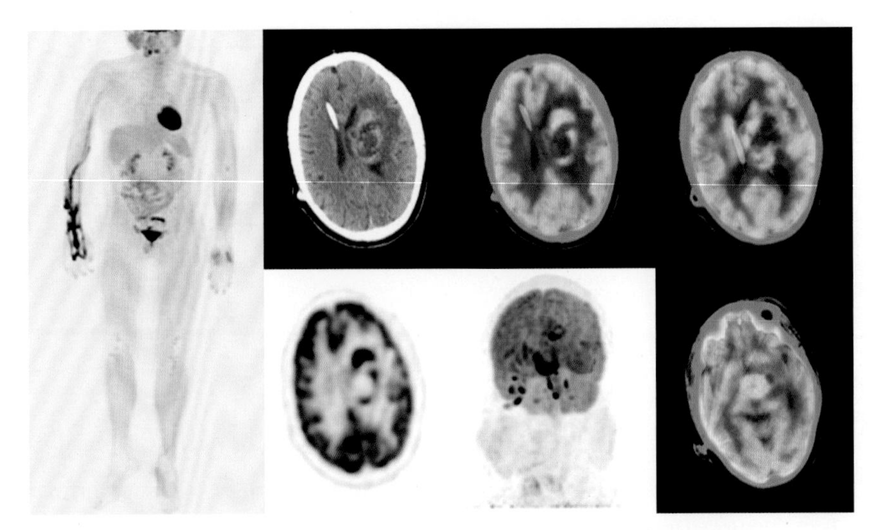

图 9-2　^{18}F-FDG PET/CT图像（定向脑活检及激素治疗后）

影像解读

头颅CT、MR图像（图 9-1）显示：左侧基底节区、丘脑团块样占位，部分累及脑干，伴梗阻性脑积水及间质性脑水肿，CT平扫显示为高密度影；MRI显示T_1WI呈混杂偏低信号，T_2WI呈稍低信号，增强扫描呈明显均匀强化。

^{18}F-FDG PET/CT图像（定向脑活检及激素治疗后，见图 9-2）显示：左侧基底节区见大片低密度灶，累及左侧丘脑，病灶边缘糖代谢呈环形、结节状增高，中心大片低密度灶，未见糖代谢摄取，左侧脑室前脚、体部受压闭塞，后脚扩大；右额部见引流管。

最终诊断

左侧基底节肿物（立体定向脑活检病理，见图 9-3）：组织细胞伴伸入运动，考虑Rosai-Dorfman病。

免疫组化结果：S-100（弱+），CD68（+），CA43（+），CD1a（—）。

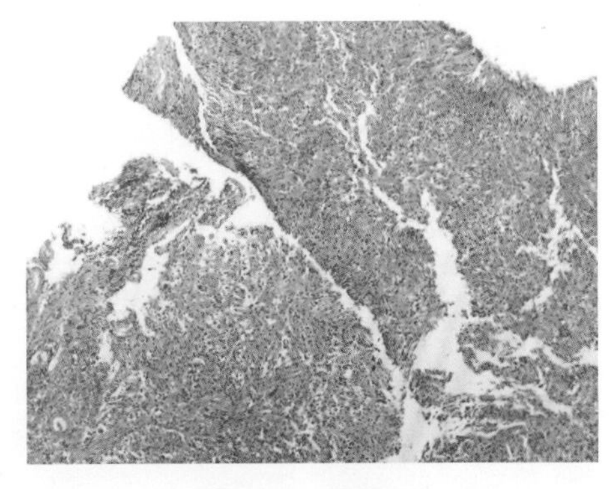

图 9-3　病理切片

诊断要点与鉴别诊断

Rosai-Dorfman病，又称窦组织细胞增生伴巨大淋巴结病（sinus histiocytosis with massive lymphade-nopathy, SHML），是一种良性、非肿瘤性、自限性的非朗格汉斯细胞组织细胞增生病变。依据累及部位不同，可将RDD分为淋巴结型（约 57%）、结外型（< 20%）及混合型（约 23%），而中枢神经系统RDD（颅脑和脊髓RDD）约占所有RDD病例的 5%。孤立性的颅脑RDD比较罕见，目前文献报道不足 80 例，约 80%位

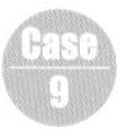

于颅内脑外，罕见位于脑实质内（如本病例）。颅脑RDD在CT上表现为边界清楚的高密度肿块，无钙化，增强扫描呈明显均匀强化，可侵犯或破坏邻近结构或骨质；MR T_1WI呈等低信号，T_2WI和FLAIR表现为低信号（自由基显影，局灶性坏死或纤维化），偶呈低至等信号，DWI亦呈低信号，增强扫描呈均匀强化或环形强化，当病变位于脑实质内时，T_2WI呈混杂信号（出血），不均匀强化，无脑膜尾征，MRS通常可见*N*-乙酰天冬氨酸峰值以及胆碱峰值升高，提示肉芽肿性炎性病理；^{18}F-FDG PET/CT相关文献报道，累及淋巴结内者常表现为^{18}F-FDG高摄取，累及结外者^{18}F-FDG摄取变化范围较大，而颅脑RDD ^{18}F-FDG PET/CT文献报道较少，目前尚无明确的代谢参考值范围。本病例中，病灶实性成分表现为明显的^{18}F-FDG高代谢。

对于本病例，行^{18}F-FDG PET/CT前已明确诊断。对于其他累及颅内脑外的颅脑RDD，需鉴别脑膜瘤、血管外皮瘤等；对于脑实质内孤立性RDD，则依据病灶部位进行鉴别诊断，如本病例的基底节区、丘脑占位，在病理诊断明确前，需鉴别脑胶质细胞瘤、生殖细胞瘤、淋巴瘤或淋巴瘤样肉芽肿、脱髓鞘假瘤等；基于患者年龄、相关病史及相对特征性的影像学表现（上述CT、MRI及^{18}F-FDG代谢特征等），不难做出相关鉴别诊断。

总结：鉴于RDD发生部位较为广泛，^{18}F-FDG PET/CT作为有效的辅助手段可显示RDD在全身的累及范围，有助于进行初步评估、分期、疗效诊断，并指导病理活检。

参考文献

[1] Goyal G, Young J R, Koster M J, et al. The Mayo Clinic Histiocytosis Working Group consensus statement for the diagnosis and evaluation of adult patients with histiocytic neoplasms: Erdheim-Chester Disease, Langerhans Cell Histiocytosis, and Rosai-Dorfman Disease. Mayo Clin Proc, 2019, 94(10): 2054-2071.

[2] Dalia S, Sagatys E, Sokol L, et al. Rosai-Dorfman disease: tumor biology, clinical features, pathology, and treatment. Cancer control, 2014, 21(4): 322-327.

[3] 唐水英，唐浩，何子龙，等. 淋巴结外Rosai-Dorfman病的影像学分析. 临床放射学杂志，2018, 37(12): 1985-1988.

[4] 黄荟玉，张勇，程敬亮，等. 左侧颞叶孤立性Rosai-Dorfman病1例. 中国医学影像技术，2019, 35(8): 1279.

（浙江大学医学院附属第二医院：豆晓锋）

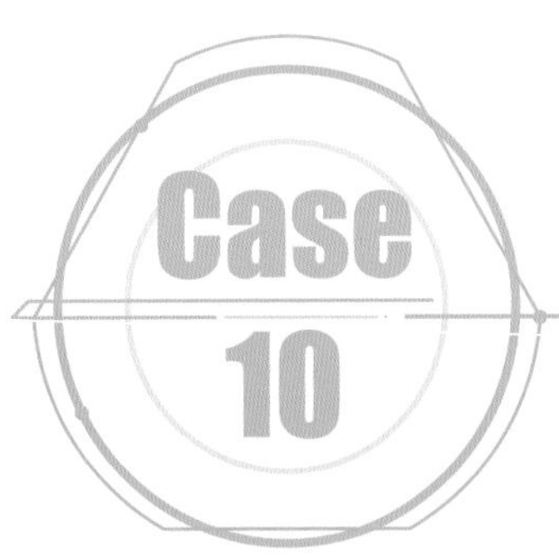

鼻咽部–鼻腔恶性黑色素瘤

简要病史

患者女性，84岁。因鼻塞2年、鼻出血1个月余就诊，门诊CT示鼻咽部右侧及咽旁间隙混杂密度软组织占位，向下达右侧中下鼻道，软组织占位，建议进一步检查。

实验室检查资料

未详查。

影像学检查资料

CT平扫、MR平扫+增强图像见图10-1。PET/CT图像见图10-2。

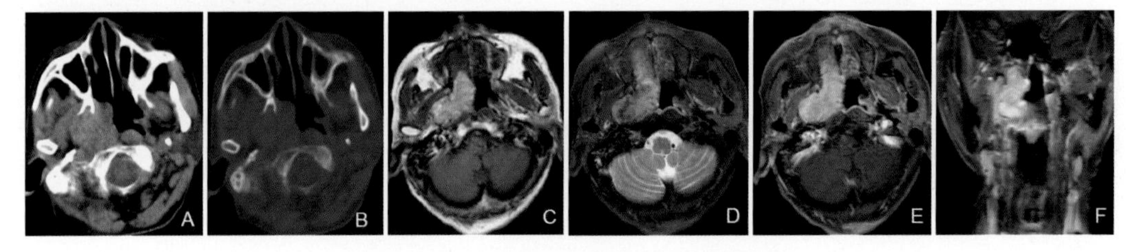

图10–1　CT平扫、MR平扫+增强图像

A. 轴位CT软组织窗；B. 轴位CT骨窗；C. 轴位T_1WI；D. 轴位T_2WI；E. 轴位MR增强扫描；F. 冠状位MR增强扫描

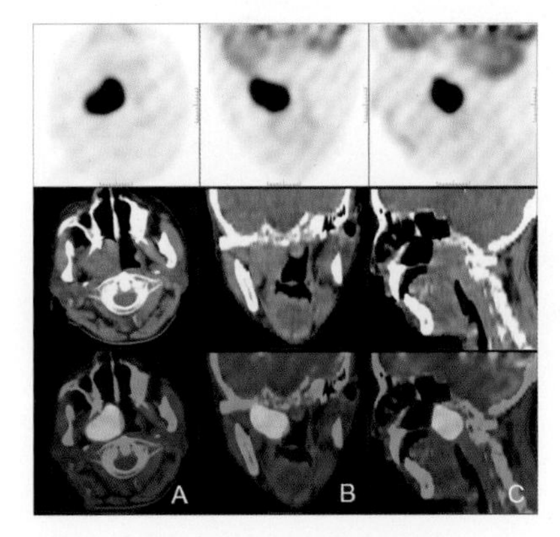

图10–2　PET/CT图像

A. 轴位PET图像、CT图像及融合图像（从上往下，下同）；B. 冠状位PET图像、CT图像及融合图像；C. 矢状位PET图像、CT图像及融合图像

影像解读

CT平扫、MR平扫+增强图像（图 10-1）显示：CT平扫示鼻咽部右侧及右侧咽旁间隙内软组织肿块，向前下延伸至鼻腔后部、中下鼻道，肿块密度欠均匀，边界欠清；骨窗显示翼内外板轻度受压推移改变，未见明显骨质破坏。MR平扫示右侧咽隐窝消失，鼻咽部右侧及右侧咽旁间隙内肿块呈稍长 T_1、稍长 T_2 信号，内见斑点片状短 T_1、短 T_2 信号，病灶向前下延伸至鼻腔后部、中下鼻道，右侧翼内肌显示不清，翼外稍受压向外侧移位，增强扫描呈明显不均匀强化。

PET/CT图像（图 10-2）显示：鼻咽部右侧及右侧咽旁间隙内软组织肿块，边界不清，向前下延伸至鼻腔后部、中下鼻道，放射性摄取明显增高，SUV_{max} 约 30.4。

最终诊断

病理诊断（图 10-3）：送检穿刺组织镜下示肿瘤细胞单个弥漫排列，细胞异型明显，核浆比大，核分裂象易见，部分含色素。

（右鼻腔）富于色素性肿瘤，恶性黑色素瘤首先考虑，建议行免疫组化检验。

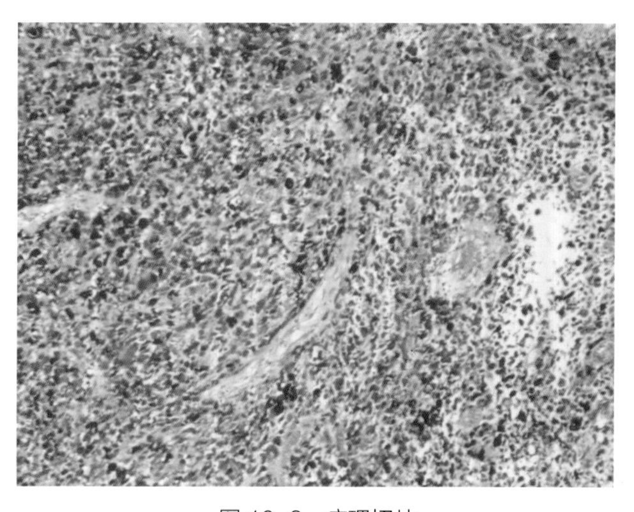

图 10-3 病理切片

诊断要点与鉴别诊断

1. 诊断要点

鼻腔黑色素瘤起源于胚胎发育期从神经嵴迁移到鼻腔或鼻窦黏膜的黑色素细胞。约 20% 的黑色素瘤发生于头颈部，鼻腔和鼻窦占 3.5%，鼻腔较鼻窦更常见。鼻腔和鼻窦黑色素瘤多为单发，多数为有色素性黑色素瘤，高发年龄为 50 ～ 80 岁，性别无明显差异。鼻腔内见到有明显黑色素沉着的息肉样肿块，应考虑黑色素瘤；无色素性黑色素瘤外观呈粉红色，临床诊断困难。含有色素的黑色素瘤的典型MRI表现为 T_1WI 高信号、T_2WI 低信号。

回顾本病例，病灶位于鼻咽部右侧、右侧咽旁间隙，向前下延伸至中下鼻道，呈膨胀性生长趋势；病灶内见斑点片状短 T_1、短 T_2 信号，周围骨质结构破坏不显著。仔细分析临床表现、病灶生长方式及病灶MRI信号特点，对术前影像诊断具有辅助作用。

2. 鉴别诊断

（1）*鼻咽癌* 在我国，鼻咽癌具有独特的地理分布特征，其大多数起源于咽隐窝，早期临床症状隐匿，患者往往以颈部肿大淋巴结就诊，典型的临床症状有回缩性血涕、鼻出血等。肿瘤呈浸润性生长，常见颅底骨质破坏，并向颅内侵犯，T_1WI多呈等或稍低信号，T_2WI呈稍高信号，明显强化。

（2）*淋巴瘤* 鼻咽部淋巴瘤是全身淋巴瘤的一部分，侵犯范围广泛，常侵犯鼻腔及口咽部，病变多为软组织弥漫性增厚，颅底骨质破坏少见。

（3）*鼻咽部纤维血管瘤* 鼻咽部纤维血管瘤几乎均见于男性青少年，肿瘤起源于蝶骨体、枕骨斜坡及后鼻孔的骨膜，也可起源于蝶腭孔区；肿块血供丰富，MR增强扫描示明显强化，T_1WI呈中等信号，T_2WI呈明显高信号，可见血管流空低信号。

参考文献

[1] 郭启勇. 实用放射学. 3版. 北京: 人民卫生出版社, 2007.

（浙江大学医学院附属第一医院：刘侃峰，赵　葵
南昌大学第二附属医院：吴海龙）

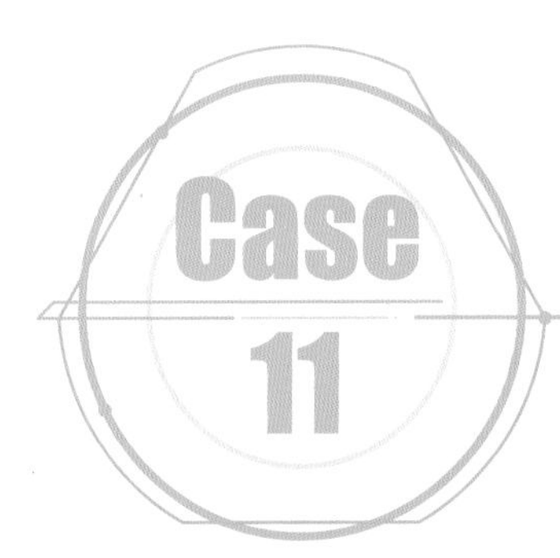

甲状腺首发朗格汉斯细胞组织细胞增生症

简要病史

患者女性，26 岁。4 年前体检发现右侧甲状腺结节，其间定期B超复查，结节未见明显变化。患者自觉无颈部胀痛，无吞咽困难等不适。既往体质良好。

体格检查：颈软，气管居中，双侧甲状腺未及明显结节，无明显触痛，甲状腺听诊未闻及血管杂音。

颈部超声检查：右侧叶可及一枚结节状回声，大小约 2.1cm × 0.9cm × 0.9cm，内部呈低回声实性，边缘不规则，呈分叶状，CDFI示内部可见少量血流信号。双侧颈部多发淋巴结可及，右侧颈部Ⅳ区淋巴结个别形态饱满。

实验室检查资料

肝肾功能、电解质、血常规、C反应蛋白（CRP）、女性肿瘤标志物系列无殊。

甲状腺功能及甲状腺球蛋白（TG）、降钙素原水平均在正常范围，具体如下：T_3 0.94μg/L（0.66 ～ 1.92μg/L），T_4 92.60μg/L（43.00 ～ 125.00μg/L），TSH 1.065mU/L（0.380 ～ 4.340mU/L），FT_3 3.90pmol/L（2.77 ～ 6.31pmol/L），FT_4 13.11pmol/L（10.45 ～ 24.38pmol/L），TG 5.53ng/ml（1.40 ～ 78.00ng/ml），降钙素原 4.26pg/ml（0 ～ 6.40pg/ml）。

影像学检查资料

颈部CT平扫+增强图像见图 11-1。腰椎MR增强图像见图 11-2。^{18}F-FDG PET/CT图像见图 11-3。

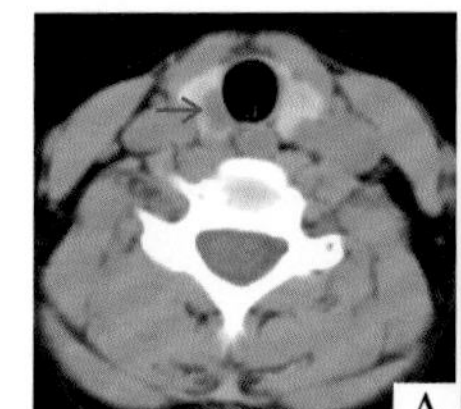

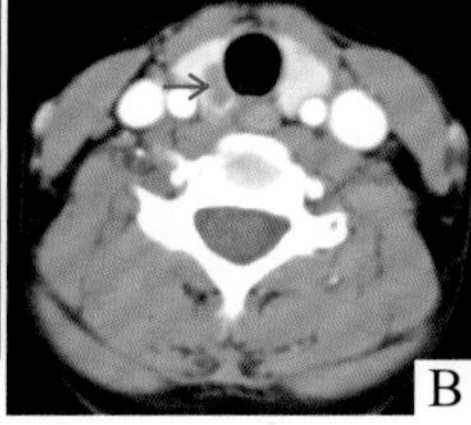

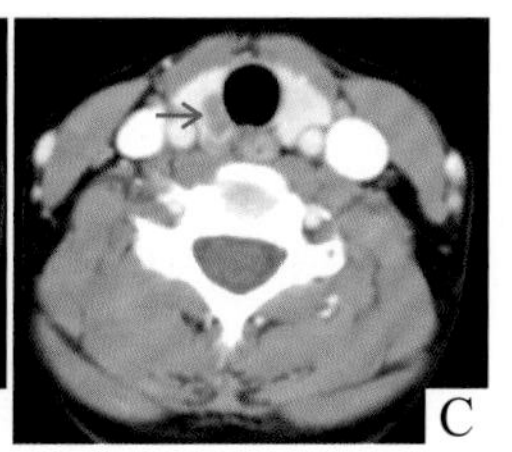

图 11-1　颈部CT平扫+增强图像

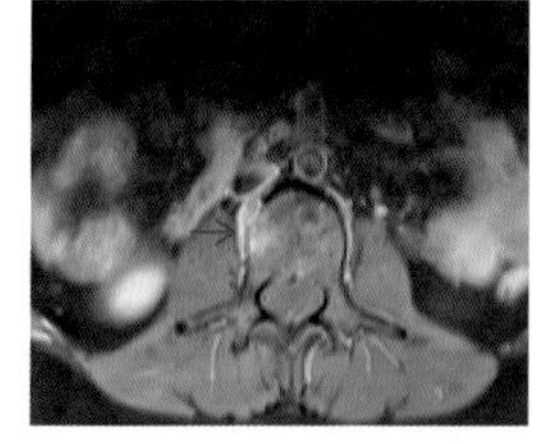

图 11-2　腰椎MR增强图像

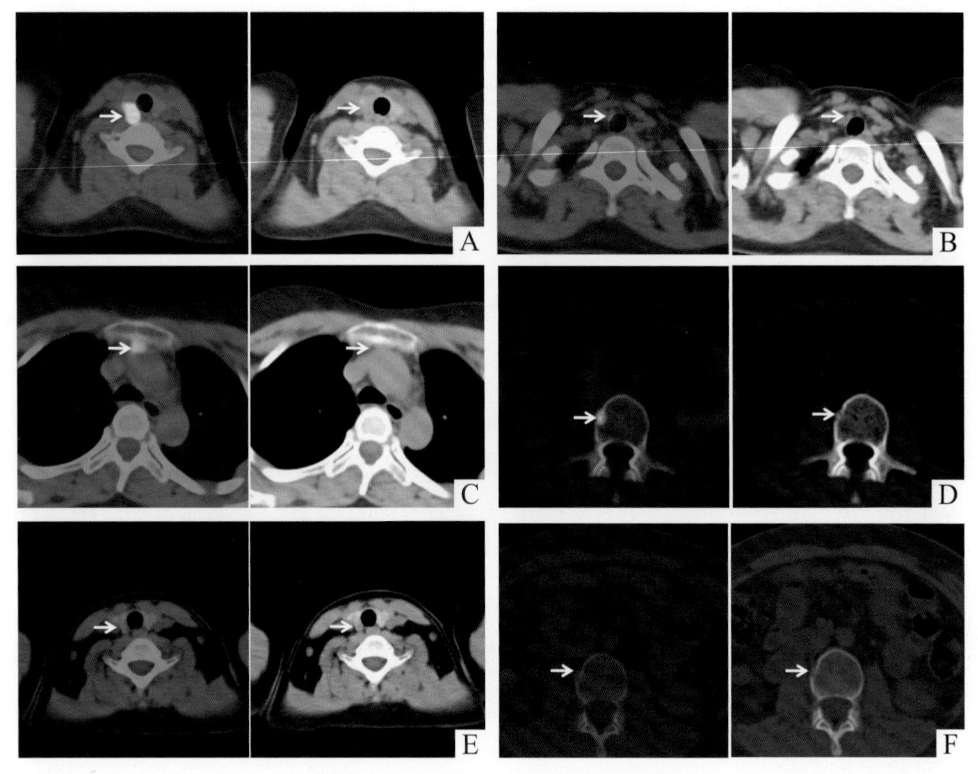

图 11-3 ^{18}F-FDG PET/CT图像

影像解读

颈部CT平扫+增强图像（图 11-1A—C）显示：右侧甲状腺可见片状低密度灶，边缘稍模糊，大小约 1.1cm × 0.5cm，增强后强化程度低于正常甲状腺。三期扫描：CT值分别为 47Hu、77Hu、79Hu（图A—图C）。右侧颈部各区可见多发淋巴结影。

腰椎MR增强图像（图 11-2）显示：腰椎MR平扫（图像未提供）发现L_3椎体右缘异常信号，T_1WI及T_2WI呈低信号，T_2WI压脂序列呈高信号，增强后可见明显强化，右侧椎旁软组织轻度受累。

^{18}F-FDG PET/CT图像（图 11-3）显示：甲状腺右侧叶（图A）片状低密度影，放射性分布异常浓聚，SUV_{max}=9.6（箭头示）；右颈部Ⅵ区淋巴结（图B）放射性分布浓聚，SUV_{max}=3.5（箭头示）；纵隔 3A区淋巴结（图C）放射性分布浓聚，SUV_{max}=4.5（箭头示）；L_3椎体（图D）小片骨质吸收破坏，放射性分布浓聚，SUV_{max}=4.8（箭头示）。以VP方案化疗三个疗程后甲状腺右侧叶（图E）小片状低密度影，放射性分布浓聚，SUV_{max}=4.3（箭头示）；L_3椎体（图F）小片骨质吸收破坏，放射性分布轻度浓聚，SUV_{max}=3.9（箭头示）。（注：图E、图F由浙江大学医学院附属第一医院核医学科PET中心提供。）

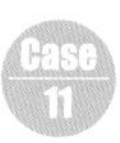

最终诊断

B超引导下右甲状腺结节细针穿刺（FNA）涂片：血性液体内见散在异型细胞，细胞胞质丰富，可见核仁，部分核偏位呈浆细胞样，首先考虑恶性肿瘤。*BRAF*基因V600E突变检测：未突变（—）。

粗针穿刺病理见图 11-4。

形态结合酶标符合朗格汉斯细胞组织细胞增生症。免疫组化结果：S-100（+），CD1a（+），Langerin（+），CK（—），TTF-1（—），Syn（—），CgA（—），CD56（—），Ki-67（20%+）。

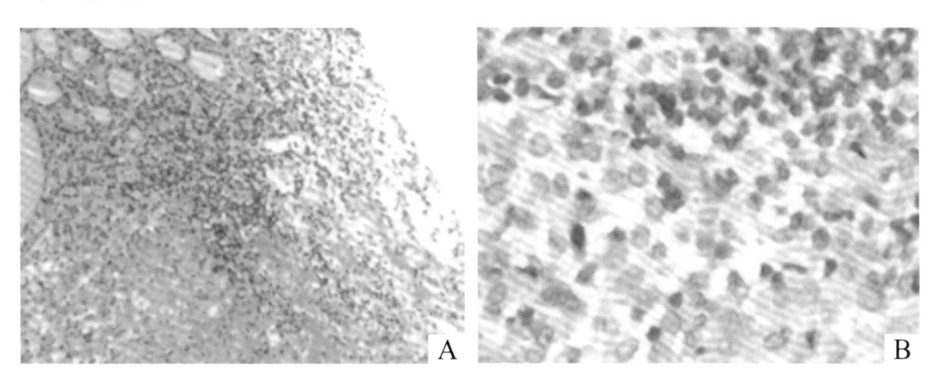

图 11-4　病理切片

A. HE 染色（100×）；B. HE 染色（400×）

诊断要点与鉴别诊断

朗格汉斯细胞组织细胞增生症（LCH）是一种少见的疾病，是一组原因未明的组织细胞增殖性疾病，近年来研究发现多与体内免疫调节紊乱有关。LCH常表现为多系统损害，易受累器官包括肝、脾、淋巴结、皮肤、肺、骨骼，垂体是最易受累的内分泌器官，受累时主要表现为尿崩、矮小，而甲状腺受累者较少见。累及甲状腺时，临床症状常表现为无意间发现颈部肿块，无明显触痛，颈部皮肤无明显红肿。CT扫描示病灶常呈低密度改变，可见一侧或双侧斑片低密度灶，边缘模糊，增强后病变区强化不明显，相邻软组织可见不同程度增厚、肿胀、浸润改变。患者在B超扫描时可以表现为单发或多发的低回声、高回声、混合回声结节，以低回声结节多见，甲状腺形态多为正常，CDFI常为乏血供；小部分患者也可以表现为甲状腺弥漫增大。FNA是获得甲状腺病理的重要手段，对于累及甲状腺的LCH，虽然文献中也有甲状腺 FNA 明确诊断的报道，但由于 FNA 获得的细胞数量不多，对于某些特殊病变，有可能难以明确病理诊断。因此，对于怀疑 LCH 甲状腺受累的病变，宜采用粗针穿刺。当在甲状腺病灶病理组织中观察到在淋巴细胞和嗜酸性粒细胞背景下有较多丰富胞质的大细胞时，应考虑该病的可能。在光镜下见到朗格汉斯细胞的特异性核沟，免疫组化示

CD1a、CD207、CD68以及S-100蛋白染色阳性或电镜下可见胞质中特征性的伯贝克颗粒（Birbeck granule），即可确诊。有研究发现，50%～60%的LCH病例中发现了*BRAF V600E*突变，并与LCH危险等级以及化疗耐药相关。

本病例以体检发现甲状腺结节为首发表现，4年来无明显进展。CT和颈部B超表现为单发结节，但医生在甲状腺触诊时未及明显结节。进一步行FNA检查时不支持甲状腺腺瘤或典型分化型甲状腺癌诊断。为了解患者全身情况以及综合评估病情而行 ^{18}F-FDG PET/CT检查。显像时发现甲状腺结节以及两侧颈部、纵隔多发淋巴结，葡萄糖代谢增高，还发现 L_3 椎体病变，易误诊为甲状腺癌伴骨转移。甲状腺癌骨转移时一般TG水平会升高，但该患者TG水平正常。最终经甲状腺粗针穿刺取病理组织确诊。确诊后经VP方案化疗三个疗程后再次行 ^{18}F-FDG PET/CT检查，显像示病情有所好转，具体表现为甲状腺病灶、L_3 椎体以及周围软组织病灶体积缩小，葡萄糖代谢增高程度减低；右侧颈部、前上纵隔淋巴结基本消失。本病例说明 ^{18}F-FDG PET/CT检查对LCH全身评估以及疗效监测有一定帮助。

总之，本例LCH患者受累病灶较少，无明显临床症状，病情进展缓慢，影像学检查以及甲状腺FNA不符合常见甲状腺恶性肿瘤表现，后经甲状腺粗针穿刺取病理组织确诊。本病例的诊断过程为甲状腺结节鉴别诊断提供了新的思考角度。临床工作中应加强对该病的认识，仔细观察各种影像征象并结合临床资料以及FNA，对甲状腺LCH做出提示性诊断，但最终确诊仍需要病理学依据。

鉴别诊断：① 分化型甲状腺癌。② 未分化型甲状腺癌。

参考文献

[1] Allen C E, Longo D L, Merad M, et al. Langerhans-Cell histiocytosis. New England Journal of Medicine, 2018, 379(9): 856-868.

[2] 胡迪，段晓岷，曹琪，等. 儿童朗格汉斯细胞组织细胞增生症侵及胸腺和甲状腺的CT影像表现. 中华放射学杂志，2016, 50(6): 451-454.

[3] Saqi A, Kuker A P, Ebner S A, et al. Langerhans Cell Histiocytosis: Diagnosis on Thyroid Aspirate and Review of the Literature. Head and Neck Pathology, 2015, 9(4): 496-502.

（杭州市肿瘤医院：方圣伟，上官琳珏，赵春雷）

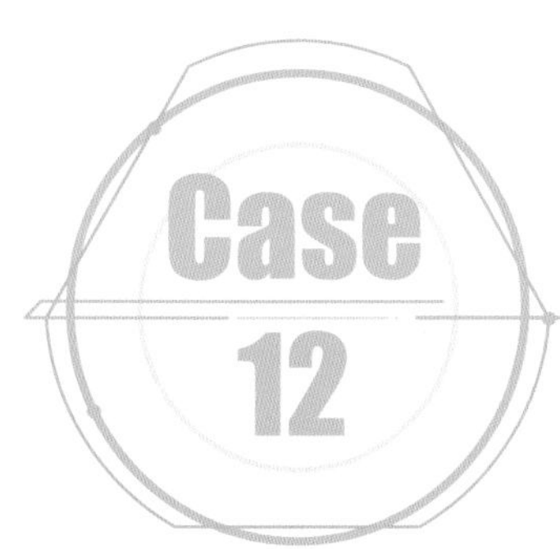

肺母细胞瘤

简要病史

患者男性，67 岁。右上肺病变 6 年余，活动后气急、胸闷加重 1 周；吸烟指数 1275 年支，余无特殊。

实验室检查资料

红细胞计数 4.18×10^{12}/L（↓），血红蛋白 124g/L（↓），超敏CRP 26.19mg/L（↑），血浆 D- 二聚体 1020μg/L（↑），血清淀粉样蛋白 A 369mg/L（↑），CD4 57.62%（↑），CD4/CD8 3.82（↑）；血清肿瘤标志物正常。

影像学检查资料

^{18}F-FDG PET/CT 图像见图 12-1。

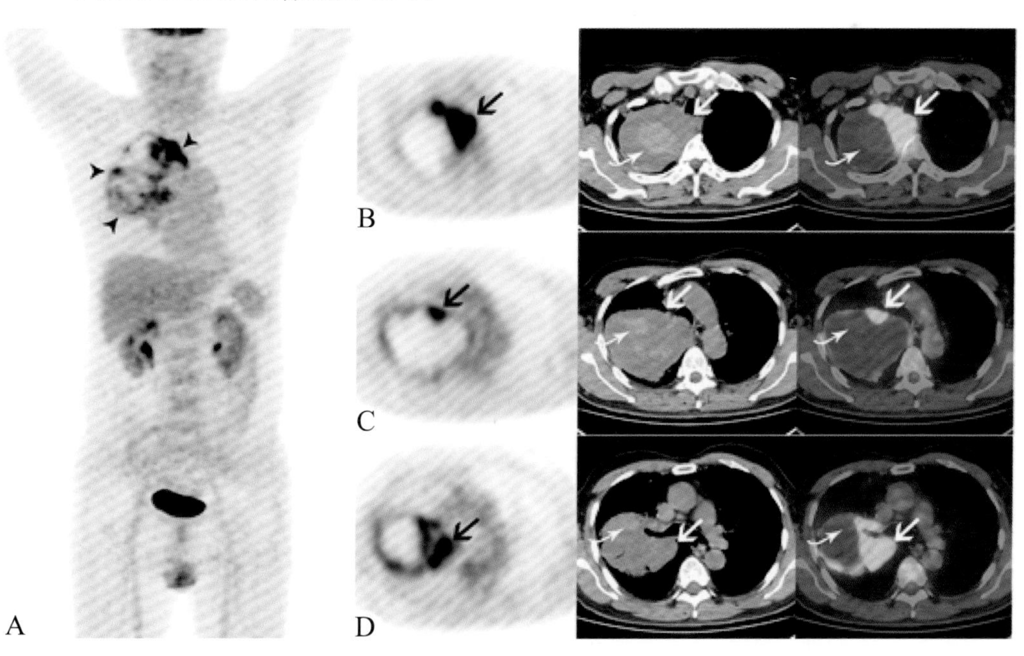

图 12-1 ^{18}F-FDG PET/CT图像

影像解读

^{18}F-FDG PET/CT图像（图12-1）显示：MIP图（图A）示右肺上叶巨大肿块（箭头所指）；轴位图像（图B—图D）示肿块部分包绕右上肺门，贴邻胸膜，内多发“浮云”状稍高密度影（弯箭号所指），^{18}F-FDG摄取不均匀增高，肿块边缘小片状浓聚（粗箭号所指）（SUV_{max}=13.3）。

最终诊断

右肺上叶肿块穿刺病理：结合免疫组化结果，考虑肺母细胞瘤（pulmonary blastoma, PB）。

病理切片见梭形幼稚间质细胞，另见少量腺体伴坏死。免疫组化结果：CK（+），TTF-1（+），Villin（—），SATB2（—），CDX2（—），GPA33（—），Napsin A（—），Vimentin（部分+），β-catenin（少量+），SMA（—），Desmin（—）。

诊断要点与鉴别诊断

PB是一种临床罕见且侵袭性很强的恶性肿瘤，占肺部原发恶性肿瘤的0.25%～0.50%，由不成熟的间质细胞和上皮细胞组成，在病理形态上类似于10～16周的肺胚胎。Koss等将PB分为3种病理类型：①胸膜PB（pleuropulmonary blastoma, PPB）；②分化好的胎儿型腺癌（well differentiated adenocarcinoma, WDFA）；③经典双相型PB（classic biphasic pulmonary blastoma, CBPB）。2015年，WHO新分类将CBPB归为肉瘤样癌，将PPB归为间叶源性肿瘤，将WDFA归为腺癌。CBPB即为目前通常所说的PB，按患者年龄可将其分为儿童型和成人型，其中成人型约占80%。文献报道成人型肺母细胞瘤（adult type pulmonary blastoma, ATPB）发病年龄集中于35～78岁，男性多于女性，80%的患者有吸烟史。临床表现多无特异性，可出现咳嗽、咯血、呼吸困难和胸痛等症状。实验室检查结果多无特异性。ATPB在CT上表现为病变多位于肺周边或胸膜下，多为单发的较大圆形或类圆形的实性肿块，边界清楚，密度大多不均匀，出血坏死常见，少见钙化、分叶征、毛刺征、胸膜凹陷征，轻至中度边缘环形强化或不均匀小斑片状强化，无强化的低密度区代表黏液样变性区和出血坏死区，淋巴结转移少见；^{18}F-FDG摄取不均匀增高，SUV_{max}为3.2～20.7，且^{18}F-FDG摄取越高，表明肿瘤细胞增殖越快。

ATPB需与以下疾病相鉴别：①周围型肺癌，病变常有典型分叶征、毛刺征、胸膜凹陷征等征象。②硬化性肺泡细胞瘤（pulmonary sclerosing pneumocytoma, PSP），多发生于中年女性，女性发病率约为男性的7.5倍，可能与女性雌、孕激素水平高于男性有关。病灶以中央区多见，病变CT增强常见“贴边血管征”，一般SUV_{max}<2.8。③错构瘤，病变常见脂肪成分及钙化，^{18}F-FDG多为低摄取。④肺转移瘤，常表现为

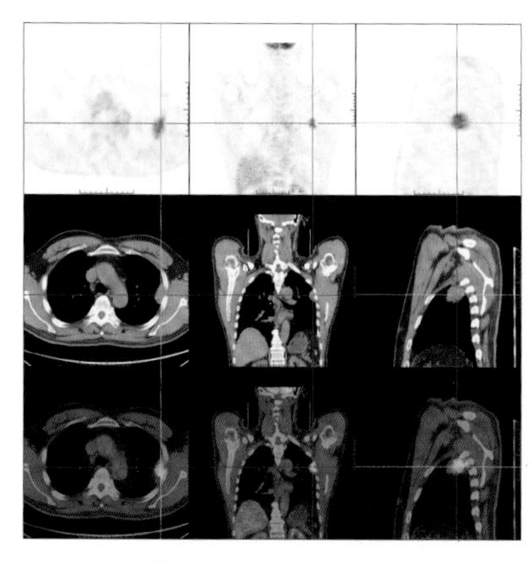

图 14-3 ^{18}F-FDG PET/CT图像（三）

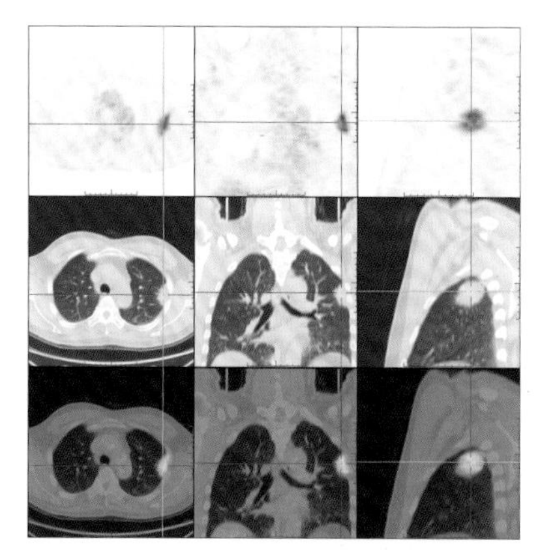

图 14-4 ^{18}F-FDG PET/CT图像（四）

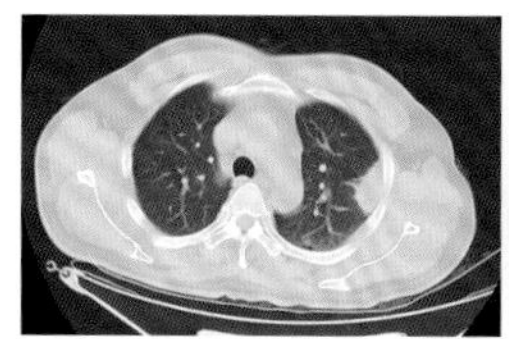
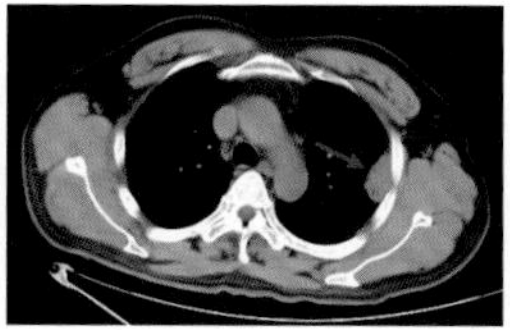
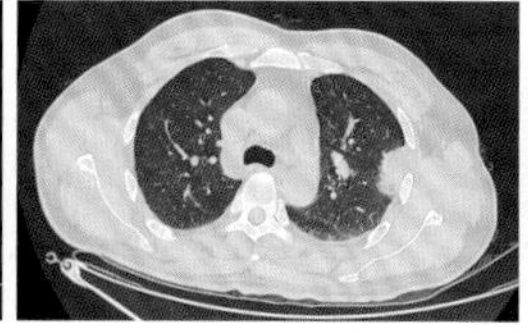
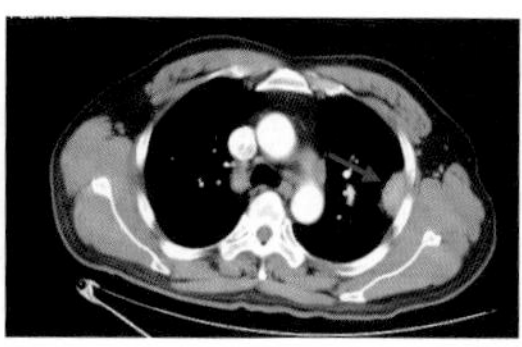

图 14-5 胸部CT平扫+增强图像

影像解读

^{18}F-FDG PET/CT图像（图 14-1—图 14-4）显示：左肺上叶胸膜下团片状软组织肿块，伴放射性浓聚，SUV_{max}=8.2，大小约 4.1cm × 2.0cm，呈宽基底与胸膜相连。

胸部CT平扫+增强图像（图 14-5）显示：左肺上叶胸膜下团片状软组织肿块，密度均匀，内见气体密度，边界稍模糊，平扫CT值约 43Hu，增强扫描病灶明显强化，CT值约 95Hu。

最终诊断

左肺肿物穿刺活检病理（图 14-6）：（左肺肿块）B 细胞淋巴瘤，符合黏膜相关淋巴组织（MALT）结外边缘区淋巴瘤。

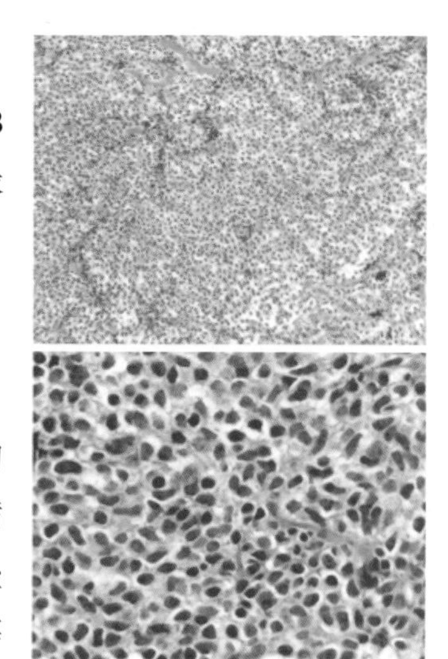

图 14-6 病理切片

诊断要点与鉴别诊断

1. 诊断要点

原发性肺MALT淋巴瘤是原发性肺淋巴瘤最常见的一种病理亚型，占原发性肺淋巴瘤的 70% ～ 80%。该病好发于中老年男性，病情进展缓慢，临床症状相对较轻且缺乏特异性，部分患者可有咳嗽、发热、胸闷气急等表现，多为偶然发现，实验室检查可无明显异常。

原发性肺MALT淋巴瘤可单发或多发，主要影像学特征如下。①实变或斑片影：密度均匀，形态不规则，边缘模糊。②结节或肿块：形态不规则，单发或多发，密度较高，边缘可模糊或呈棉絮状改变。③血管造影征：CT增强图像上见内部增强的血管网状改变。④其他征象：支气管充气征、支气管扩张——间质内肿瘤细胞增生，造成含气的肺泡腔与移行性气道湮灭，呈惰性生长的生物学特征。大多数病例不伴胸腔积液、纵隔及肺门淋巴结肿大。

PET图像上多表现为病灶 ^{18}F-FDG摄取不同程度增高，部分病灶 ^{18}F-FDG无摄取。在Zhang等的研究中，8例PET显像均发现肺部阳性病灶，SUV_{max}为2.8～9.4，平均SUV_{max}为4.9，无纵隔、肺门淋巴结及其他部位放射性聚集。在陈淮等报道的病例中，PET显像示肺部病灶代谢均较高，平均SUV_{max}为6.7，但该研究中部分病例可见肺门及纵隔淋巴结 ^{18}F-FDG摄取增高。

2. 鉴别诊断

（1）*周围型肺癌* 该病多为实性或部分实性占位，界清，边缘分叶、毛刺、胸膜牵拉，其内可出现肿瘤坏死。^{18}F-FDG PET/CT图像上呈不同程度均匀/不均匀代谢增高。

（2）*硬化性肺细胞瘤* 该病多见于中年女性，界清，偶可分叶，靠近肺门区多见，CT增强图像上明显强化且持续时间长，可见“血管贴边征”“空气新月征”。^{18}F-FDG PET/CT图像上呈轻中度代谢，通常$SUV_{max} < 5.5$。

（3）*肺部炎性病变* 球形肺炎通常有相应的临床表现，抗炎治疗后可吸收，SUV_{max}显著增高；炎性假瘤常伴慢性支气管炎、肺炎等基础病变，病变密度欠均匀、边缘光滑，增强扫描CT值可在100Hu以上，^{18}F-FDG PET/CT图像上多呈无代谢或低代谢。

参考文献

[1] 李天女，丁重阳，黄庆娟，等. 肺黏膜相关淋巴组织型淋巴瘤的影像表现. 中华放射学杂志，2011，45(2): 149-152.

[2] 李百周，王聪，李天女，等. 综合影像学、组织学和免疫组织化学特点诊断肺MALT淋巴瘤. 中国癌症杂志，2007，17(10): 796-800.

[3] Zhang W D, Guan Y G, Li C X, et al. Pulmonary mucosa-associated lymphoid tissue lymphoma: computed tomography and ^{18}F fluorodeoxyglucose-positron emission tomography/computed tomography imaging findings and follow-up. J Comput Assist Tomogr, 2011, 35(5): 608-613.

[4] 陈淮，曾庆思，伍筱梅，等. 肺黏膜相关淋巴组织淋巴瘤的CT及PET-CT表现. 临床放射学杂志，2015，34(4): 548-551.

（浙江省肿瘤医院：宋金龄，龙　斌，庞伟强，李林法）

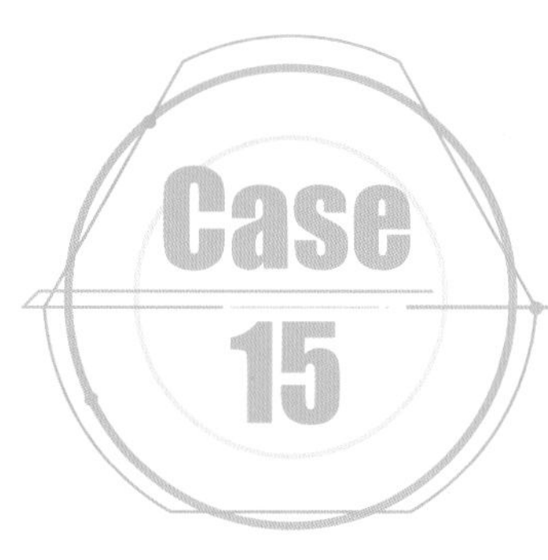

移植后淋巴组织增生性疾病

简要病史

患者男性，47 岁。7 小时前患者休息时突发咯血一次，量不多，色鲜红。无头痛头晕，无剧烈咳嗽，无畏寒发热等不适，现仍有痰中带血色。患者 7 年前曾行肾移植手术。

实验室检查资料

血常规：白细胞计数 1.0×10^9/L（↓），中性粒细胞百分比（↑），淋巴细胞、单核细胞计数及百分比（↓），红细胞计数、血红蛋白（↓），CRP 58.2mg/L（↑），超敏CRP＞5mg/L（↑），降钙素原定量测定 1.34ng/ml（↑）。胸腔积液李凡他试验（＋），胸腔积液红细胞计数 600/μl，胸腔积液腺苷脱氨酶、乳酸脱氢酶、葡萄糖及蛋白均为阴性。

影像学检查资料

肺部CT图像见图 15-1 和图 15-2。^{18}F-FDG PET/CT图像见图 15-3。

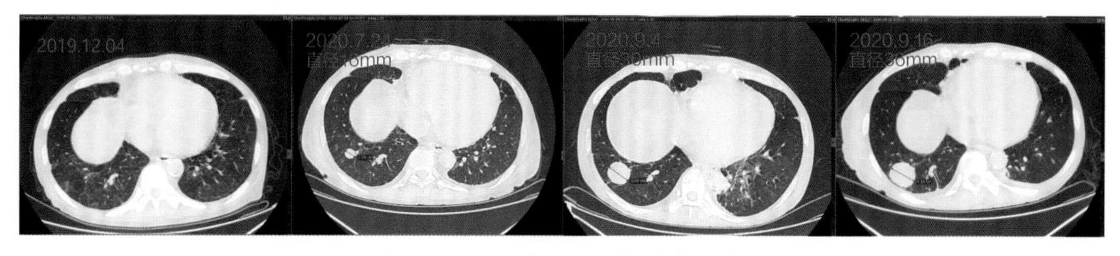

图 15-1　肺部CT平扫肺窗图像

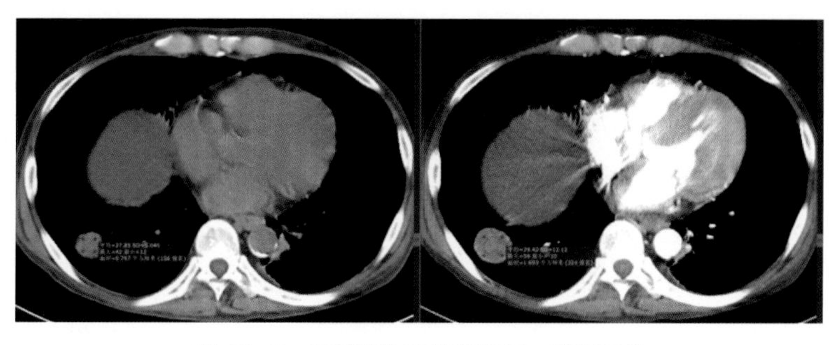

图 15-2　肺部纵隔窗CT平扫+增强图像

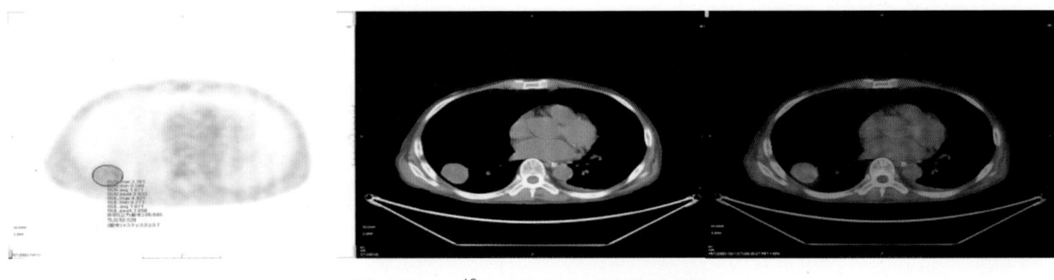

图 15-3 ^{18}F-FDG PET/CT图像

影像解读

肺部CT平扫肺窗图像（图 15-1）示右肺下叶出现一枚结节且进行性增大，边缘光滑；图 15-2 为纵隔窗CT平扫+增强图像，病灶内平扫CT值最大为 42Hu，最小为 12Hu，增强动脉期CT值最大为 56Hu，最小为 10Hu。

^{18}F-FDG PET/CT图像（图 15-3）示病灶呈轻度摄取，SUV_{max}约 3.36。

最终诊断

右肺病灶穿刺病理示单形性移植后淋巴组织增生性疾病（post-transplant lymphoproliferative disorder, PTLD）伴坏死，倾向弥漫性大B细胞淋巴瘤。

诊断要点与鉴别诊断

PTLD是造血干细胞及实体器官移植术后因出现免疫功能障碍，导致从多克隆增生到非霍奇金淋巴瘤（NHL）的一组疾病。PTLD 是一系列异质性疾病病变，包括病理类型、临床特征和预后异质性等。病理类型表现可以从反应性多克隆B细胞良性增生到恶性侵袭性的淋巴瘤，超过 70%与EB病毒感染有关。PTLD是实体器官或骨髓移植后严重危及生命的并发症，发生率为 1%～20%，病死率高达 30%，因此有必要引起重视，及早诊断。

移植后的第一年很重要，50%以上的肺移植受者可发生PTLD。PTLD的发生部位包括胃肠道（空肠多于结肠）、淋巴结、中枢神经系统、皮肤和扁桃体。淋巴结、Waldcyer环和扁桃体是最常见的受累部位。张晓春等对 9 例PTLD患者的分析显示，CT扫描中，淋巴结大小为 1.0～42.3mm，平均为 15.1mm，均为等密度，且密度均匀、强化均匀；^{18}F-FDG PET扫描中，受累淋巴结呈 ^{18}F-FDG代谢增高，SUV_{max}为 2.5～15.5，平均为 5.1。本例患者病灶呈等密度，强化均匀，SUV_{max}为 3.36，均与此项研究相符。对本病例进行鉴别诊断比较容易，由于没有原发恶性肿瘤病史，可以排除转移瘤；短期进展迅速而 ^{18}F-FDG代谢不高且边缘光滑，可以排除炎性肉芽肿；有肾移植病史，首先想到PTLD。

对于初诊患者，^{18}F-FDG PET/CT除评估病变累及范围外，最重要的作用是指引活检。^{18}F-FDG PET/CT可指导介入医生在代谢增高处活检，提高活检结果的阳性率，减少重复采样，降低多次采样导致肿瘤种植的风险。

参考文献

[1] 艾亮，张盛，王强，等. EB病毒相关性移植后淋巴组织增生性疾病生物标志物的相关进展. 器官移植，2021，12(6)：767-772.

[2] 陈定宝，王颖，宋秋静，等. 移植后淋巴组织增生性疾病的临床病理观察. 中华病理学杂志，2012，41(9)：6.

[3] 张晓春，王思云，王淑侠，等. ^{18}F-FDG PET/CT在造血干细胞移植后淋巴细胞增殖性疾病中的初步应用. 中国临床医学影像杂志，2019，30(12)：840-846.

[树兰（杭州）医院：胡文超，叶圣利]

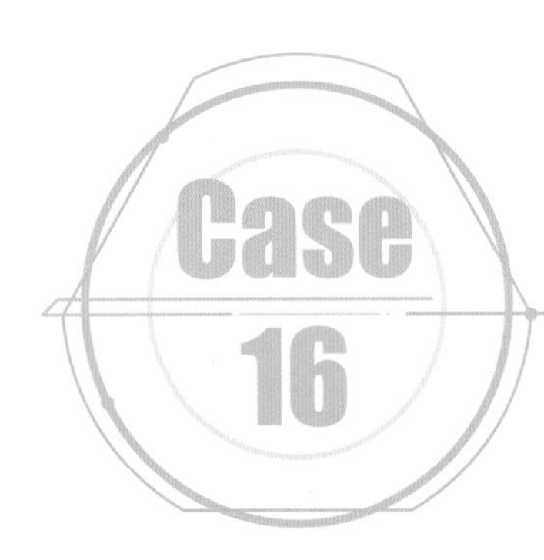

肺内淋巴上皮瘤样癌及后纵隔髓性脂肪瘤

简要病史

患者男性，54岁。外院肺部CT检查示右肺下叶结节约10mm，脊柱右侧见软组织密度影，后纵隔内胸椎右侧占位。为求进一步诊治来院就诊。

既往史：无高血压、糖尿病、心脏病、肾病病史；无肺结核、病毒性肝炎及其他传染病病史；否认食物药物过敏史；无手术外伤史；无输血史。家族史：无肿瘤家族史。有吸烟、少量饮酒史。

实验室检查资料

血尿便常规、血生化未见异常。肿瘤标志物无殊。

影像学检查资料

胸椎MR图像见图16-1。胸部CT平扫图像见图16-2。^{18}F-FDG PET/CT图像见图16-3和图16-4。

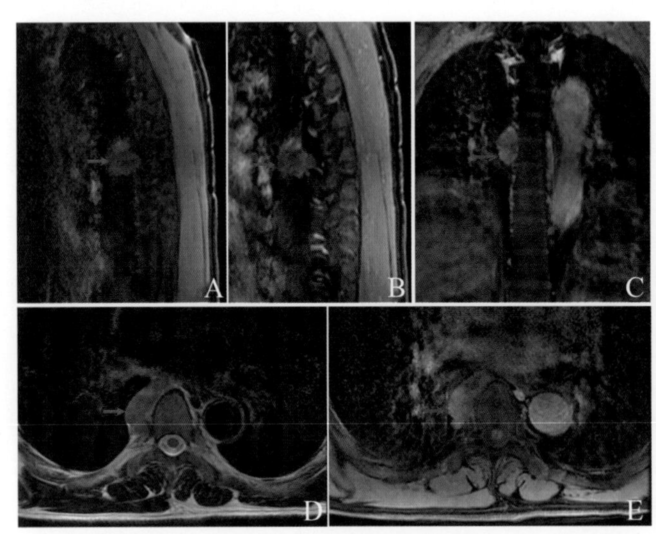

图16-1　胸椎MR图像

A. 矢状位T_2 FLAIR；B. 矢状位增强扫描；C. 冠状位增强扫描；D. 横断位T_2 FLAIR；E. 横断位增强扫描

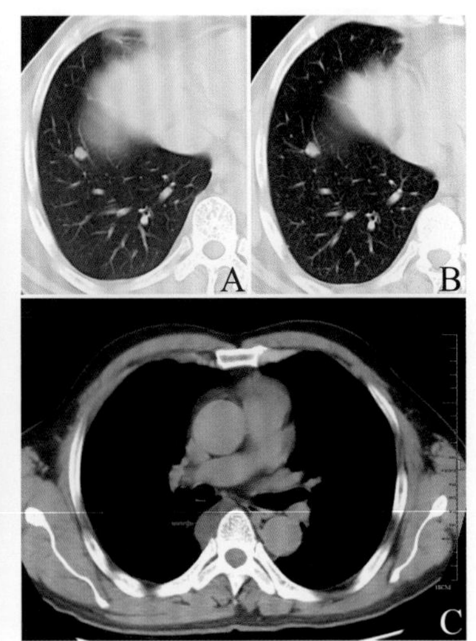

图16-2　胸部CT平扫图像

A. 2020年9月2日胸部CT肺窗；B. 2020年10月12日胸部CT肺窗；C. 纵隔窗

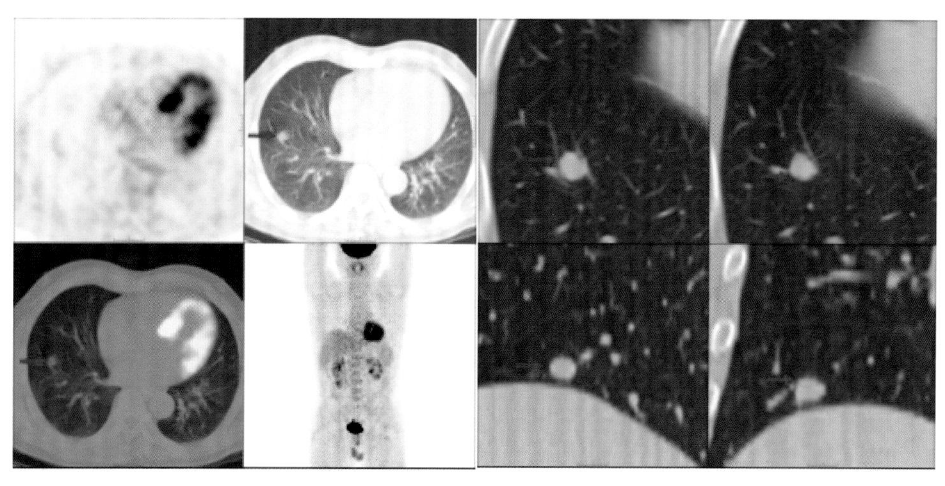

图 16-3　^{18}F-FDG PET/CT图像（一）

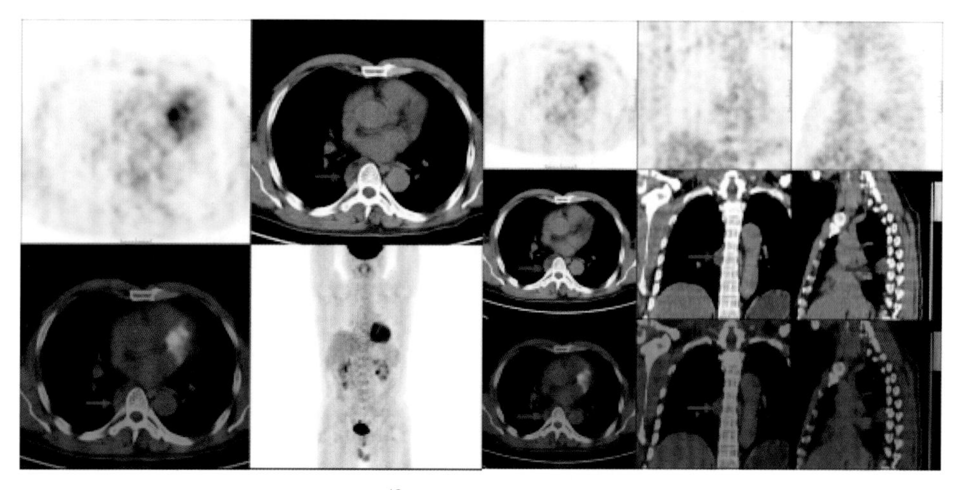

图 16-4　^{18}F-FDG PET/CT图像（二）

影像解读

胸椎MR平扫+增强图像（图 16-1）示：T_6、T_7椎体右侧见片状异常信号影，T_1WI呈稍高信号，T_2WI压脂相呈稍高信号，增强后可见强化。

胸部CT平扫图像（图 16-2）示：两肺叶多发结节灶，后纵隔内胸椎右侧占位。2020 年 9 月 2 日胸部CT（图A）和 2020 年 10 月 12 日胸部CT（图B）对比，右肺下叶病灶稍增大。

^{18}F-FDG PET/CT图像示：右肺下叶近膈面见稍高密度结节影，大小约 1.1cm × 0.8cm，SUV_{max}约 1.3（图 16-3）。右后纵隔（约平T_7椎体）椎体旁见软组织密度影，密度欠均匀，平均CT值约 9.4Hu，放射性摄取略增高，SUV_{max}约 2.1（图 16-4）。

最终诊断

最终诊断：（1）送检右下肺楔形切除标本，切面见一灰白质实结节，大小约0.2cm（图16-5），镜示肿瘤略呈分叶状，可见片状上皮样细胞，周围可见较多淋巴细胞浸润；核卵圆形，短梭形，未累犯肺膜。倾向淋巴上皮肿瘤，生物学行为低度恶性。

（2）（后纵隔）髓性脂肪瘤。

图 16-5　病理切片

诊断要点与鉴别诊断

1. 淋巴上皮瘤样癌

淋巴上皮瘤样癌（lymphoepithlima-like carcinoma, LELC）是一种罕见的恶性肿瘤，是一种发生于鼻咽部之外，组织病理学与鼻咽部淋巴上皮瘤相似的肿瘤，其多发生于胃、肺、扁桃体、食管、胸腺、子宫颈和皮肤等部位。原发性肺LELC是一种罕见的未分化恶性肿瘤，约占全部肺肿瘤的0.92%，目前发病原因不详。LELC临床缺乏特异性症状，主要表现为咳嗽、胸闷、咯血或胸痛等，与其他类型的肺癌表现无差异。约1/3的LELC患者无任何症状，通常体检时偶然发现。有关文献认为，LELC具有以下独特的影像学特点：早期病灶大都贴近胸膜，靠近纵隔；晚期易侵犯大血管与支气管。LELC的影像学表现为周围型单发肿块或结节为主；多发生于肺野下叶的中内带，靠近并侵犯纵隔胸膜。肿块呈圆形、类圆形和不规则形，直径多较大；边缘较光整，毛刺征象不明显，多数病灶可见浅分叶。因临床诊断相当困难，最终只能依靠组织病理学做出诊断，且需结合免疫组化结果进行鉴别诊断。

需要鉴别的疾病：①转移性鼻咽部LELC。不同部位的LELC具有类似的形态特点，均表现为一致具有大泡状核的异型肿瘤细胞合体样片状排列生长，间质丰富的淋巴细胞穿插其中，因此在确诊肺部LELC时需排除其他部位LELC转移，尤其是鼻咽部。本病例结合患者症状表现、既往史及影像学检查排除鼻咽部、唾液腺等部位的原发病史，首先考虑原发性肺LELC。②霍奇金淋巴瘤（Hodgkin lymphoma，HL）。HL的淋巴细胞CD20、CD15及CD30阳性，而原发性LELC为阴性。③黑色素瘤。黑色素瘤组织学变异极大，也可表现为大的泡状核且核仁明显，但可根据黑色素瘤免疫组化标志物S-100、HMB-45、Melan A等阳性进行鉴别诊断。④大细胞神经内分泌癌。除了具有大细胞癌的特征外，神经内分泌癌肿瘤标志物CD56、CgA、Syn可为阳性。

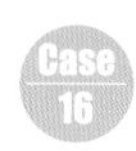

2. 髓性脂肪瘤

髓性脂肪瘤是由成熟的脂肪和造血组织形成的一类肿瘤，好发于肾上腺，发生于后纵隔的髓性脂肪瘤罕见。目前该病病因尚不明确，隐匿起病，通常因胸部不适、贫血、高血压、内分泌紊乱而出现症状。大多数后纵隔髓性脂肪瘤需依靠胸部CT检查发现，由于该病少见，易被误诊为神经源性肿瘤。髓性脂肪瘤的CT特征：胸部CT平扫可见形态较规则的类圆形肿物，与周围组织分界清楚，有假包膜围绕，肿物以宽基底附着于椎体，范围较局限，大多不跨越椎间孔，无周围结构受侵，肿瘤内部呈等、低混杂密度，通常以低密度的脂肪成分为主，部分文献报道病灶可合并出血、钙化等；增强后显示肿块内脂肪组织成分无强化，骨髓组织成分可中度强化。MRI特征：髓性脂肪瘤的造血组织成分在T_1WI上呈低等信号，在T_2WI上呈中等信号，其脂肪组织成分在T_1WI和T_2WI上呈高信号。

需要鉴别的肿瘤：①神经鞘瘤。神经鞘瘤为后纵隔最常见的肿瘤，一般为单发，20～40岁多见，但无贫血病史及血液系统疾病的相关症状，病灶相邻骨质多有受压、吸收以及椎间孔增宽等改变。②HL。该病发病年龄高峰主要是15～27岁和50岁前后，以前者多见，常见明显的临床症状，浅表淋巴结多肿大，镜下可见单核或双核R-S细胞。③胸腺瘤。该病表现为前纵隔肿块影，可无临床症状，部分伴有眼睑下垂等肌无力症状。④恶性神经节细胞瘤。该病多见于儿童及少年，绝大多数年龄＜10岁，少见于成年人。⑤畸胎瘤。畸胎瘤位于前纵隔，接近心底部的心脏大血管前方，多为实质性，内含大小不同、数目不等的囊肿；囊壁常有钙化，内含表皮、真皮，以及皮脂腺、皮毛。

参考文献

[1] 李建鹏，邹玉坚，郑晓林，等. 原发性肺淋巴上皮瘤样癌的CT、临床及病理特征分析. 实用放射学杂志，2019, 35(11): 1751-1753, 1778.

[2] 张建英，胡凌云，张福洲，等. 纵隔髓性脂肪瘤影像学表现及鉴别诊断. 现代肿瘤医学，2019, 27(22): 4080-4084.

（浙江大学医学院附属第一医院：王　珍，赵　葵，苏新辉）

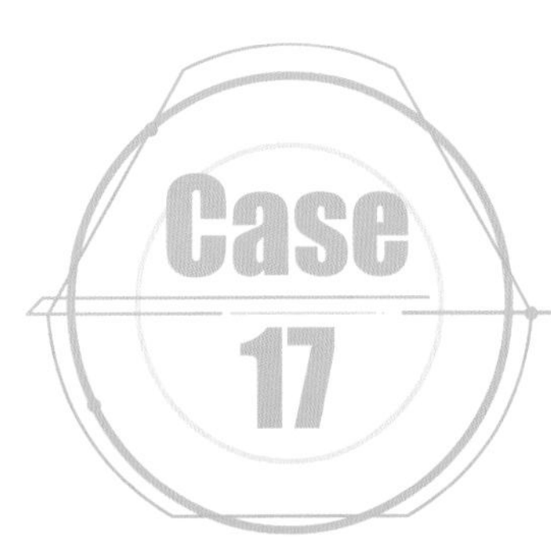

克雷伯菌肺炎

简要病史

患者男性，51 岁。因乏力、畏寒发热，最高体温 40℃，无寒战。查胸部CT，提示：双肺多发结节，考虑转移的可能性大。

实验室检查资料

血常规：白细胞计数 16.27×10^9/L，中性粒细胞计数 14.43×10^9/L。

真菌涂片（—）。

血清肿瘤标志物：CA125 48.18U/ml，CA72-4 75.5U/ml。

影像学检查资料

颅脑MR图像见图 17-1。^{18}F-FDG PET/CT图像见图 17-2 和图 17-3。

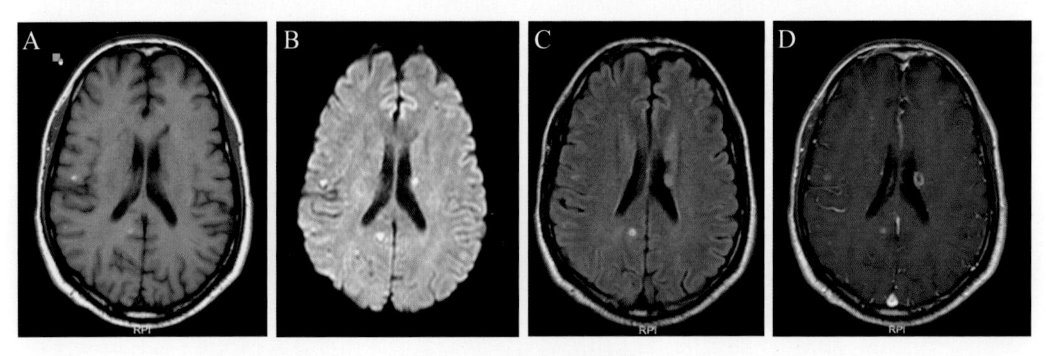

图 17-1　颅脑MR图像

A. T_1WI序列；B. DWI序列；C. T_2 FLAIR；D. T_1 WI+C

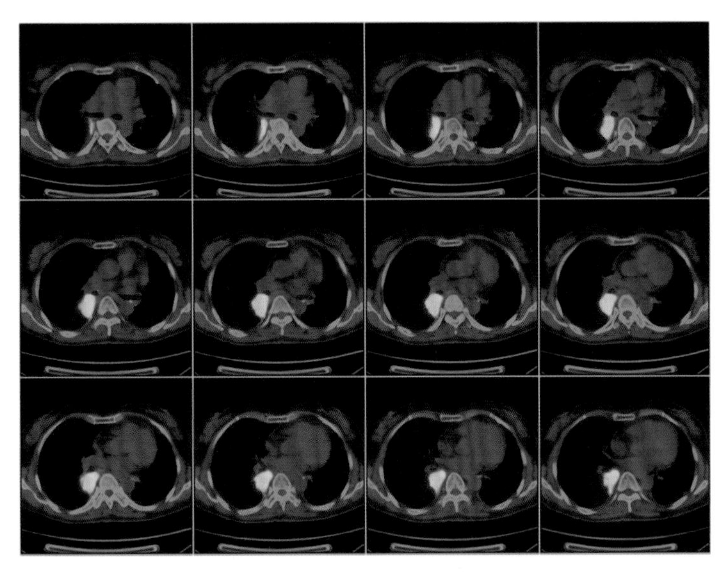

图 18-3　连续轴位PET/CT融合图像

影像解读

^{18}F-FDG PET/CT图像（图 18-1—图 18-3）显示：两肺多发小结节、斑片及小团块状软组织影，以右肺胸膜下分布为著，^{18}F-FDG放射性摄取增高，SUV_{max}=16.67。两侧胸腔未见积液。纵隔未见明显高摄取肿大淋巴结；余全身PET/CT显像未见异常^{18}F-FDG高代谢病变。

最终诊断

（肺穿刺细胞块）病理：小块肺组织实变，间质纤维化，大量浆细胞灶性浸润，嗜酸性粒细胞浸润，结合免疫组化结果及形态学，考虑：坏死性肉芽肿。

免疫组化结果：CK-pan（肺泡上皮+），P40（—），CK5/6（—），Syn（—），CgA（—），TTF-1（肺泡上皮+），Napsin A（肺泡上皮+）。

特殊染色结果：螺旋体镀银染色（—），抗酸染色（—），六胺银染色（—），真菌D-PAS染色（—）。

口服头孢菌素类药物抗感染治疗后 4 个月复查，两肺胸膜下病变及右肺上叶结节均明显缩小。

诊断要点与鉴别诊断

患者有直肠癌肿瘤病史及肝、肺转移瘤切除史。当出现两肺多发高代谢病变时，通常首先考虑转移瘤。但仔细分析影像，可发现有以下不符合之处：①两肺病变的分布不符合肺转移瘤经血行随机分布的表现，而是以胸膜下分布为著；②全身PET/CT显像未见腹盆腔高代谢转移灶，病变主要集中于两肺，不符合常规的转移途径；③CT增强扫描病灶表现为明显强化，部分较大病灶内可见坏死灶，符合炎性病变的表现。临床表现为发热；实验室检查指标中，除了特异性不强的铁蛋白水平升高外，无其他肿瘤指标升高，而炎性指标CRP及红细胞沉降率升高，均提示炎性病变的可能。

^{18}F-FDG并不是肿瘤特异性显像剂，部分炎性病变也可以表现为^{18}F-FDG高摄取；由于肉芽肿性病灶内存在代谢活跃的炎性细胞，活动性炎性细胞糖酵解速度加快，同时炎性细胞吞噬作用激活己糖激酶，从而加快耗糖速度，导致肉芽肿表现为^{18}F-FDG高摄取。这种高摄取易造成肺癌诊断假阳性，导致误诊。

综上所述，在对恶性肿瘤术后患者的复查中，除了解^{18}F-FDG的显像特点外，还需综合分析CT的特异性征象，并结合临床表现及实验室检查，这有助于提高诊断的准确率。

参考文献

[1] 林帅, 鹿松, 张静, 等. (18)F-FDG PET/CT诊断肺孤立性肉芽肿性炎. 中国医学影像技术, 2022, 4(38): 536-539.

[2] 王振光, 韩瑜. 肺肉芽肿性炎正电子核素显像机制与影像特征. 国际放射医学核医学杂志, 2015, 3(39): 264-267.

[3] Feng M X, Yang X M, Ma Q, et al. Retrospective analysis for the false positive diagnosis of PET-CT scan in lung cancer patients. Medicine (Baltimore), 2017, 96(42): e7415.

（宁波市第二医院：高巧灵，江茂情）

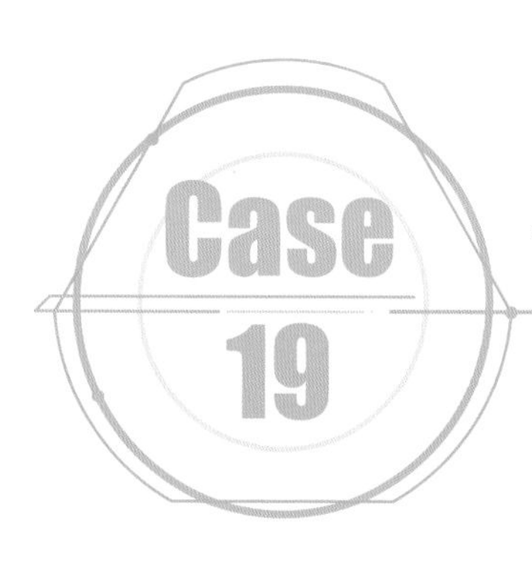

食管恶性黑色素瘤

简要病史

患者男性，69岁。因吞咽梗阻感4个月、胸痛1周就诊。4个月前无明显诱因出现吞咽梗阻感，食物通过后好转。1周前出现胸痛，吞咽时加重，伴咳嗽加重，无发热、胸闷。心电图未见异常。急诊胸部CT提示食管中段管壁不均匀增厚，建议内镜进一步检查。

实验室检查资料

肝功能、肾功能、心肌酶谱、电解质等检查检验均无明显异常。

影像学检查资料

^{18}F-FDG PET/CT图像见图19-1。^{18}F-FDG PET/MR图像见图19-2。

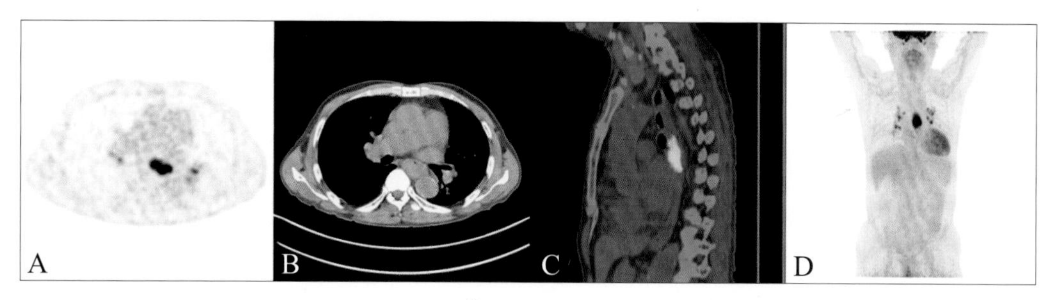

图19-1　^{18}F-FDG PET/CT图像

A. 轴位PET图像；B. 轴位CT图像；C. 矢状位融合图像；D. 躯体MIP图像

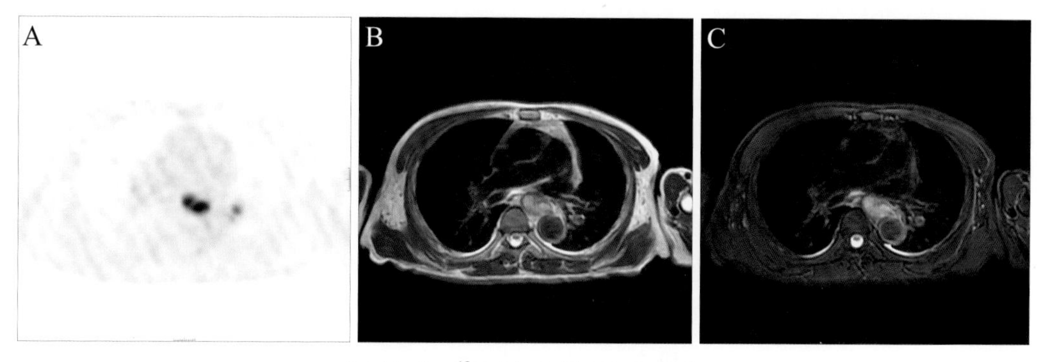

图19-2　^{18}F-FDG PET/MR图像

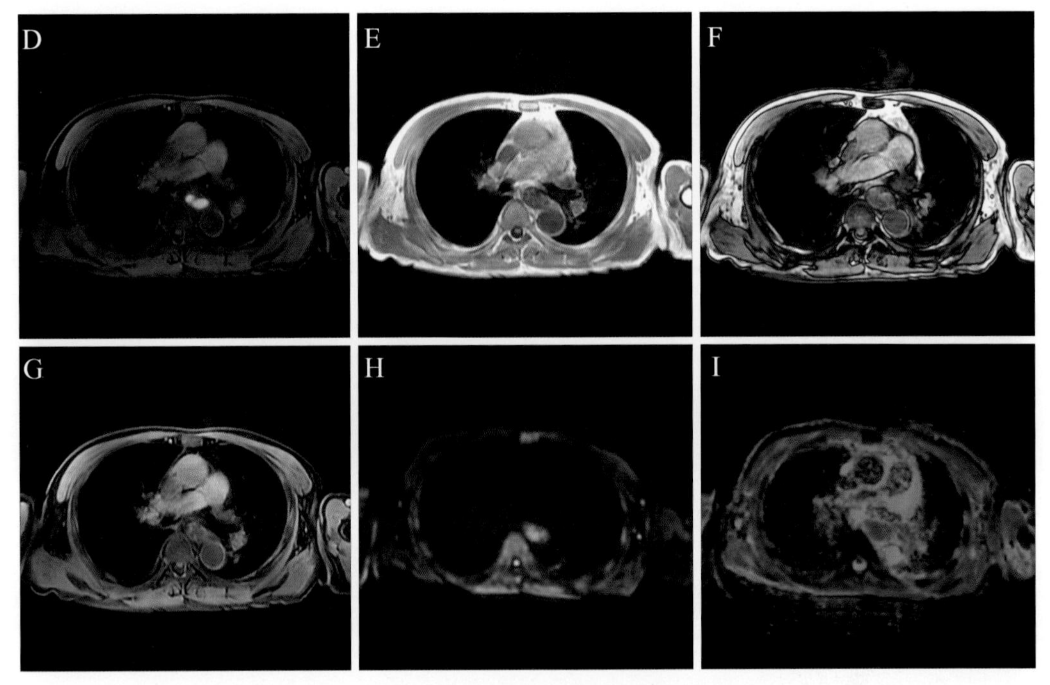

图 19-2　^{18}F-FDG PET/MR图像（续）

A. PET 图像；B. T_2 INPHASE；C. T_2 WATER；D. PET/MR 融合图像；E. T_1 INPHASE；F. T_1 OUTPHASE；G. T_1 WATER；H. DWI；I. ADC 图像

影像解读

^{18}F-FDG PET/CT图像（图 19-1）显示：食管胸中段节段性管壁偏侧性（左后壁）不均匀增厚，呈等密度肿块突入管腔，CT平均值约 44Hu，病灶长径约 5.0cm，大小约 3.4cm × 2.3cm；^{18}F-FDG代谢明显增高，SUV_{max} 约 14.8；管腔变窄，以上管腔稍扩张，周围局部脂肪间隙欠清晰。

^{18}F-FDG PET/MR图像（图 19-2）显示：食管胸中段节段性管壁偏侧性不均匀增厚，T_1WI呈等稍低信号为主，内见斑点状高信号，T_1 WATER及T_1 INPHASE/OUTPHASE序列病灶内高信号未见减低；T_2 INPHASE及T_2 WATER呈高低混杂信号；DWI呈高信号，ADC图呈低信号；^{18}F-FDG代谢明显增高，SUV_{max} 约 16.4。

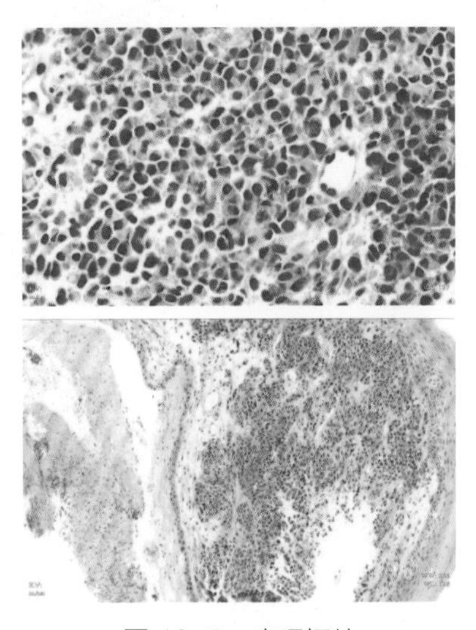

图 19-3　病理切片

最终诊断

送检穿刺组织镜下示：肿瘤细胞弥散分布，细胞之间黏附丧失，细胞核浆比大，部分细胞可见核偏位，核分裂象易见，少量细胞内含黑色素（图 19-3）。

免疫组化结果：CK（－），P63（－），CEA（－），CgA（－），Syn-CK7（－），CD3（－），CD20（－），CK-pan（－），Ki-67（80%+），HMB-45（+），Melan A（+），S-100（+），P53（部　分+），CDX2（－），TTF-1（－），ALK（－），CD43（－），CD45（－）。

病理诊断：结合免疫组化结果，符合食管恶性黑色素瘤。

诊断要点与鉴别诊断

1. 诊断要点

恶性黑色素瘤是由分布于基质上的黑色素细胞恶变引发的一种高度恶性非上皮源性肿瘤，以皮肤、眼球等部位多见。该肿瘤由于侵袭性强、易发生局部侵犯和早期转移，预后往往差。原发性食管恶性黑色素瘤（primary malignant melanoma of the esophagus, PMME）罕见，约占所有恶性黑色素瘤的0.10%，占原发性食管恶性肿瘤的0.10%～0.20%。其临床表现无特异性，术前临床误诊率高。我国PMME的发病率呈逐年上升趋势，由于治疗难度大且预后较差，已成为威胁我国居民健康的重要问题。

PMME多见于食管中下段，早期临床症状与食管癌相似，主要表现为胸骨后疼痛、吞咽困难、进食梗阻、反酸呕吐及体重减轻等，发病机制目前尚不明确。有学者认为，反流性食管炎造成食管上皮下黑色素细胞增生是PMME发生的关键因素。PMME进展迅速，超过50%的患者在临床确诊时已发生转移扩散，转移部位包括食管、纵隔、贲门周围淋巴结等。

PMME的影像学检查结果：①钡餐造影常表现为多发息肉状、结节状或分叶状肿块充盈缺损，表面可见大小不一的龛影，常偏侧生长，病变段管壁僵硬、管腔狭窄，近端轻度扩张；②CT具有较好的空间分辨力，可显示病灶的大小、位置、边界，管腔受压、扭曲，以及淋巴结转移等，增强扫描多呈明显强化，钙化较罕见，有利于早期的定位诊断。但早期PMME影像学检查表现与食管癌非常相似，多数患者易被误诊为食管癌，因此临床辅以内镜、免疫组化检查检验等进行诊断；③MRI具有多参数、多平面及多功能成像等特点，同时具有软组织分辨力高、无辐射等优势，对病灶的定位、定性显示明显优于CT；④PET/CT或PET/MR兼具常规CT、MR结构形态影像学表现，同时结合病变的代谢特点，更有利于早期微小病变的显示与全身远处转移病灶的筛查和诊断。

回顾本病例，病灶位于食管胸中段，呈节段性、偏侧性管壁的不均匀增厚并有不规则软组织肿块形成，无钙化，上下径大于周径；病灶T_1WI呈等信号为主，其内部见斑点状高信号，而水相及同反相位序列信号不减低，T_2WI呈高低混杂信号，基本可以排除病灶内部有脂肪或出血成分；病灶DWI呈高信号，ADC图呈低信号，表示病灶内水分子扩散受限（恶性肿瘤的表现），可排除病灶内部的黏液成分。黑色素颗粒具有顺磁效应，MR图像中呈T_1WI高信号，T_2WI低信号。综上所述，仔细分析病灶中T_1高信号而T_2低信号，为典型黑色素瘤MRI表现，可作为术前影像学鉴别诊断的关键要点。

2. 鉴别诊断

（1）*食管鳞癌* 肿瘤呈浸润性生长，较早侵犯肌层，梗阻症状出现较早，CT示食管壁增厚明显，呈等密度；T_1呈等稍低信号，T_2呈稍高信号，DWI呈高信号。以环形增厚为主，管腔狭窄或闭塞，病变以上食管扩张，增强扫描病变轻度强化；镜下见肿瘤细胞内无黑色素颗粒，免疫表型中细胞角蛋白（cytokeratin，CK）阳性，而S-100、Melan A、HMB-45为阴性。

（2）*食管平滑肌瘤* 梗阻感出现较晚，CT示病变呈向腔内和（或）腔外突出的等密度肿块，边缘清楚，密度均匀，病变以上食管一般无扩张，增强扫描肿块轻至中度均匀强化；镜下见肿瘤细胞小，呈梭形或多形性，弥漫分布，内无黑色素颗粒；免疫表型中白细胞共同抗原（leukocyte common antigen，LCA）阳性，而CK、S-100、Melan A、HMB-45为阴性。

（3）*其他食管恶性肿瘤（原始神经外胚层肿瘤、肉瘤样癌或癌肉瘤等）* 主要通过免疫组化特征性指标阳性反应与PMME相鉴别，原始神经外胚层肿瘤患者的NSE呈阳性，而HMB-45、Melan A均为阴性；肉瘤样癌或癌肉瘤患者的CK表达为阳性，但HMB-45、S-100表达均为阴性。

参考文献

[1] 曾丹妮，董丹丹，彭泽华. 原发性食管恶性黑色素瘤的CT表现及临床病理分析. 重庆医科大学学报，2022，47(9):1079-1082.

[2] 郑德春，赖国静，许淑桂，等. 食管原发性恶性黑色素瘤影像学表现及临床病理回顾性分析. 中国CT和MRI杂志，2021，19(1):63-65.

[3] 葛金童，徐克平. 原发性食管恶性黑色素瘤临床诊断及治疗的研究进展. 医学综述，2021，27(12):2360-2364.

[4] 于佳，陈亮，秦雪莲. 原发性食管恶性黑色素瘤1例. 中国医学影像技术，2014，30(7):1049.

（南昌大学第二附属医院：吴海龙
浙江大学医学院附属第一医院：刘侃峰，赵　葵）

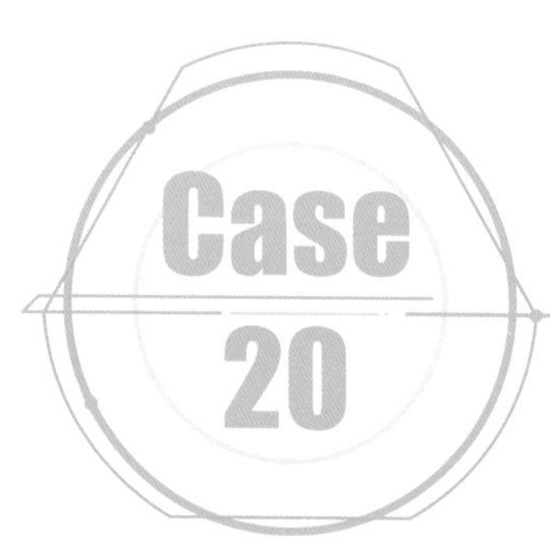

嗜酸细胞性食管炎

简要病史

患者男性，64 岁。2 周前无明显诱因出现进食后哽噎感，以进食干饭时明显，伴呕吐，呕吐物为胃内容物；无胸骨后疼痛，无发热寒战，无呕血黑便等。至当地医院行胸部CT增强扫描，提示：食管中下段增厚，考虑癌不除外，请结合镜检；上消化道造影提示：食管下段癌。胃镜提示：食管潴留，贲门炎，慢性萎缩性胃炎。神清，进食可，胃纳尚可，睡眠可，大小便无殊，体重无明显增减。既往血压偏高 2 年，不规律服用降压药，自诉血压控制尚可。

实验室检查资料

血常规：嗜酸性粒细胞计数 1.43×10^9/L（↑），嗜酸性粒细胞百分比 16.6%（↑），红细胞计数 4.21×10^9/L（↓），红细胞压积 39.4%（↓）。

细胞角蛋白 19 片段 3.4ng/ml（↑），AFP、CEA、CA19-9、CA125、铁蛋白、NSE、CA72-4、FPSA、TPSA、FPSA/TPSA 均在正常范围。

影像学检查资料

^{18}F-FDG PET/CT 图像见图 20-1 和图 20-2。

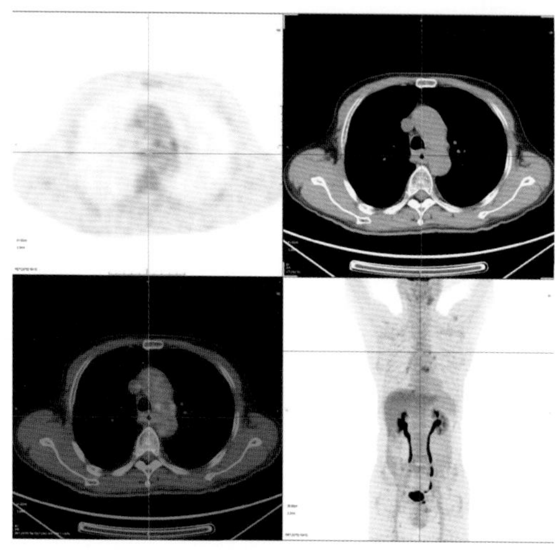

图 20-1 ^{18}F-FDG PET/CT 图像（一）

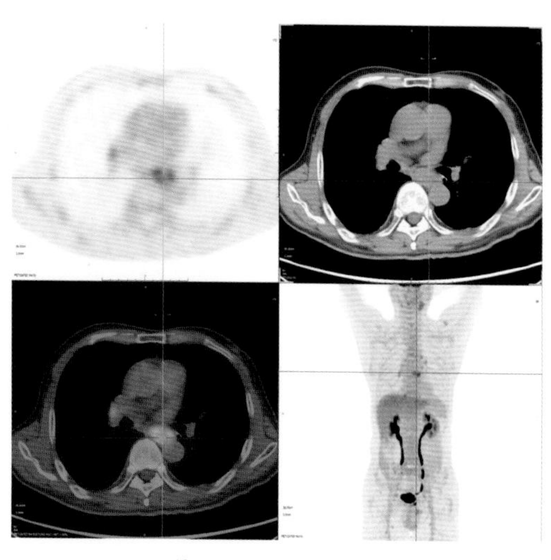

图 20-2 ^{18}F-FDG PET/CT 图像（二）

影像解读

^{18}F-FDG PET/CT图像显示：图 20-1 可见食管上中段稍增厚，放射性分布轻度浓聚，SUV_{max}约 3.20，较厚处约 7mm；上段管腔未见明显积液及扩张。图 20-2 示食管中下段管壁环形增厚，放射性分布浓聚，SUV_{max}约 4.63，较厚处约 13mm；管腔明显狭窄，管壁周围脂肪间隙尚清。

最终诊断

内镜病理考虑嗜酸细胞性食管炎（eosinophilic esophagitis，EoE）。

诊断要点与鉴别诊断

1. 诊断要点

EoE是一种以嗜酸性粒细胞浸润食管壁为主要特征的慢性食管炎症。过敏及免疫应答失调在EoE的发病机制中起着重要作用。另外，多项研究还表明，超过 70%的EoE发生于男性，提示EoE可能与性激素相关或者是一种与Y染色体相关的基因疾病。

多数EoE患者的临床表现为慢性、反复发作性胃-食管反流，但抗反流治疗效果甚微，有些还可表现为腹痛及吞咽困难。另外，部分EoE在突发食物梗阻后才被明确诊断。吞咽困难及食物梗阻可能与嗜酸细胞性炎症所导致的食管动力异常有关。

2. 鉴别诊断

食管癌一般食管壁不规则，^{18}F-FDG代谢明显增高；食管炎一般食管壁光滑，病情进展快时才会有梗阻症状，处理后症状缓解明显，影像学进展较食管癌快。本病例食管壁虽增厚但代谢轻中度增高，周围脂肪间隙清晰，无侵袭性征象，再结合嗜酸性粒细胞明显增多，与食管癌较易区别。

参考文献

[1] 邵洁，张自力．认识嗜酸细胞性食管炎——从基因学、免疫学到临床诊治．临床儿科杂志，2013，31(1)：1-4.

[2] 钱菊生，张晓芳，徐宗祥，等．嗜酸细胞性食管炎误诊为食管癌 1 例．中国现代医生，2012，50(10)：123，126.

[树兰（杭州）医院：胡文超]

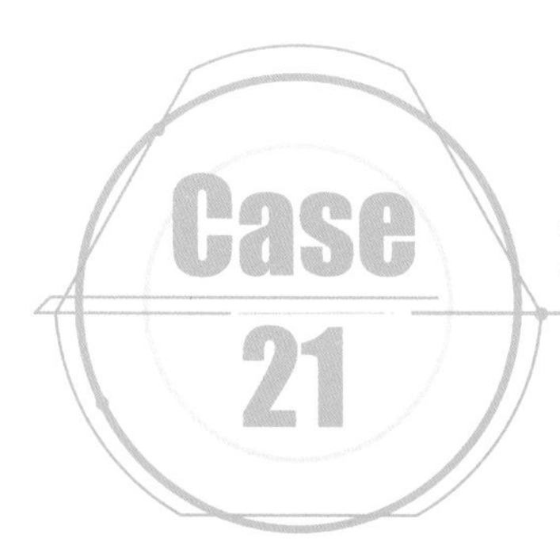

纵隔肉瘤样癌伴少见部位转移

简要病史

患者男性，57岁。因“发现左颌下肿物3个月余，纵隔肿物1周”行PET/CT检查。3个月前患者因牙齿松动并牙龈肿痛予以拔牙处理，意外发现左颌下肿物，无红、肿、热、痛等不适；包块自发现以来逐渐增大，1周前准备行左颌下区肿物切除，术前准备中发现纵隔占位，无胸闷胸痛、咳嗽咳痰等不适。

实验室检查资料

血常规、大生化系列、血清肿瘤标志物（包括AFP、CEA、铁蛋白、CA125、CA19-9、NSE、CYFRA21-1、SCCA等）均未见异常。

影像学检查资料

^{18}F-FDG PET/CT图像见图21-1。

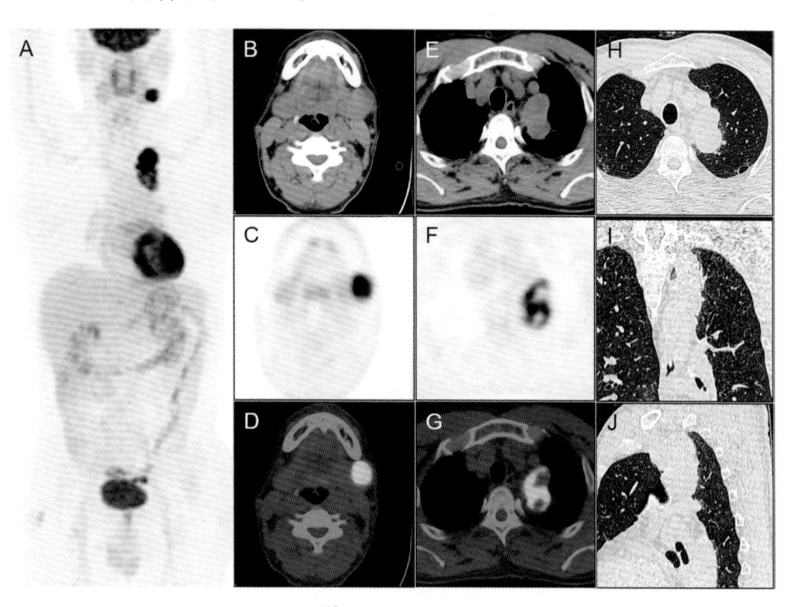

图21-1　^{18}F-FDG PET/CT图像

A. MIP图像；B、E、H. 轴位CT图像；C、F、I. 轴位PET图像；D、G、J. PET/CT融合图像

影像解读

^{18}F-FDG PET/CT图像（图 21-1）显示：左中上纵隔见一不规则软组织肿块，大小约 68mm × 43mm × 35mm，边缘可见分叶，边界清晰，大部分病灶位于纵隔内，部分突向左肺上叶内，多平面显示病灶与纵隔呈钝角相交，肿瘤界面光整，左侧内乳动脉受推移向外移位，故定位考虑位于纵隔内。病灶内部密度不均匀，可见大片低密度坏死区。病灶 ^{18}F-FDG代谢明显不均匀增高，SUV_{max}约 14.16，坏死区呈低摄取改变。左颌下区亦可见一软组织肿块，邻近左颌下腺受推移并与肿块分界不清，大小约 50mm × 23mm × 18mm，^{18}F-FDG代谢增高，SUV_{max}约 12.20。

最终诊断

纵隔肿物：高级别恶性肿瘤，结合免疫组化结果，考虑肉瘤样癌。

左颌下腺区淋巴结：转移性肉瘤样癌。

免疫组化结果：肿瘤细胞Calretinin（少许+），CEA（—），CK5/6（—），CK-pan（局灶+），EA（Ber-EP4）（—），D2-40（局灶+），MOC31（—），Wilms Tumor（—），Vimentin（+），CD5（局灶+），CD20（淋巴细胞+），CD117（少许+），Ki-67（热点区 60%+），EMA（少许+），P40（—），TdT（—），CD56（—），EBER（—），INI-1（+）。

诊断要点与鉴别诊断

肉瘤样癌是一种罕见的、极具侵袭性的恶性肿瘤；组织学上，癌细胞向肉瘤样分化，同时具有上皮组织和间叶组织成分，并可以任何比例组合；临床上，肉瘤样癌的发生率较低，可发生于全身各个部位，而发生于纵隔者罕见，术前定性诊断困难，术后病理及免疫组化是唯一确诊的手段。

本病例的特点是：病灶位于左中上纵隔，部分突出于纵隔轮廓外，病灶外形较大且不规则，内可见坏死区，放射性摄取明显增高；通过与左侧内乳动脉的解剖关系，可以确定病灶位于纵隔内；病灶大小形态、高代谢及内部坏死提示肿瘤生长较快、恶性程度较高，但还需结合病理明确诊断。左侧颌下区肿块的密度及代谢与纵隔病灶大致相仿，提示病变的同质性，考虑转移灶的可能性大。纵隔癌肉瘤恶性程度高，既往文献报道肉瘤样癌预后较差，常发生远处不典型部位的转移，故全身PET/CT检查对肉瘤样癌的良恶性定性、病变分期起着重要的作用，对治疗方案的选择也有着重要的指导意义。

本病例需与纵隔型肺癌相鉴别，病灶的肿瘤界面清晰、光整，纵隔内乳动脉受压向外推移，提示病变来源于纵隔而非肺内。

参考文献

[1] 刘骞娇，郭言言，焦俊. 前上纵隔癌肉瘤 1 例. 世界最新医学信息文摘，2019, 42(19): 234.

[2] 顾海艇，周建娅，吴挺，等. 肺肉瘤样癌患者的临床特征及预后分析. 中华医学杂志，2018, 10(98): 744-748.

[3] Matsubayashi H, Matsui T, Sugiura T, et al. A large carcinosarcoma of the gallbladder accompanied by pancreaticobiliary maljunction: a case with a six-year survival. Intern Med, 2019, 58(19): 2809-2817.

（宁波市第二医院：高巧灵，江茂情）

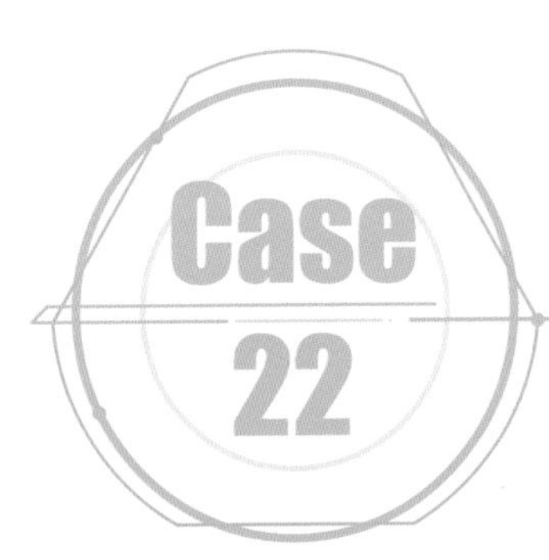

胸壁尤因肉瘤（Askin瘤）伴多发转移

简要病史

患者男性，38岁。5个月前因胸部外伤行CT检查，发现右侧第6前肋不全骨折、右侧胸膜增厚。其间患者右侧胸背部间歇性胀痛，可自行缓解，无发热等其他不适。2天前复查CT，提示胸部病变较前进展。

实验室检查资料

血常规、血生化均未见明显异常。

血清肿瘤标志物：CA125 30.20U/ml（≤15.00U/ml），NSE 26.94ng/ml（＜20.00ng/ml）。

影像学检查资料

^{18}F-FDG PET/CT图像见图22-1。

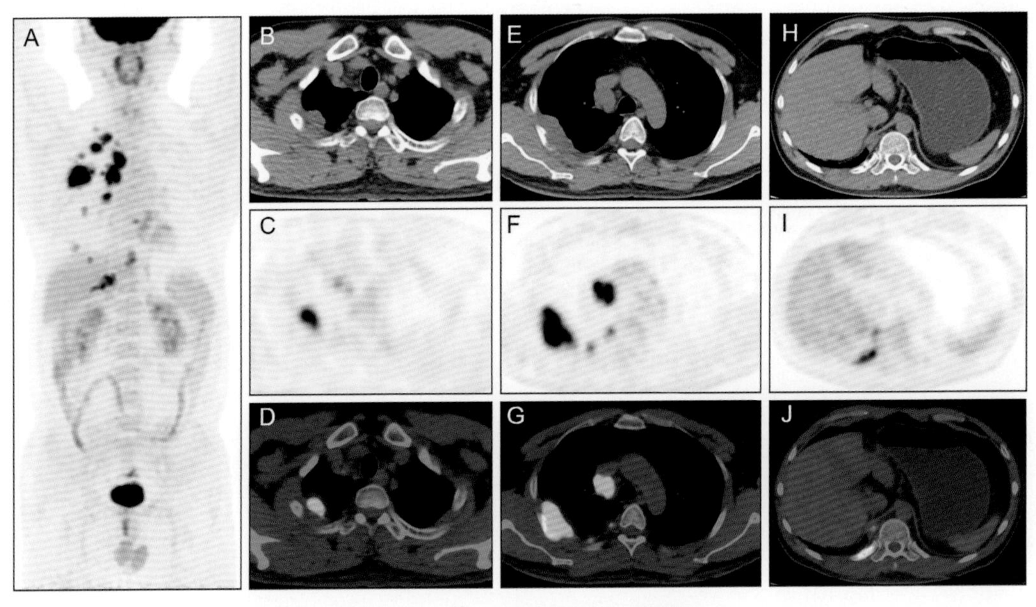

图22-1 ^{18}F-FDG PET/CT图像

A. MIP图像；B、E、H. 轴位CT图像；C、F、I. 轴位PET图像；D、G、J. PET/CT融合图像

影像解读

^{18}F-FDG PET/CT图像（图 22-1）显示：可见右后胸膜区软组织肿块伴邻近第 4 后肋骨质破坏，骨质破坏呈“浅碟征”，放射性摄取增高，SUV_{max}=16.58；右侧胸膜另见多发结节状增厚，放射性摄取增高，SUV_{max}=12.37；右第 11 后肋骨质密度增高，放射性摄取增高，SUV_{max}=9.92；右肺门及纵隔内多发肿大淋巴结，大者约 28mm × 21mm，放射性摄取增高，SUV_{max}=12.32；肺实质内无明显异常病变。近期复查PET/CT，病变较 5 个月前CT明显进展。

最终诊断

胸腔镜下胸膜病损切除活检术后病理：小圆细胞恶性肿瘤伴坏死，结合免疫组化结果，考虑尤因肉瘤（Ewing sarcoma, ES）。

免疫组化结果：Ki-67（60%+），Bcl-2（－），Bcl-6（－），c-myc（－），MUM-1（－），CD10（－），CD3（－），CD5（－），EBER（－），CD30（－），CK-pan（灶+），CD117（－），CD99（++），CD34（+），TdT（－），CD79a（－）。

诊断要点与鉴别诊断

1. 诊断要点

组织学上，ES的肿瘤细胞由单调拥挤的小圆形蓝色细胞组成，细胞质稀少，核质比高，免疫组化CD99（一种细胞表面糖蛋白）常呈强阳性。根据发生部位不同，ES分为骨尤因肉瘤（Ewing sarcoma of bone, ESB）和骨外尤因肉瘤（extra-skeletal Ewing sarcoma, EES）。绝大多数ES发生于儿童和青少年，ESB约占 80%，EES约占 20%。EES成年人发病年龄范围更广，中位年龄为 20 岁，但比ESB患者大 5 ～ 10 岁。胸壁ES最早由Askin等人于 1979 年报道，随后将发生于胸肺区域内的ES称为Askin瘤。Askin瘤影像学上表现为侵袭性单侧胸膜或胸壁肿块，常直接侵犯胸壁肌肉、肋骨、纵隔或肺，伴有胸腔积液者积液量较大，且易形成包裹性积液，肿瘤发生钙化并不常见，大约见于 10% 的病例。大约有 25% 的Askin瘤会发生同侧纵隔或肺门淋巴结转移，肺是最常见的远处转移部位，发生概率约为 50%；其次是骨，发生概率约为 25%。本病例展示一例成年人Askin瘤，5 个月前胸部CT仅显示胸膜增厚，邻近肋骨未见异常，此次PET/CT显像示病变较前明显进展，形成胸壁软组织肿块并侵犯邻近肋骨，同时可见同侧肺门及纵隔淋巴结转移，右侧胸膜多发转移及右第 11 后肋骨转移。该病例同时具有Askin瘤的典型和少见影像学表现，典型表现为侵袭性单侧胸膜/胸壁肿块，直接侵及邻近肋骨，呈“浅碟征”；少见表现为同侧肺门和纵隔淋巴结转移，同侧胸膜多发转移及右第 11 后肋骨转移。

2. 鉴别诊断

（1）肺癌多发转移　本病例发生右侧肺门及纵隔多发转移，右侧胸膜多发转移，右第 11 后肋骨转移，在转移途径上比较符合肺癌转移。本病例右第 4 肋旁肿块，从病变进程来看来源于胸膜或胸壁，与肺实质并无关联，且其他肺实质内并无异常占位性病变，尽管临床实践中隐匿性肺癌多发转移偶有发生，但发生概率较低。

（2）恶性胸膜间皮瘤　恶性胸膜间皮瘤以 ^{18}F-FDG 高代谢、胸膜弥漫性病变多见，胸膜呈波浪状、结节状增厚或呈肿块样，一般不伴纵隔及肺门淋巴结肿大，患侧肺常被包裹，体积缩小，临床上石棉接触史及 CA125 水平升高对诊断胸膜间皮瘤有一定辅助意义。

（3）淋巴瘤　淋巴瘤的表现多种多样，PET/CT 对淋巴瘤的诊断、疗效评估具有重要意义，常表现为 ^{18}F-FDG 高代谢、淋巴结内病变及（或）淋巴结外病变。本病例虽然同时具有淋巴结及淋巴结外 ^{18}F-FDG 高代谢病变，但淋巴结分布缺乏淋巴瘤的特点。

参考文献

[1] Wright A, Desai M, Bolan C W, et al. Extraskeletal Ewing sarcoma from head to toe: multimodality imaging review. Radiographics, 2022, 42(4): 1145-1160.

[2] Xia T, Guan Y, Chen Y, et al. Askin tumor: CT and FDG-PET/CT imaging findings and follow-up. Medicine (Baltimore), 2014, 93(6): e42.

[3] Murphey M D, Senchak L T, Mambalam P K, et al. From the radiologic pathology archives: Ewing sarcoma family of tumors: radiologic-pathologic correlation. Radiographics, 2013, 33(3): 803-831.

[4] Askin F B, Rosai J, Sibley R K, et al. Malignant small cell tumor of the thoracopulmonary region in childhood: a distinctive clinicopathologic entity of uncertain histogenesis. Cancer, 1979, 43(6): 2438-2451.

（宁波市第二医院：郭修玉，江茂情）

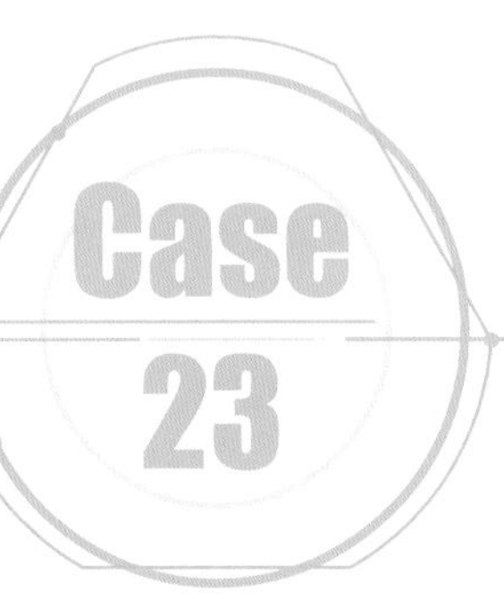

左锁骨下神经纤维瘤

简要病史

患者男性，50 岁。确诊纵隔及右锁骨上淋巴瘤 20 余年，治疗后复查无明显异常。近期体检发现左锁骨下占位，伴轻度压痛。为进一步明确性质，行 ^{18}F-FDG PET/CT 检查。

实验室检查资料

血常规、血生化、肿瘤标志物等均未见明显异常。

影像学检查资料

^{18}F-FDG PET/CT 图像见图 23-1 和图 23-2。

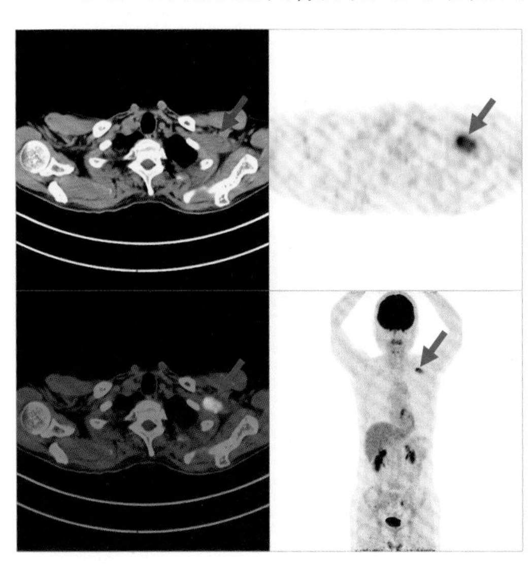

图 23-1　^{18}F-FDG PET/CT 图像（一）

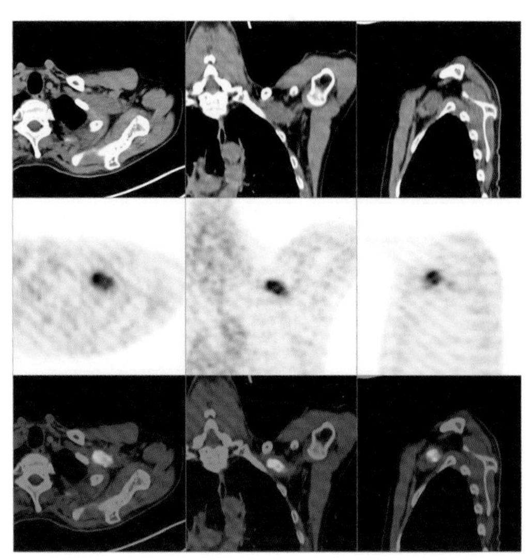

图 23-2　^{18}F-FDG PET/CT 图像（二）

影像解读

^{18}F-FDG PET/CT 图像（图 23-1 和图 23-2）显示：左锁骨下区稍低密度肿块（箭头所指），密度尚均匀，大小约 4.2cm × 2.3cm，^{18}F-FDG 摄取增高，SUV_{max}=6.68。

最终诊断

左锁骨下病灶行穿刺活检，病理提示梭形细胞肿瘤，结合免疫组化结果，考虑为神经纤维瘤。

免疫组化结果（A片）：CD34（少量细胞+），Desmin（—），S-100（+），Ki-67（＜5%+），SMA（—），SOX-10（+），Calponin（—），Actin（—）。

诊断要点与鉴别诊断

神经纤维瘤是一种来源于神经轴的神经膜细胞及神经束膜细胞的良性肿瘤，其细胞间质由胶原纤维及黏液样成分组成，可发生于身体任何部位的周围神经，多见于四肢、躯干，发生于头颈部的神经纤维瘤相对少见。目前该病病因尚不明，可能与遗传、创伤、精神、内分泌等因素有关。神经纤维瘤可单独存在，可作为Ⅰ型神经纤维瘤病的一部分。

单发性神经纤维瘤，又称孤立性神经纤维瘤或丛状神经纤维瘤，其临床表现通常无明显特异性，多数呈缓慢生长，具有侵袭性，极少恶变，以成年人好发。发生于头颈部的神经纤维瘤可因功能神经受累而出现神经麻痹症状，也可能因为瘤体增大而发生局部压迫，并且会导致邻近器官移位，从而导致邻近器官明显畸形，严重时会使受累器官的功能发生障碍，甚至影响语言、呼吸、进食、视物等功能。头颈部神经纤维瘤多因触及逐渐增大的无痛性包块而被发现，压迫邻近组织器官时可伴功能障碍和轻微疼痛。

头颈部丛状神经纤维瘤肿瘤细胞呈短梭形、长梭形或圆形，疏松排列，呈波浪状扭曲或旋涡状排列，部分可见到黏液样基质。免疫组化标记显示S-100及Vimentin染色的阳性率较高。丛状神经纤维瘤根据肿瘤的位置、生长方式和累及范围分为表浅型、组织置换型、侵袭型三型。表浅型丛状神经纤维瘤局限于皮肤及皮下组织，边界清，未累及肌层；侵袭型丛状神经纤维瘤呈弥漫浸润性生长，累及3层以上皮肤结构，侵及周围组织器官，边界不清；组织置换型丛状神经纤维瘤多呈结节状位于椎旁，沿神经丛或脊髓、马尾表面生长，边界清楚。表浅型丛状神经纤维瘤因瘤体以纤维组织为主，变性及黏液基质少，CT平扫常呈均匀等密度；MR T_1WI与肌肉呈等信号，T_2WI呈稍高信号，增强扫描示轻至中度强化，肿瘤丛状生长时可包绕皮下残留的脂肪组织，表现为肿瘤内夹杂点片状、线样T_1WI和T_2WI高信号，压脂序列信号减低。侵袭型丛状神经纤维瘤生长能力强，多累及周围组织，边界不清，肿瘤易出现细胞变性，黏液基质增多，同时也可包绕皮下残留的脂肪组织，CT表现为不均匀性低密度肿块，增强扫描呈不均匀性强化，黏液基质区呈延迟强化。侵袭型丛状神经纤维瘤在MR图像上呈弥漫粗大索条状、多发结节状分布，T_1WI呈不均匀等信号，T_2WI呈稍高或高信号，内可见混杂片状由黏液基质及肿瘤包绕残留脂肪所致的高信号区。侵袭型丛状神经纤维瘤向深部生长时，可出现“靶征”。“靶征”的中心低信号提示受压增粗的神经束，或致密的胶原和纤维组织，周围高信号为黏液基质，增强扫描时“靶征”中心区明显强化。组织置换型丛状神经纤维瘤沿粗大神经干走行，表现为多发串珠状肿物位于深部肌间隙内，影像学特点与其他神经源性肿瘤（神经纤维瘤或神经鞘瘤）类似。

本例患者由于既往有淋巴瘤病史，因此需要与淋巴瘤进行鉴别。淋巴瘤通常表现为进行性无痛性增大肿块，质硬，活动度差，伴或不伴发热、肝脾肿大等。头颈部淋巴瘤多为一侧或双侧多个肿大淋巴结，可融合，病灶较大时可伴有坏死，身体其余部位同时伴有淋巴结肿大时，对淋巴瘤的诊断亦有提示作用。此外，需与神经纤维瘤相鉴别的还有神经鞘瘤，后者多为具有完整包膜的类圆形肿物，常伴出血坏死、囊变。

目前头颈部神经纤维瘤的治疗方法主要以手术切除为主，如不及时手术治疗，瘤体可增大，致手术难度加大。神经纤维瘤虽属于良性肿瘤，但部分呈侵袭性生长，预后与其类型有关。早发现、早诊断、科学有效的治疗，同时长期随访，定期复查，可防止肿瘤增大或复发，从而改善患者的生活质量，缓解心理压力。

参考文献

[1] 陈荣华, 吴宏洲, 陈恩德, 等. 颈外侧部肿块的影像学诊断与鉴别诊断. 中国医学影像学杂志, 2012, 20(6): 412-415.

[2] 张娟华, 吴洁, 陈慧苑. 头顶部皮下神经纤维瘤一例. 中国麻风皮肤病杂志, 2020, 36(6): 361-362.

[3] 曾玉蓉, 刘庆余, 蔡金辉. 头颈部丛状神经纤维瘤 15 例影像表现分析. 影像诊断与介入放射学, 2017, 26(3): 215-219.

[4] 杜玉晓, 王彩红, 陈炳强, 等. 头颈部神经纤维瘤 30 例临床分析. 中国实用医药, 2016, 11(22): 56-57.

（宁波明州医院：于　军，任东栋，陈　聪）

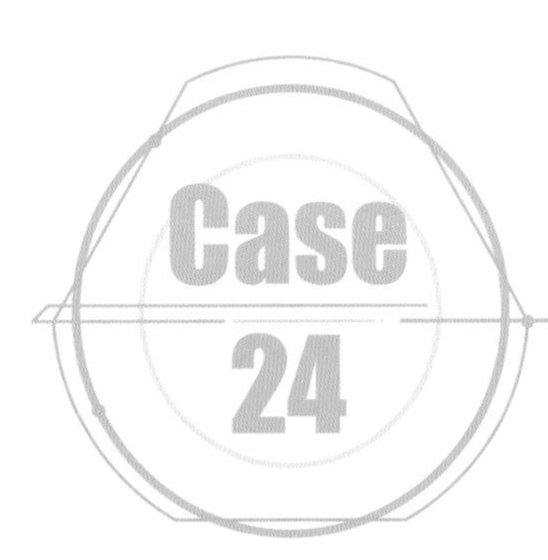

肝脏血管周上皮样细胞肿瘤

简要病史

患者女性，37岁。右下腹痛1周。血常规正常，肝、肾功能正常。肿瘤相关抗原CA125 92.44U/ml，余正常。否认肝炎病史。外院曾行增强CT，提示：腹膜后巨大占位，神经源性？肉瘤？为进一步明确肿瘤性质，我院分别行PET/CT、腹部MR及上腹部CTA检查。

影像学检查资料

^{18}F-FDG PET/CT图像见图24-1。腹部MR图像见图24-2。上腹部CTA图像见图24-3。

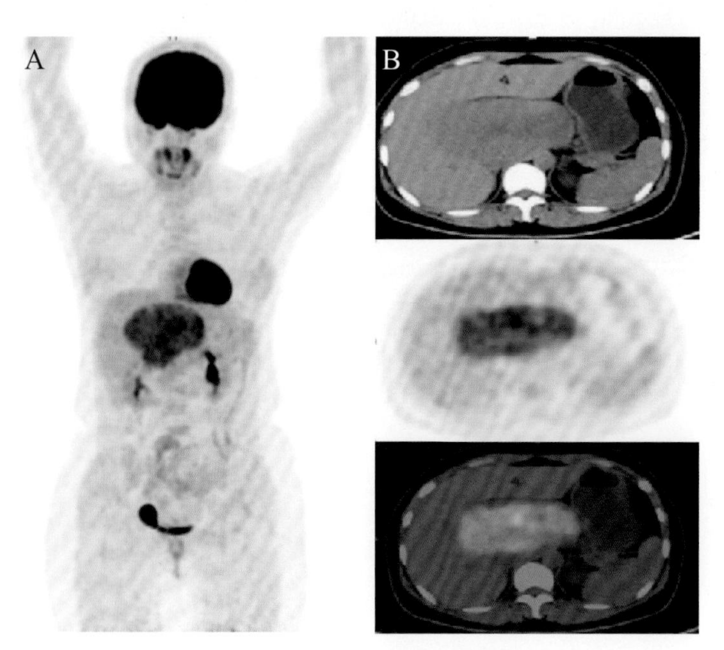

图24-1 ^{18}F-FDG PET/CT图像

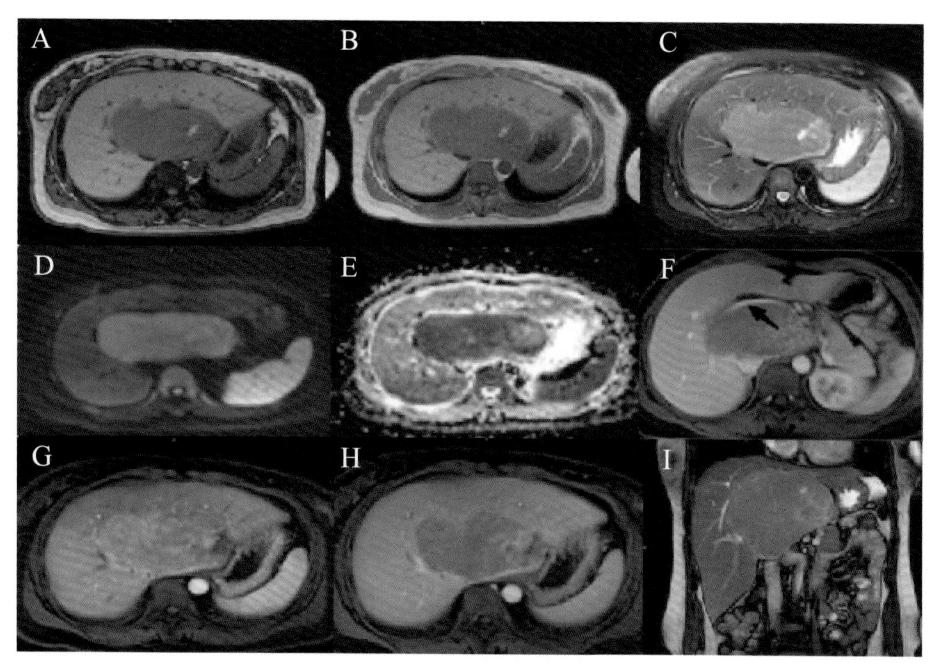

图 24-2 腹部MR图像

A、B. 正反相位；C. T_2WI；D. 高*b*值DWI；E. ADC图；F. 黑色箭头所指可见门静脉受压前移；G—I. 动脉期、门脉期及延迟期

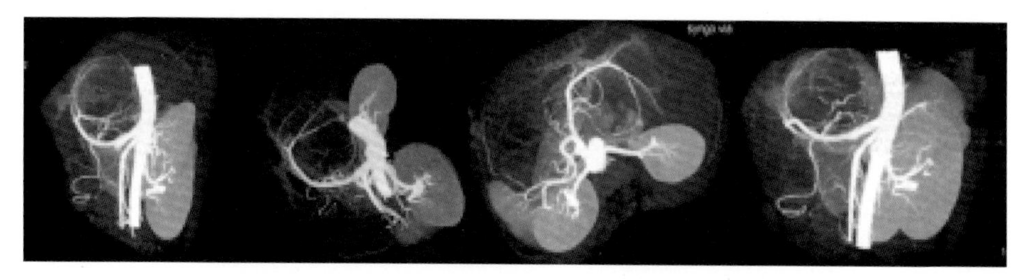

图 24-3 上腹部CTA图像

影像解读

^{18}F-FDG PET/CT图像（图 24-1）显示：肝门区软组织团块，大小约 12.7cm × 7.2cm，边界清楚，内密度欠均匀，平均CT值约 38Hu，^{18}F-FDG代谢增高，SUV_{max}= 5.1。

腹部MR图像（图 24-2）显示：T_1WI正相位呈低信号，反相位信号无变化，T_2WI呈高信号，DWI弥散呈高信号，ADC图呈低信号；增强扫描示动脉期呈轻中度不均匀强化，门脉期及延迟期强化程度稍减低。

上腹部CTA图像（图 24-3）显示：动脉期扫描可见部分血供来源于右肝动脉分支，腹主动脉一细小分支似有血供或走行于肿瘤边缘，病灶部分与肝脏分界不清。

最终诊断

（肝门区占位）穿刺病理：血管周上皮样细胞肿瘤（perivascular epithelioid cell tumor, PEComa）。

诊断要点与鉴别诊断

PEComa是一种少见的间叶组织源性肿瘤，大多数是良性的，但也有恶性的报道。肝脏PEComa分为血管平滑肌脂肪瘤（angiomyolipoma, AML）和透明细胞肌黑色素细胞瘤（clear cell myomelanocytic tumor, CCMMT）。患者无特殊临床表现，发病与基础肝病病史和AFP水平升高无明显相关性，HMB-45阳性为其特征性病理特征。该病以中青年女性多见，多发生于肝脏右叶，单发。除脂肪外，AML密度/信号多均匀，囊变、坏死及钙化少见；肿瘤内部及周边可见点状、条状或扭曲血管影；动脉期明显强化，静脉期及延迟期强化减退或持续性强化；CCMMT密度不均匀，不均匀强化，多不累及邻近结构，无淋巴结转移；含有脂肪的AML更易于术前做出诊断，肌瘤型AML易被误诊。影像学表现易与肝腺瘤、肝局灶性增生、肝细胞性肝癌等混淆。恶性肝脏PEComa、肝脏CCMMT与肝癌、肝脏肉瘤等鉴别诊断困难，需依赖病理学检查。手术治疗是目前治疗PEComa的主要方法，术后复发少见，但需密切随访。

参考文献

[1] O'Malley M E, Chawla T P, LavelleL P, et al. Primary perivascular epithelioid cell tumors of the liver: CT/MRI findings and clinical outcomes. Abdominal Radiology, 2017, 42(6): 1705-1712.

[2] Kirnap M, Ozgun G, Moray G, et al. Perivascular epithelioid cell tumor outgrowth from the liver. Int J Surg Case Rep, 2018(53): 295-298.

[3] 黄晓华，张智弘，范钦和，等. 肝脏伴上皮样分化的血管周细胞肿瘤临床病理分析. 中华病理学杂志，2015(8): 605-607.

[4] Doyle L A. Sarcoma classification: an update based on the 2013 World Health Organization Classification of Tumors of Soft Tissue and Bone. Cancer, 2014, 120(12): 1763-1774.

（杭州全景医学影像诊断中心：朱艳芳，梁江涛，潘建虎）

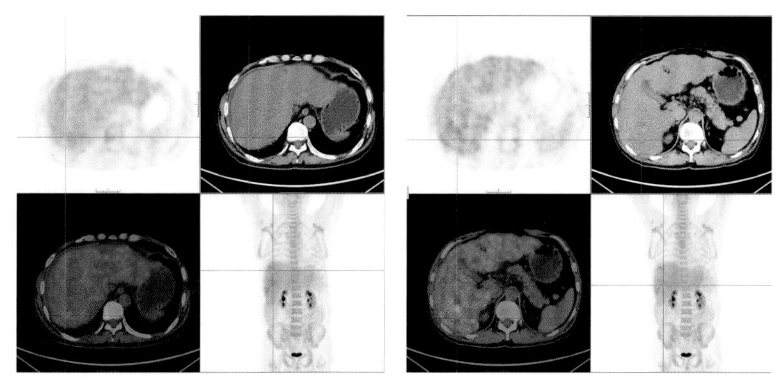

图 26-2 ^{18}F-FDG PET/CT 图像（肝移植术前）

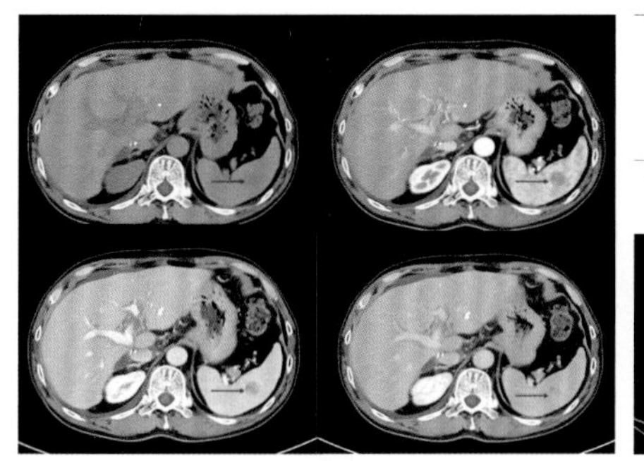

图 26-3 腹部 CT 平扫 + 增强图像（肝移植术后）

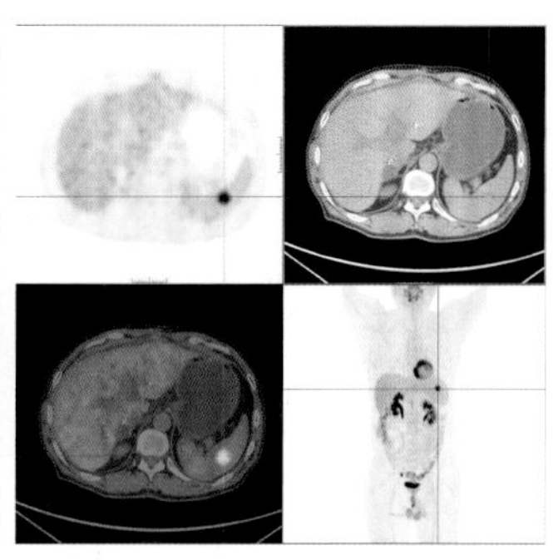

图 26-4 ^{18}F-FDG PET/CT 图像（肝移植术后）

影像解读

腹部CT平扫+增强图像（肝移植术前）（图 26-1）显示：左右肝内散在斑片、结节状稍低密度灶，动脉期明显强化，门脉期强化持续存在，部分强化范围增大，延迟期强化降低。

^{18}F-FDG PET/CT 图像（肝移植术前）（图 26-2）显示：肝内病灶放射性分布不均匀浓聚，SUV_{max} 约 4.45。

腹部CT平扫+增强图像（肝移植术后）（图 26-3）显示：肝移植术后，脾内可见一结节状稍低密度灶，边界欠清；增强扫描可见边缘向中心持续性轻度强化，CT值分别约 39Hu、57Hu、74Hu、80Hu。

^{18}F-FDG PET/CT 图像（肝移植术后）（图 26-4）显示：脾内病灶放射性分布明显浓聚，SUV_{max} 约 11.97。

最终诊断

全肝标本病理示左、右叶及尾状叶低级别血管肉瘤。

肝移植术后脾病理示血管肉瘤，结合病史及免疫组化结果，符合肝脏血管肉瘤转移。

诊断要点与鉴别诊断

肝血管肉瘤CT平扫呈低密度，增强扫描多呈不均匀的早期和进行性强化。增强早期强化形式多样，例如片状的周围边缘强化或奇异形状的病灶内强化、小病变强化不明显等。动态CT上，早期中央强化和动脉门静脉分流有助于区分肝动脉狭窄（HAS）与肝脏良性血管肿瘤（如海绵状血管瘤）。MR增强图像也表现为渐进性增强，平均ADC值比其他肝脏肿瘤略高。PET/CT图像表现为 ^{18}F-FDG摄取不明确，一般呈等或稍高摄取。

肝细胞癌（HCC）CT及MR增强扫描一般表现为“快进快出”方式强化，PET/CT则表现多样，与血管肉瘤常难以鉴别。但是，通常HCC的肿瘤标志物AFP及PIVKA-Ⅱ水平会增高，对诊断HCC有一定帮助。血管瘤是一种常见的良性病灶，典型的血管瘤在CT及MR图像上常表现为“快进慢出”及“灯泡征”等征象，^{18}F-FDG代谢低摄取，一般不难做出诊断。而不典型血管瘤由于在CT及MR图像上可以表现为“快进快出”、全程无强化等不典型影像表现，^{18}F-FDG呈等或高摄取，有时鉴别非常困难。该病例肝内病灶 ^{18}F-FDG呈等或不均匀高摄取，但增强CT呈明显持续强化且可见病灶内粗大血管，故很容易联想到血管肉瘤；但该病例具有迷惑性的是有乙肝病史，且PIVKA-Ⅱ水平增高，故易被误诊为HCC。

该患者在肝移植手术4个月后发现脾内孤立高代谢病灶，SUV_{max} 约11.97，而术前肝内病灶呈轻度或稍高代谢，很容易联想到移植后淋巴组织增生性疾病（PTLD）或者淋巴瘤。PTLD、淋巴瘤大多源自B细胞，并且EB病毒（EBV）阳性，这与特定免疫抑制剂或其他病毒（如巨细胞病毒）感染或疾病的关联报道不一致。^{18}F-FDG PET/CT图像上病变多表现为高摄取，因此该病例很难排除PTLD、淋巴瘤。国外有文献报道了4例肝血管肉瘤的转移部位，分别是肺（2例）、腹膜（1例）、骨和脾（1例），尽管少见，但是该患者既然术前有肝血管肉瘤病史且CT增强呈轻度渐进性强化，再结合我们工作中发现转移瘤的表现可以多样，因此难以排除转移瘤。

参考文献

[1] Vennarecci G, Ismail T, Gunson B, et al. L’angiosarcoma primitivo del fegato [Primary angiosarcoma of the liver]. Minerva Chir, 1997, 52(10): 1141-1146.

[2] Koyama T, Fletcher J G, Johnson C D, et al. Primary hepatic angiosarcoma: findings at CT and MR imaging. Radiology, 2002, 222(3): 667-673.

[3] 刘一，李亚明，李娜，等. 酷似原发性肝癌的肝脏较大血管瘤 ^{18}F-FDG PET/CT显像1例. 中国医科大学学报，2015, 44(9): 850-852.

[树兰（杭州）医院：胡文超，叶圣利]

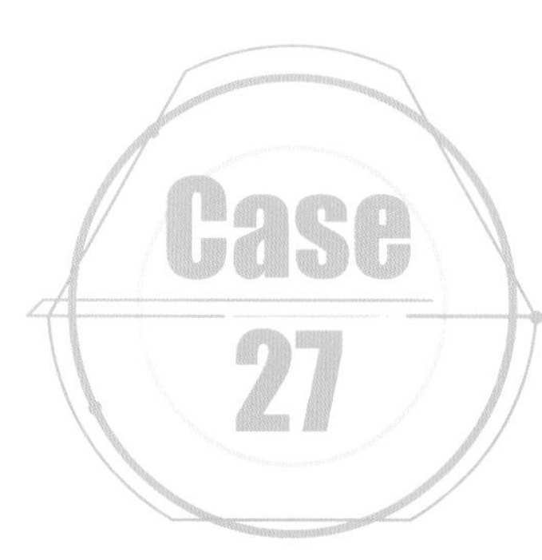

肝细胞腺瘤

简要病史

患者女性，34 岁。体检B超检查提示“肝内多发占位”（首先考虑血管瘤，建议进一步检查）；肝脏MR增强扫描提示“肝内多发充填式强化病灶，考虑血管瘤；肝内多发其他T_1WI高信号病灶，性质待定，建议进一步检查；脾大”。患者无明显不适，既往史无殊。为进一步明确性质，行 ^{18}F-FDG PET/CT检查。

实验室检查资料

血常规、血生化、肿瘤标志物均正常。

影像学检查资料

上腹部MR图像见图 27-1。^{18}F-FDG PET/CT图像见图 27-2。

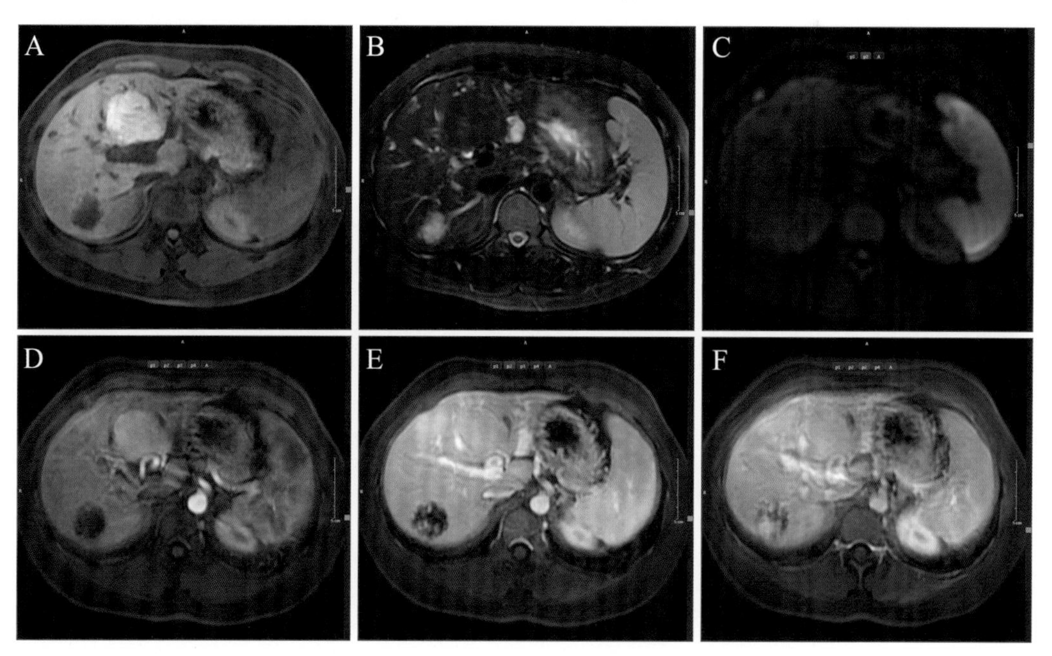

图 27-1　上腹部MR图像

A. T_1WI+FS；B. T_2WI+FS；C. DWI；D. 动脉期；E. 门脉期；F. 延迟期

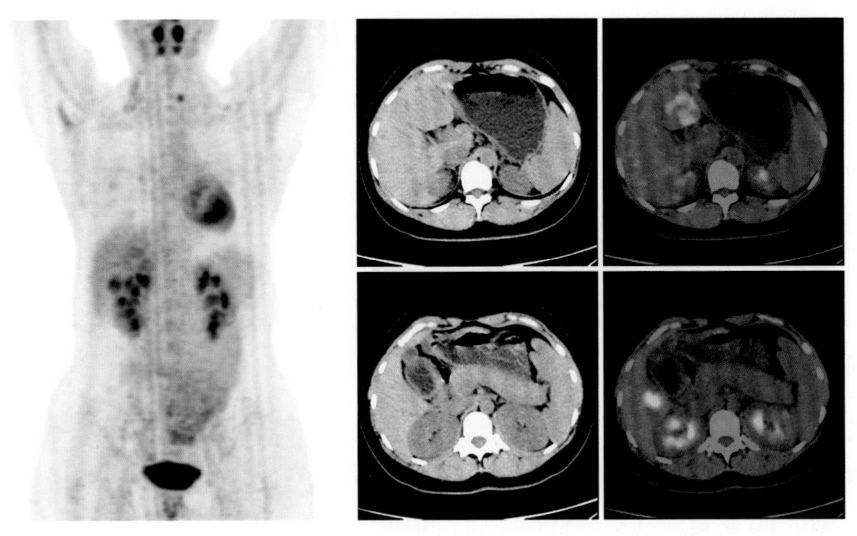

图 27-2 ^{18}F-FDG PET/CT图像

影像解读

上腹部MR平扫+增强图像（图 27-1）显示：肝S_4段团块影，边界清，T_1WI+FS呈高信号，T_2WI+FS呈稍低信号，DWI弥散未受限，增强扫描病灶呈轻度强化；肝S_7段占位符合血管瘤的典型表现。

^{18}F-FDG PET/CT图像（图 27-2）显示：肝内多枚稍低密度结节、团块，^{18}F-FDG摄取浓聚，代谢增高，SUV_{max}约4.6。

最终诊断

对患者行肝S_4段肿瘤切除，手术病理（肝脏）考虑肝细胞腺瘤。

免疫组化结果：肿瘤组织HepParl（+），AFP（—），CD34（斑片状内皮+），CEA（—），CK19（—），CK7（少量），β-catenin（胞膜+），P53（—），Ki-67（个别细胞+）。

诊断要点与鉴别诊断

1. 诊断要点

肝细胞腺瘤是一种少见的肝良性肿瘤，多见于成年女性，与长期口服避孕药关系密切，停服避孕药后常可自行消退。肝细胞腺瘤常为单发，肿瘤较大，多为类圆形或圆形，有明确的边界；30%以上的肝细胞腺瘤可以看到假包膜。

肝细胞腺瘤CT平扫表现为肝内低密度或等密度肿块，肿瘤较大伴出血、钙化可表现为不规则高密度影，合并坏死、脂肪变时可见低密度区；30%以上的肝细胞腺瘤瘤周出现较完整的低密度“透明环”，此常为特征性表现。MR平扫表现为T_1WI、T_2WI均可表现为高、等、低信号，病灶内可有脂肪、出血、坏死等导致信号不均匀，肿瘤大时常表现为混杂信号；同、反相位部分病灶可表现为反相位信号减低；增强扫描典型表现为早期动脉强化，门脉期、延迟期强化减退。目前关于肝细胞腺瘤PET/CT表现的报道少见，通常可表现为糖代谢轻度增高。

2. 鉴别诊断

（1）肝脏结节性再生性增生（NRH） NRH是一种少见的肝脏良性增生性病变，男女发病率相当，60岁以上老年人多发；CT平扫常表现为等或稍低密度结节、肿块，增强扫描无强化或轻度强化；MR扫描缺乏特异性，T_1WI、T_2WI可见低、等或稍高信号，其中以T_1WI高信号、T_2WI低信号多见，DWI表现为等信号，增强扫描动脉期出现强化，门脉期、延迟期强化减退，呈均匀等或稍低信号。

（2）肝脏局灶性结节增生（FNH） FNH属于肝脏良性再生结节，多见于中年轻女性，常单发，仅有10%～20%为多发。典型表现：CT平扫常表现为等或稍低密度结节、肿块，MR T_1WI呈低或等信号，T_2WI呈等或稍高信号，增强扫描动脉期大多数FNH有明显的强化，肿块的实质部分强化较均匀，多数无包膜，肿块呈分叶状，相较于肝实质，门脉期、延迟期呈等或稍高信号；中央瘢痕T_1WI呈低信号，T_2WI呈高信号，延迟扫描可强化。

（3）肝细胞癌（HCC） HCC属于常见的恶性肿瘤，好发于中老年人，与肝炎、肝硬化关系密切，常伴AFP水平升高。典型表现：CT平扫常表现为稍低密度结节、肿块，MR T_1WI呈低信号，T_2WI呈稍高信号，DWI弥散受限，增强扫描动脉期明显强化，门脉期、延迟期强化退出，呈相对低信号（“快进快出”），肝特异性对比剂显像肝胆期呈低信号；高分化HCC ^{18}F-FDG摄取不增高或轻度增高。

参考文献

[1] 吴加满，黄晓辉，项剑瑜．肝细胞腺瘤磁共振成像影像特征分析．中华肝胆外科杂志，2020, 26(7): 535-538.

[2] Young J R, Graham R P, Venkatesh S K, et al. ^{18}F-FDG PET/CT of hepatocellular adenoma subtypes and review of literature. Abdominal Radiology (New York), 2021, 46(6): 2604-2609.

（温州市中心医院：邹章勇，张丽敏，敖　利）

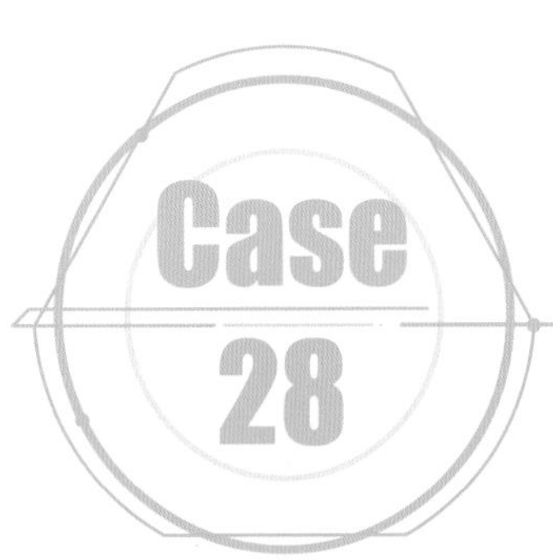

肝外胆管管状腺瘤

简要病史

患者男性，67 岁。因右上腹痛 1 个月余入院，无畏寒发热，无恶心呕吐等症状。查体：体温 36.5℃；腹软，右中上腹轻度压痛。否认传染病病史。既往阑尾炎手术史。上腹部MR增强扫描示肝门部占位。肿瘤标志物CA72-4 8.24U/ml，余指标均在正常范围。

影像学检查资料

上腹部MR平扫+增强图像见图 28-1；^{18}F-FDG PET/CT图像见图 28-2；胸部CT图像（肺结节治疗前后）见图 28-3。

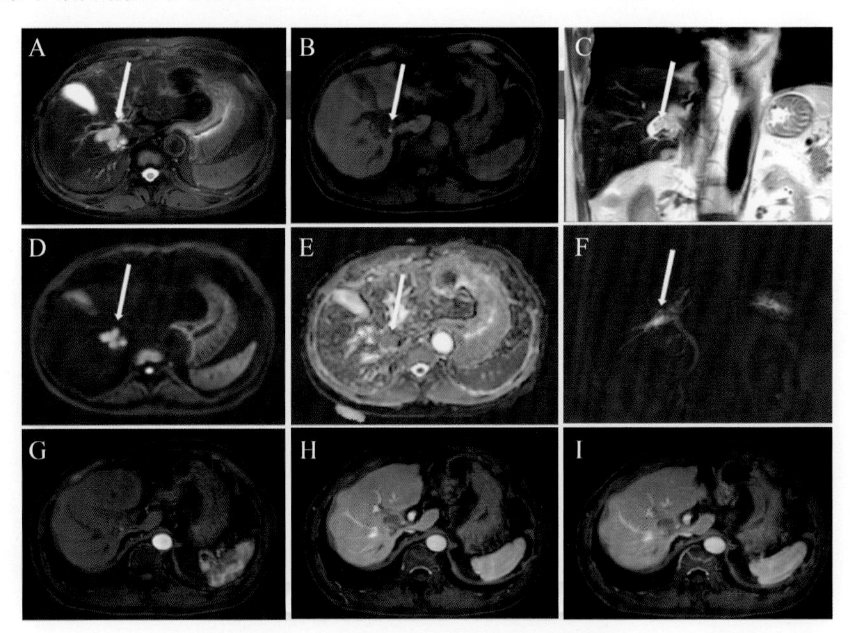

图 28-1　上腹部MR平扫+增强图像

A. 轴位 T_2WI；B. 轴位 T_1WI；C. 冠状位 T_2WI；D. 轴位 DWI(*b*=800s/mm^2)；E. ADC 图；F. MRCP；G—I. 动态增强扫描

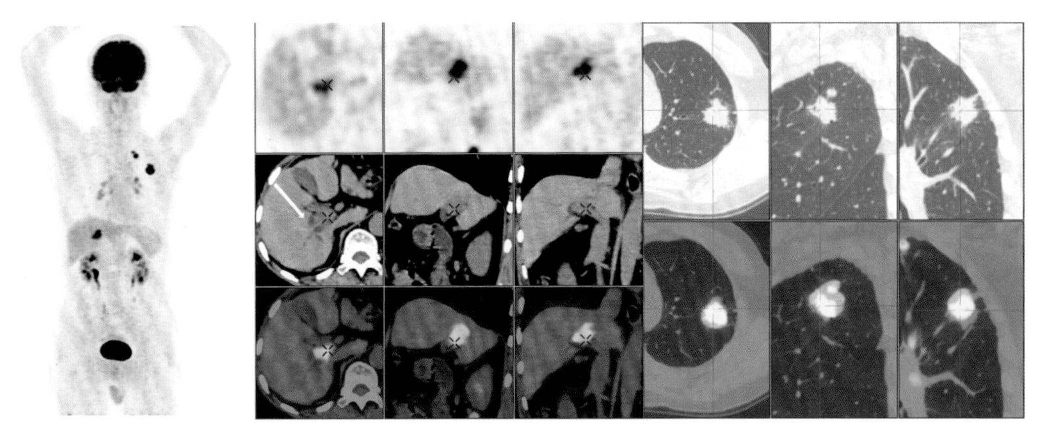

图 28-2　^{18}F-FDG PET/CT图像

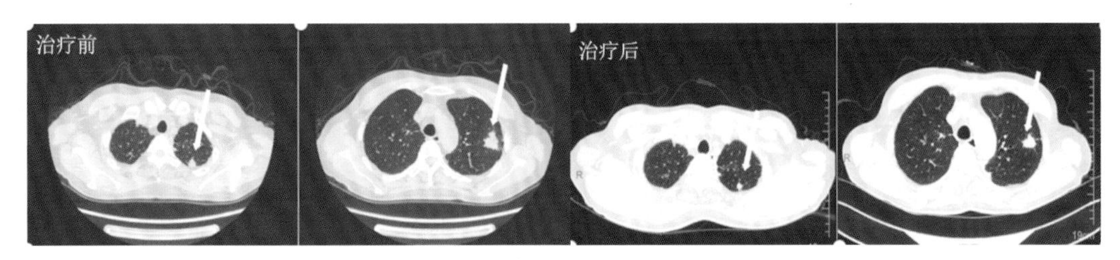

图 28-3　胸部CT图像（肺结节治疗前后）

影像解读

上腹部MR平扫+增强图像（图 28-1）显示：右肝管及邻近右肝内胆管腔内见结节状融合的异常信号灶，T_1WI稍低信号，夹杂少许斑点高信号影，提示出血可能，T_2WI稍高信号，DWI高信号，增强后动脉期病灶可见轻度强化，延迟期强化减低，病灶边界尚清，未突破胆管外壁生长，伴局部胆管扩张，以梗阻近端为著；磁共振胰胆管成像（MRCP）示右肝管局部扩张伴充盈缺损影，远端胆管轻度扩张。

^{18}F-FDG PET/CT图像（图 28-2）显示：肝门部沿右肝管走行区软组织结节，形态欠规则，大小 2.5cm × 1.5cm，边缘毛糙，密度较均，CT值约 41Hu，未见囊变坏死及钙化，^{18}F-FDG摄取异常增高，SUV_{max}=14.42，伴局部病变处胆管扩张；两肺多发实性结节，以左肺尖为著，较大者约 2.9cm × 2.5cm，CT值约 26Hu，边缘清楚，见分叶和粗长毛刺，病灶内见小支气管穿行并且部分狭窄，周围见斑点、索条灶，部分见胸膜轻度牵拉，^{18}F-FDG摄取异常增高，SUV_{max}=21.94。

胸部CT图像（肺结节治疗前后）（图 28-3）显示：抗炎治疗后间隔 1 个月复查胸部CT，显示肺内病灶缩小。

最终诊断

腹部手术病理提示：（胆管肿物）管状腺瘤，灶性上皮重度异型增生；慢性胆囊炎。

肺部结节抗炎治疗后复查发现病灶缩小，提示炎症性病变。

诊断要点与鉴别诊断

肝外胆管腺瘤（EHBDA）是一种起源于胆管黏膜上皮的良性肿瘤，可发生于胆管的任何部位，以壶腹部和胆总管多见。胆管良性肿瘤在所有胆管肿瘤中的占比不足6%，最常见的是胆管腺瘤，其次是纤维瘤、平滑肌瘤、脂肪瘤、腺肌瘤等。腺瘤源自上皮内层的导管，病理学上大多为绒毛状腺瘤、管状腺瘤和管状绒毛状腺瘤三类，病理学上绒毛状腺瘤成分越多，恶变率就越高。EHBDA早期常有消化道或胆道症状，通常表现为反复或间断性右上腹痛，伴发热、黄疸及恶心呕吐。CT平扫显示扩张的胆管内等、低密度软组织肿块影或胆管壁节段性增厚，增厚的胆管壁外缘光滑、清楚，病变局限于某一段胆管或沿着胆管弥漫生长，但始终位于胆管内，无肝叶萎缩，门静脉侵犯和局部淋巴结转移，CT增强扫描可显示病灶轻中度强化，这些特点有助于与胆管癌（渐进性强化）相鉴别。PET/CT图像多为^{18}F-FDG摄取异常增高，并可以清楚显示胆管累及范围或多发病灶。MR图像提示EHBDA多呈偏心膨胀性生长，T_2WI呈等或稍高信号，边界清楚，边缘毛糙，梗阻端以上胆管扩张程度相对较轻，梗阻端呈杯口状改变为主，胆管壁未见浸润增厚，这与胆管癌的“鼠尾状”狭窄及胆管软藤样扩张不同。腺瘤局部恶变率较高，当病变累及胆管肌层或出现囊变出血时，影像学有一定提示作用。手术是目前治疗EHBDA的首选方法，当影像提示肿瘤恶变可能时，应行较广泛的切除，防止复发。

参考文献

[1] Loh K P, Nautsch D, Mueller J, et al. Adenomas involving the extrahepatic biliary tree are rare but have an aggressive clinical course. Endosc Int Open, 2016, 4(2): 112-117.

[2] 李红，宋彬，王庆兵，等. 肝外胆管腺瘤的MRI表现. 医学影像学杂志，2012, 22(12): 2055-2057.

（杭州全景医学影像诊断中心：王芳晓，许远帆，潘建虎）

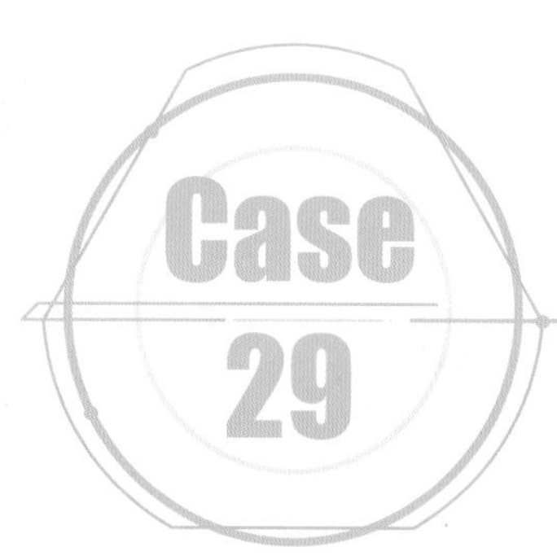

IgG_4相关性肝病

简要病史

患者男性，55 岁。体检发现肝内占位 3 个月余，诉无不适，当时未予重视，临床嘱随诊。复查肝内病灶进展，遂入院做进一步检查；既往乙肝病史 20 余年。

实验室检查资料

血清肿瘤标志物：CA125 49.1U/ml（0 ～ 35.0U/ml，↑）。

免疫相关指标：IgG 44.2g/L（7.00 ～ 16.00g/L，↑），IgA 6.62g/L（0.70 ～ 4.00g/L，↑），超敏 CRP 70.3mg/L（0 ～ 8.00mg/L，↑）。

影像学检查资料

上腹部 MR 图像见图 29-1。^{18}F-FDG PET/CT 图像见图 29-2 和图 29-3。

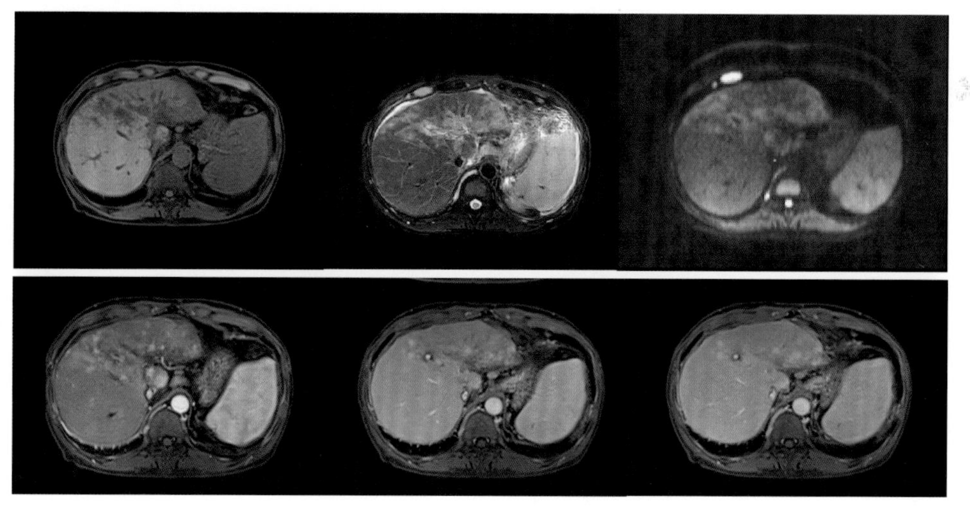

图 29-1　上腹部 MR 图像

（第一排依次为 T_1WI、T_2WI 及 DWI 轴位图像，第二排依次为动脉期、静脉期及延迟期轴位图像）

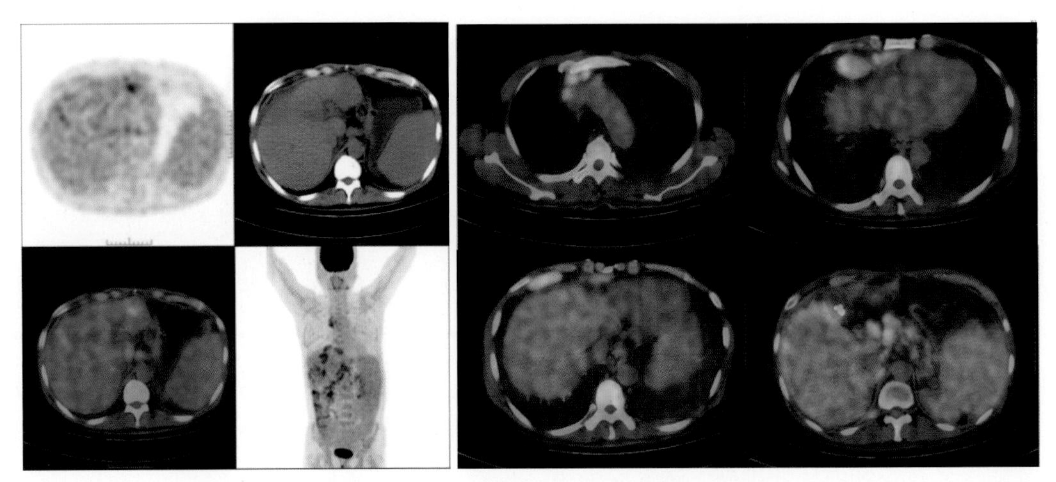

图 29-2 ^{18}F-FDG PET/CT 图像（一）

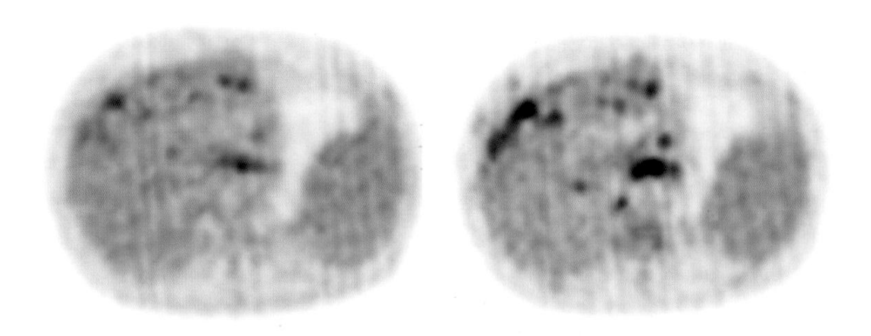

图 29-3 ^{18}F-FDG PET/CT 图像（二）

（肝脏及淋巴结病灶延迟后对比PET图像，左图为早期，右图为延迟后）

影像解读

上腹部MR图像（图 29-1）显示：肝内多发斑片、类结节病灶，呈T_1WI低信号、T_2WI高信号、DWI高信号，增强动脉期病灶较明显不均匀强化，门脉期及延迟期持续性强化，膈右前上区及肝门-胰头周围示淋巴结轻度肿大。

^{18}F-FDG PET/CT图像（图 29-2 和图 29-3）显示：肝内多发略低密度灶（以左肝及右肝前叶为著）伴代谢不均匀增高，SUV_{max}约 5.1，延迟后肝内病灶代谢进一步增高，SUV_{max}约 7.3；膈右上前区、右侧心膈角区、右侧内乳动脉区、右前上纵隔、肝门区、胰头周围、肠系膜区及腹膜后多发淋巴结显示，密度尚均匀，部分肿大伴代谢增高，SUV_{max}约 4.7。

最终诊断

肝脏穿刺病理及免疫组化结果：CK（肝细胞及胆管上皮+），CK19（胆管上皮+），HE（已切），IgG（散在+），IgG_4（散在+）；IgG_4阳性浆细胞浸润＞ 40 个 /HPF。

血清学：IgG_4 亚型（比浊法）13.00g/L（0.03 ～ 2.01g/L，↑）。

综上，符合 IgG_4 相关性病变。

诊断要点与鉴别诊断

IgG_4 相关性疾病（IgG_4-RD）是近年来才被逐渐认识的一种纤维炎性疾病，是以大量 IgG_4 阳性浆细胞浸润单个或多个器官/组织为主要病理学特征的一组综合征，多见于老年男性。诊断标准：①单个或多个器官特征性弥漫性/局灶性器官肿胀或肿块（最常见的部位包括涎腺、胰腺、胆道、腹膜后及甲状腺）；②血清学 IgG_4 水平升高，$IgG_4 \geqslant$ 135mg/dl；③组织学 IgG_4 阳性浆细胞浸润（>10 个/HPF）。IgG_4-RD 累及肝脏所导致的非胆管病变称为 IgG_4 相关性肝病，主要表现为炎性结节、肿块或汇管区炎症；IgG_4 相关性肝病可无明显临床表现，严重的患者可表现为乏力、食欲下降、恶心、呕吐、皮肤巩膜黄染、瘙痒等。

IgG_4 相关性肝病影像学上有弥散型与炎性假瘤型两种表现形式。对于炎性假瘤型，MR 检查呈 T_1WI 相对低信号，T_2WI 相对高信号，DWI 不同程度高信号的结节或肿块，增强呈持续性强化，易被误诊为肝恶性肿瘤。该病例即为弥散型，影像学缺乏特异性，需与病毒性肝炎及自身免疫性肝炎相鉴别，但最终诊断结果需结合免疫学及血清学检查结果明确。既往 PET/CT 对 IgG_4 相关性肝病显像的报道罕见，该病例仅表现为肝实质内弥漫性不定型不均匀高代谢病变，并且合并多部位淋巴结累及。

参考文献

[1] 罗盈，王子霞，李彤，等. 血清 IgG_4 水平检测在 IgG_4 相关肝胆胰疾病诊断及疗效评估的价值研究. 现代检验医学杂志，2022, 37(6): 70-75.

[2] 陆宏伟，任一凡，陆雨暄. 肝胆外科医生的陷阱：IgG_4 相关性疾病. 西部医学，2022, 34(9): 1249-1254.

[3] Zhang Z Y, Liu Y F, Zhang L, et al. Renal pelvis immunoglobulin g4-related disease mimicking malignant tumor a case of F-18-FDG and Ga-68-FAPI PET/CT imaging. Clinical Nuclear Medicine, 2022, 47(9): 815-816.

[4] Minaga K, Watanabe T, Chung H, et al. Autoimmune hepatitis and IgG_4-related disease. World J Gastroenterol, 2019, 25(19): 2308-2314.

（温州医科大学附属第一医院：黄望乐，郑祥武）

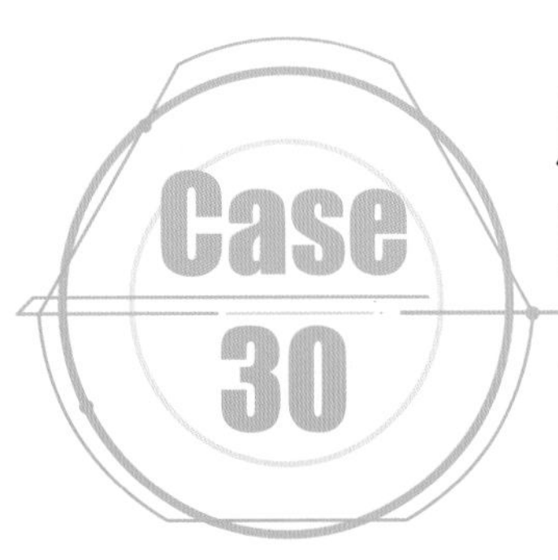

肝癌钇90（^{90}Y）微球治疗的核医学多模态显像

简要病史

患者男性，64 岁。体检发现肝占位 1 个月余。无畏寒发热、恶心呕吐及腹痛腹胀等不适症状，未予治疗。既往史：慢性乙肝病史 1 年，高血压病史 10 余年，糖尿病病史 10 余年。个人史及家族史无殊。外院腹部超声检查提示：肝脏占位，大小约 2.3cm × 1.9cm。肝胆 MR 增强扫描提示：右肝Ⅵ段占位，考虑原发性肝癌。体格检查：无殊。

实验室检查资料

血常规、尿常规、大便常规、肝肾功能、凝血功能及 AFP 无殊，CEA 10.6ng/ml（0 ～ 5ng/ml）。

影像学检查资料

^{18}F-FDG PET/MR 图像见图 30-1。^{99m}Tc-MAA 肝脏 Mapping 平面显像见图 30-2。^{99m}Tc-MAA 肝脏 Mapping SPECT/CT 融合图像见图 30-3。^{90}Y- 微球肝脏 SPECT/CT 融合图像见图 30-4。^{90}Y- 微球 PET/CT 融合图像见图 30-5。^{18}F-FDG PET/CT 图像（术后 1 个月）见图 30-6。肝脏 CT 增强图像（治疗前后对比）见图 30-7。

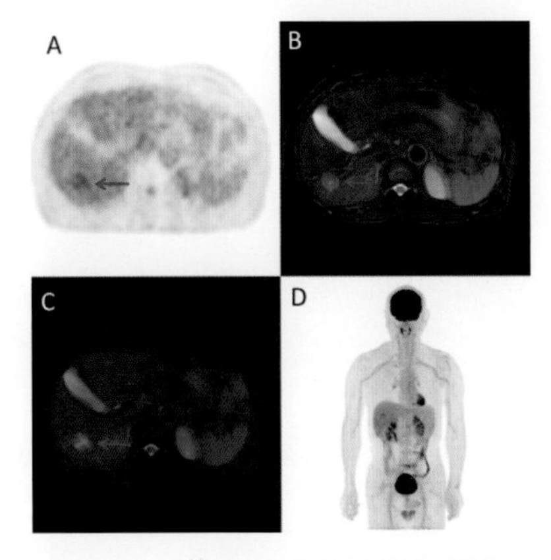

图 30-1　^{18}F-FDG PET/MR 图像

A. 轴位 PET 图像；B. 轴位 MR T_2WI；C. 轴位 PET/MR 融合图像；D. MIP 图像

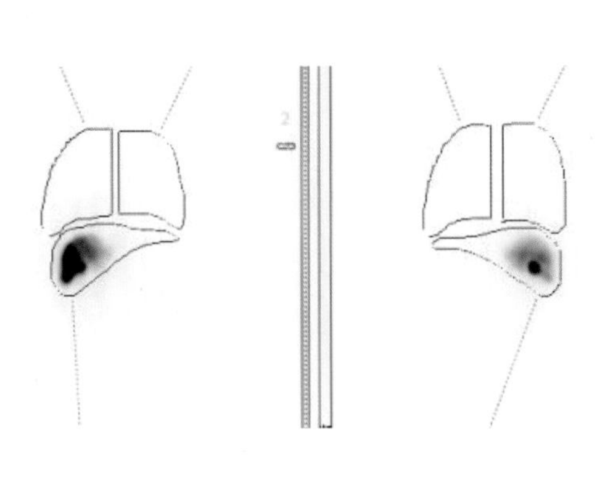

图 30-2　^{99m}Tc-MAA 肝脏 Mapping 平面显像

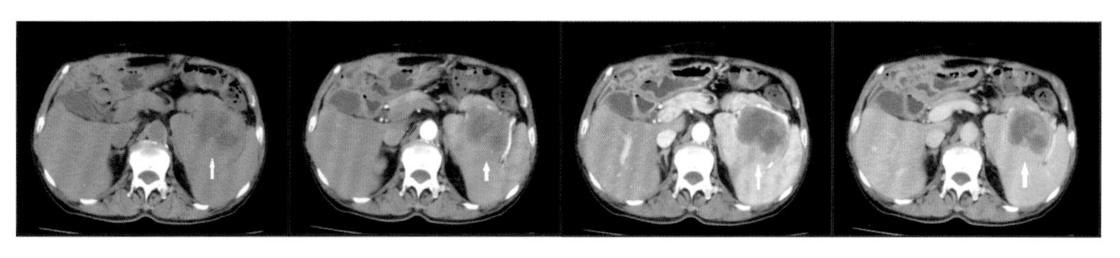

图 31-2 腹部CT平扫+增强图像

影像解读

^{18}F-FDG PET/CT图像（图 31-1）显示：脾内见大小约 9.2cm × 9.5cm的不规则混杂密度肿块，密度不均匀，中间见液性密度影，边缘可见钙化，肿块周边实性区放射性摄取增高，SUV_{max}约 12.8。

腹部CT平扫+增强图像（图 31-2）显示：脾可见混杂密度肿块影，中央见液性低密度影，边缘可见条形钙化，增强后肿块周边实性区可见明显持续性强化。

最终诊断

（脾肿瘤）恶性肿瘤伴大片肿瘤性坏死，形态学倾向肿瘤来源于脾（恶性淋巴瘤或低分化腺癌）(图 31-3)。

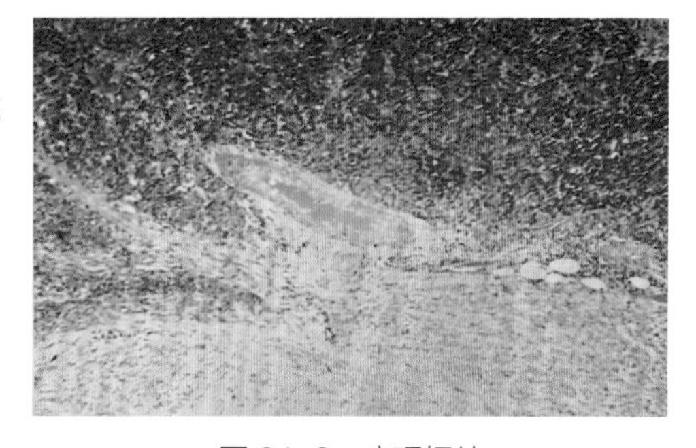

图 31-3 病理切片

免疫组化进一步鉴别：T细胞性淋巴瘤。

诊断要点与鉴别诊断

1. 诊断要点

T细胞性淋巴瘤属于非霍奇金淋巴瘤（NHL）的特殊类型，其发病率低，但恶性程度高，患者 1 年生存率较低。在WHO/EORTC分型中，肝脾T细胞淋巴瘤（HSTL）是外周T细胞NHL中的一种。

HSTL的典型表现为年轻男性，出现肝脾肿大、发热和体重减轻，但无淋巴结肿大。患者可有肝脾肿大明显、贫血、中性粒细胞减少、血小板减少（通常较严重）。HSTL常为侵袭性淋巴瘤，中位生存期为 16 个月。

脾T细胞淋巴瘤的CT表现为脾内低密度灶，密度不均匀，少数有环形强化，瘤灶内可有低密度坏死区，可出现钙化；PET/CT示 ^{18}F-FDG高代谢。

2. 鉴别诊断

（1）*脾血管瘤* 脾血管瘤为脾最常见的一种良性肿瘤，CT平扫多为脾内边缘清楚的低密度灶，密度均匀，增强扫描肿块明显强化，延迟动态扫描对比剂逐步充填变为等密度，边缘可见蛋壳样钙化，中心钙化呈斑点状。

（2）*脾错构瘤*　脾错构瘤由正常脾组织异常混合排列组成，单发或多发，CT表现多为低密度区，边界清楚，病灶内部及边缘可见点状及弧形钙化，部分病灶内可含有脂肪组织，增强扫描可有中度强化。

（3）*脾转移瘤*　脾转移瘤多来自肺、乳腺、结肠、卵巢、胰腺、肝等部位的肿瘤，脾是黑色素瘤最常见的继发部位。脾转移瘤可以是多灶性或融合性的，CT表现多为低密度区，边缘欠清，增强扫描示低密度病变不均匀强化。脾内多发转移与恶性淋巴瘤不易区别，前者多继发于其他部位癌广泛转移的晚期。

（4）*血管内皮肉瘤*　血管内皮肉瘤属脾罕见原发性非网织细胞性恶性肿瘤，病灶大小不等，无包膜，临床表现多有脾大、腹痛、发热、体重下降、贫血及血小板减少等。CT表现为脾大，脾内多发大小不等的结节状肿块，增强扫描示病变边缘增强，延迟动态扫描示可向病灶中心扩展。超声检查和血管造影有助于诊断，但难与海绵状血管瘤相鉴别。

参考文献

[1] 黄云鹏, 张宗, 刘超婷, 等. 原发性脾脏淋巴瘤的临床分析. 临床医药实践, 2017, 26(12): 922-924.

[2] 李亚明, 赵晋华. 淋巴瘤PET/CT影像学. 北京: 人民卫生出版社, 2017.

[3] 何柳, 高玉颖. 脾脏肿瘤的CT诊断及鉴别诊断. 中国现代医生, 2012, 50(6): 98-100.

（浙江省台州医院：耿才正，张　杰，王　琤）

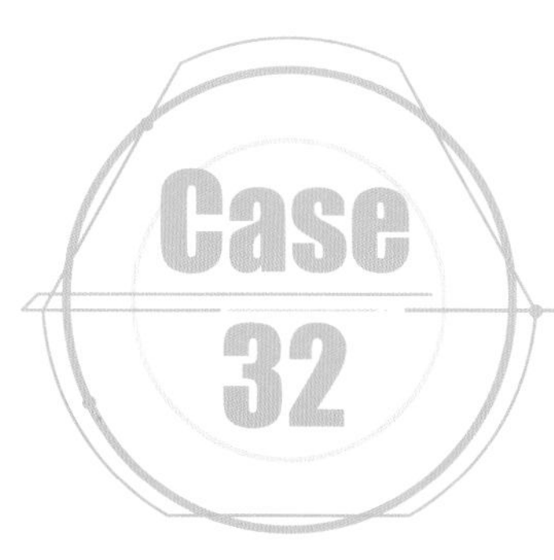

肾毛细血管瘤

简要病史

患者男性，29岁。体检超声检查发现右肾占位10余天，无腰痛、腹痛腹胀等不适。后外院行腹部增强CT，考虑右肾下极癌伴肝脏多发转移。患者无明显外伤及手术史。

实验室检查资料

肝肾功能、尿常规均无殊。

血清肿瘤标志物：CA125 30.7U/ml（0 ～ 24U/ml）；AFP、CEA、CA19-9、铁蛋白、细胞角蛋白19片段、NSE、CA72-4、FPSA、TPSA、FPSA/TPSA均为阴性。

影像学检查资料

腹部CT平扫+增强图像见图32-1。^{18}F-FDG PET/CT图像见图32-2。

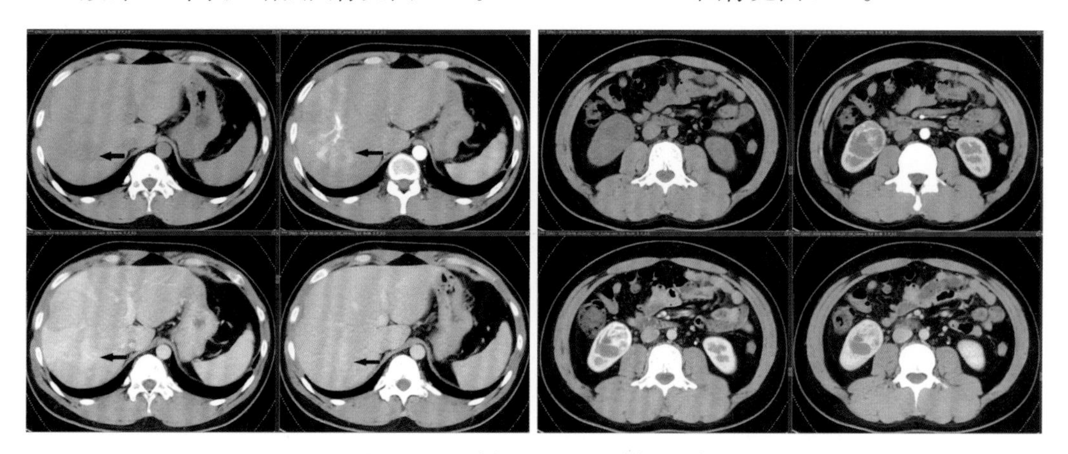

图32-1　腹部CT平扫+增强图像

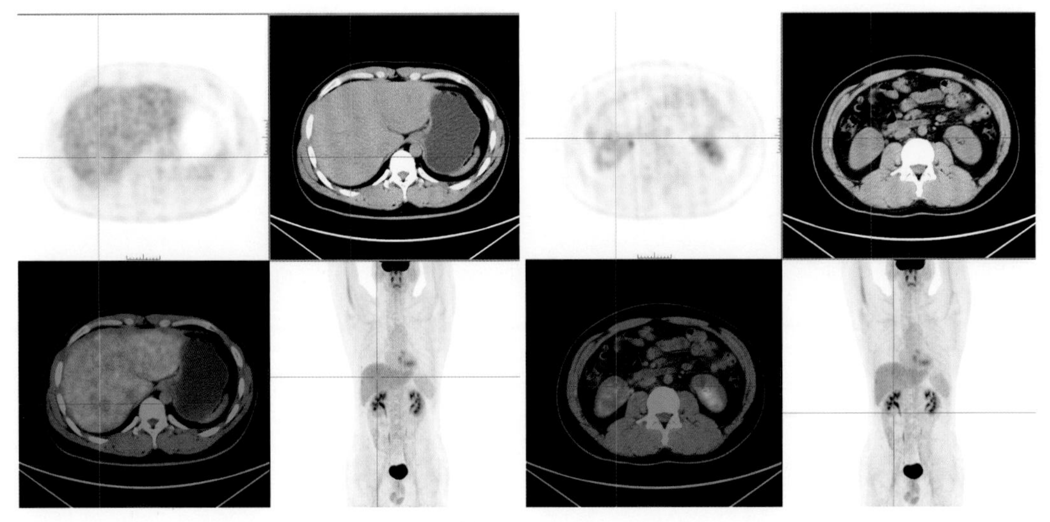

图 32-2 ^{18}F-FDG PET/CT图像

影像解读

腹部CT平扫+增强图像（图 32-1）显示：肝内多发稍低密度结节，界尚清，呈渐进性强化，平扫、动脉期、门脉期、延迟期CT值依次为49Hu、86Hu、138Hu、116Hu；右肾下极稍低密度占位，呈渐进性强化，平扫、动脉期、门脉期、延迟期CT值依次为27Hu、66Hu、131Hu、117Hu。

^{18}F-FDG PET/CT图像（图 32-2）显示：肝内多发稍低密度病灶，^{18}F-FDG代谢轻度摄取，SUV_{max}约3.85；右肾下极稍低密度病灶，^{18}F-FDG代谢轻度摄取，SUV_{max}约2.98。

最终诊断

穿刺病理：右肝病灶局灶性结节性增生。

右肾术后病理：右肾毛细血管瘤。

诊断要点与鉴别诊断

肾脏血管瘤是一种罕见的肾良性肿瘤，起源于血管内皮细胞，但并不与周围血管相交通，包膜不完整，病灶多发生于肾髓质内。根据被覆上皮的腔隙大小，可以将肾脏血管瘤分为毛细血管瘤和海绵状血管瘤，其中以海绵状血管瘤较为多见。该病发病率较低，常为单侧，好发年龄为40岁以下，无性别及侧别差异。临床上该病可无任何症状，有症状者多为腹痛、间歇性全程血尿，当血块通过输尿管时，可有绞痛发作。

肾血管瘤无典型影像学表现，目前大多为个案报道且影像学资料多不完备，故对其影像学特征缺乏认识。有文献报道，其典型CT表现为平扫呈等密度，增强扫描呈结节、团块状强化；也有报道，其增强扫描具有随时间延长，病变强化范围及强化程度

影像学检查资料

腹部CT平扫＋增强图像见图33-1。^{18}F-FDG PET/CT图像见图33-2。

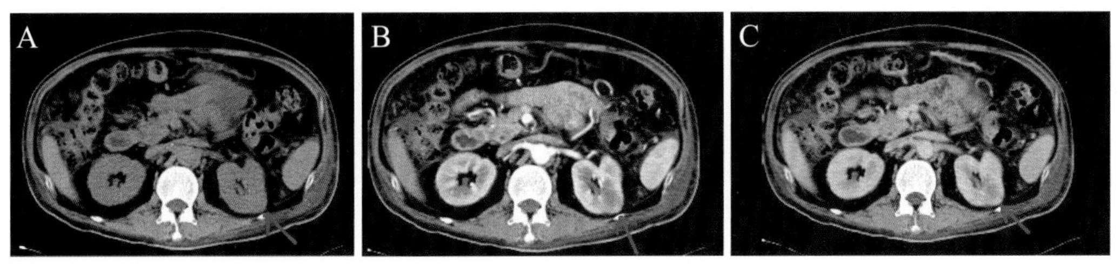

图33-1 腹部CT平扫＋增强图像

A.平扫；B.动脉期；C.静脉期

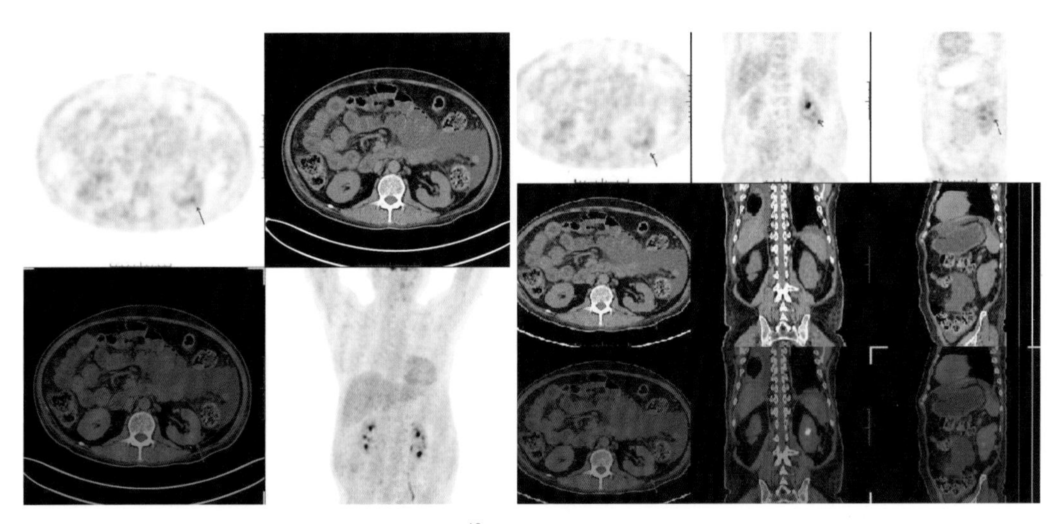

图33-2 ^{18}F-FDG PET/CT图像

影像解读

腹部CT平扫＋增强图像（图33-1）显示：左肾见类圆形稍高密度影，边界欠清，直径约22mm；增强扫描示病灶呈轻度不均匀强化，边界欠清。

^{18}F-FDG PET/CT图像（图33-2）显示：左肾可见一类圆形略低密度影，边界欠清，大小约22mm×21mm，^{18}F-FDG摄取轻度不均匀增高，SUV_{max}=3.6。

最终诊断

术后病理（图33-3）示："左侧肾脏"慢性化脓性炎伴脓肿形成，周围可见含铁血黄素沉着，另见少量输尿管组织。

免疫组化染色结果：（4）P53（个别＋），Ki-67（10%＋），Vimentin（＋），CD10（部分＋），CK7（＋），P504S（＋），E-cad（＋），CD68、CD163（组织细胞＋），CD20、CD3（淋巴细胞＋），CD138（浆细胞＋）；（16）Ki-67（＜5%＋），CgA（＋），

Syn（+），CD56（+），CK-pan（灶+），EMA（个别+），S-100（–），CD34（血管+）。

特殊染色结果（4）：抗酸染色未找到抗酸杆菌，PAS染色（–），PAS-M染色（–）。

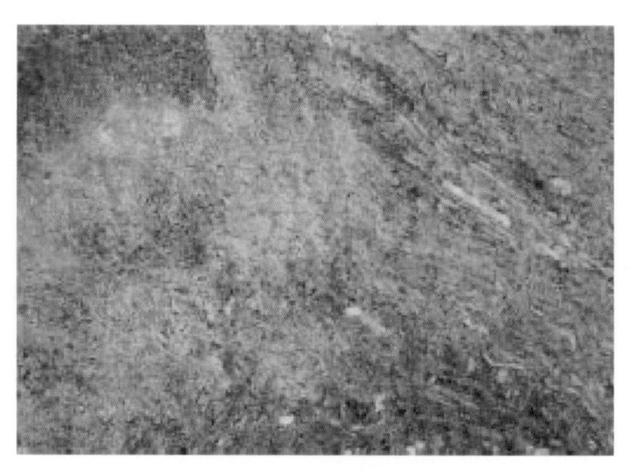

图 33-3 病理切片

诊断要点与鉴别诊断

肾脓肿是一种临床少见的亚急性或慢性肾脏感染性病变，多发生于青壮年，典型者发病前常有明确的病史（如上呼吸道感染、手术史等）、典型临床症状（如发热、腰痛、血尿、白细胞及中性粒细胞计数明显升高等）及影像学表现，诊断多无困难。典型影像学：B超可见肾脓肿的壁增厚、毛糙，可有分隔，囊肿的壁薄、光滑，无分隔。MRI上成熟期肾脓肿表现为肾实质内液体信号，长T_1、长T_2信号，增强扫描周边呈环状强化。CT表现因病期不同会有所差异：在早期炎症期，脓肿尚未局限化，表现为肾实质内密度均一、略低密度肿块，增强扫描可有轻度不规则强化。在脓肿成熟期，表现为类圆形低密度灶，密度不均匀，边缘清晰或模糊，周边有厚度不一的略高密度环围绕，增强扫描呈明显环状强化，代表脓肿壁；而中心低密度无强化区为脓腔，部分脓腔内还可见低密度气体影。肾脓肿感染蔓延至肾周间隙时可见肾周脂肪密度增高，当合并有肾周和肾旁脓肿时，表现为肾周和肾旁脂肪间隙消失，代之以混杂密度肿块，内可有小气泡影，增强扫描呈规则或不规则单发或多发环状强化。^{18}F-FDG PET/CT表现为早期病灶^{18}F-FDG代谢增高；脓肿成熟期可表现为环形的^{18}F-FDG代谢增高，中心低密度区无^{18}F-FDG摄取。随着人们生活水平的提高，患病人群抵抗力的普遍增强，以及抗生素的广泛应用，肾脓肿的临床症状和影像学表现也复杂多变，尤其对于早期肾脓肿，影像学诊断十分困难，不易与肾细胞癌相鉴别，因此需要结合临床、短期随访，甚至细针抽吸活检来明确诊断。

本例患者有上呼吸道感染病史，临床表现为行走乏力、纳差、体重下降，腰痛症状不明显；有糖尿病病史 8 年，入院时血糖水平明显升高；实验室检查可见白细胞计数及中性粒细胞计数明显升高。但因患者实验室检查示多个肿瘤标志物水平明显升高，影像学检查表现不典型，临床症状也较重，导致诊断时警惕性下降，诊断为肾肿瘤，而没有考虑到肾脓肿的可能，因此发生误诊。

总之，当临床遇到患者有肾实质占位时，无论患者是否伴有全身感染症状、影像学表现类似肾肿瘤，诊断时均应考虑到肾脓肿的可能，必要时可行肾穿刺检查，以减少误诊、误治。

参考文献

[1] 任大勇，姜林，刘敏. 肾脓肿误诊为肾肿瘤临床分析. 临床误诊误治，2020, 33(7): 11-14.

[2] 衡海艳，丁雪，王晗，等. 肾脓肿误诊为肾癌 2 例报道并文献复习. 重庆医科大学学报，2019, 44(7): 965-968.

[3] 安淑媛，王美霞，张涛. 糖尿病合并肾脓肿漏诊 1 例报告. 中国医药科学，2021, 11(6): 238-241.

（浙江省中医院：陈金燕，张丽霞）

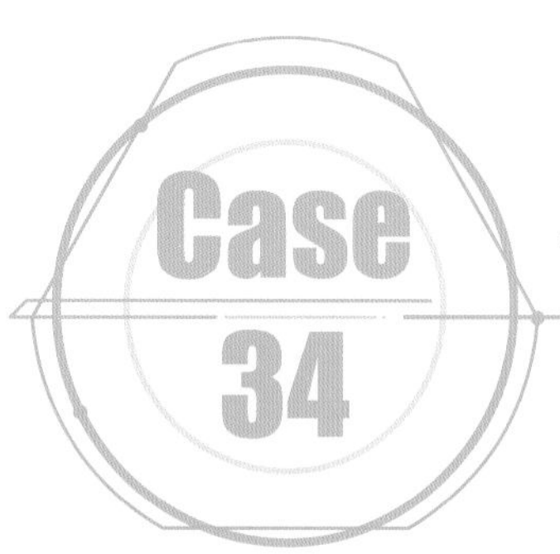

子宫多发肌瘤伴化脓性炎

简要病史

患者女性，49 岁。体检盆腔B超提示子宫增大伴多发片状回声，较大范围，约 107mm × 58mm，考虑肌瘤变性，不排除恶性。近期患者感下腹部坠胀不适，无畏寒发热，无月经改变，无腹泻便秘等不适。为求进一步诊治遂至我院就诊。

既往史：8 年前当地医院曾因子宫肌瘤行腹腔镜手术，术后病理为良性。余无殊。

月经史：患者平素月经规律，周期 30 天，经期 5 天，量中，色红，有痛经，程度轻。末次月经距今 22 天。

婚姻史：患者已婚，结婚年龄为 25 岁。

生育史：0-0-5-0（足-早-流-存）。

专科检查：外阴、阴道无殊，宫颈光，盆腔内可触及一近足月包块，边界欠清，右侧顶端近肋弓，包块呈分页状，穹窿上方可触及一包块，呈分叶状，活动度欠佳。

实验室检查资料

全血细胞计数：白细胞 10.6g/L，血红蛋白 78.0mg/L，中性粒细胞百分比 76.7%。

超敏 CRP 101.7mg/L。

CA125 132.4U/ml。

D-二聚体 3.77mg/L。

大便常规：隐血（＋＋）。

影像学检查资料

腹部CT平扫＋增强图像见图 34-1。^{18}F-FDG PET/CT 图像见图 34-2。

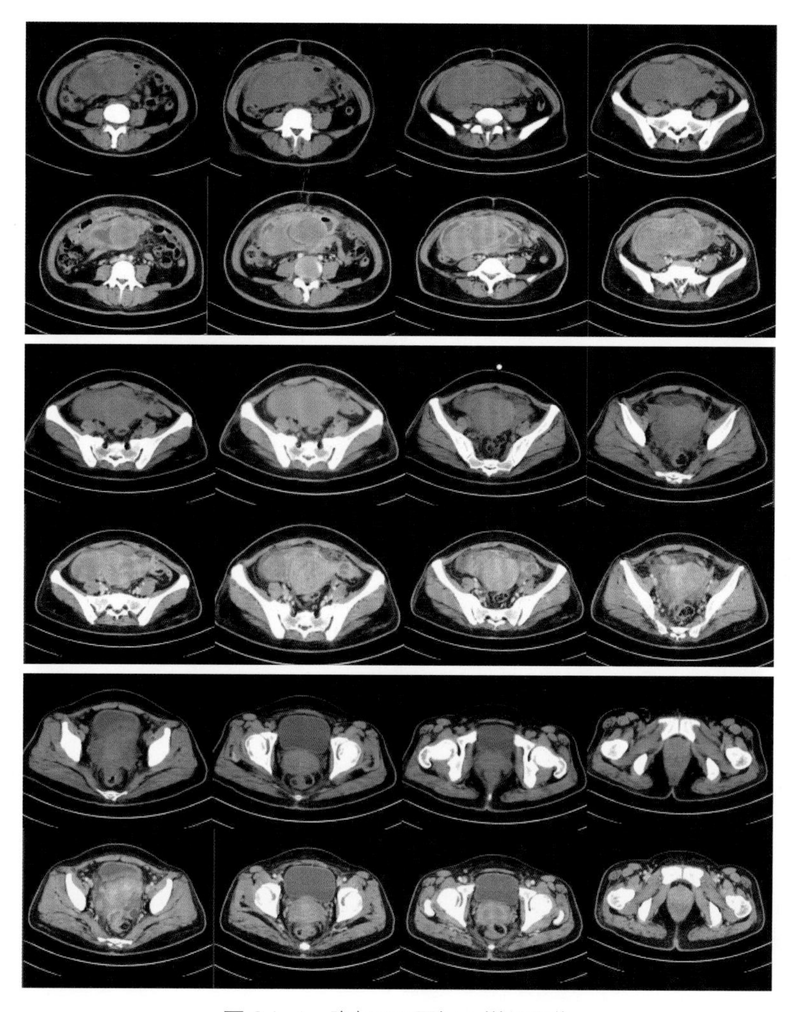

图 34-1 腹部CT平扫+增强图像

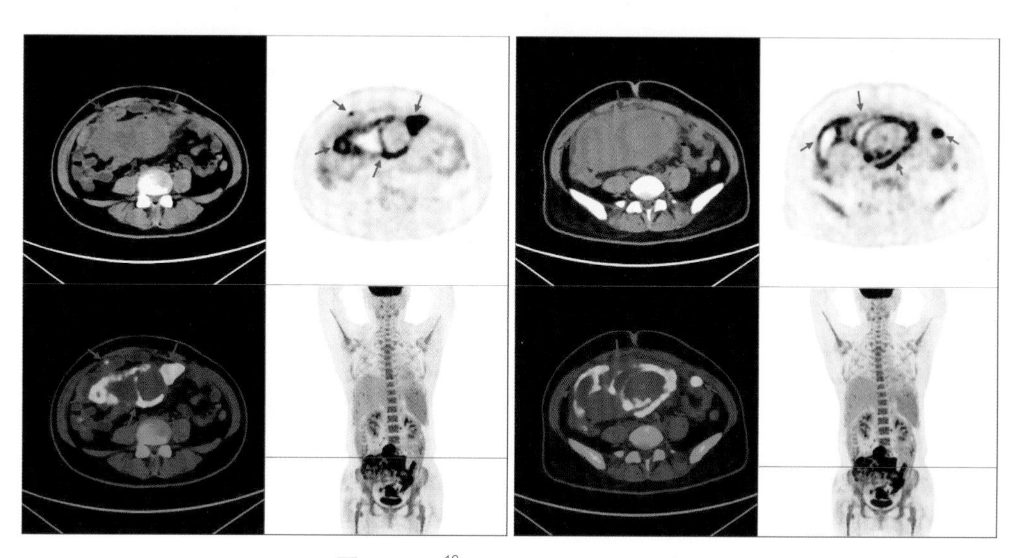

图 34-2 ^{18}F-FDG PET/CT图像

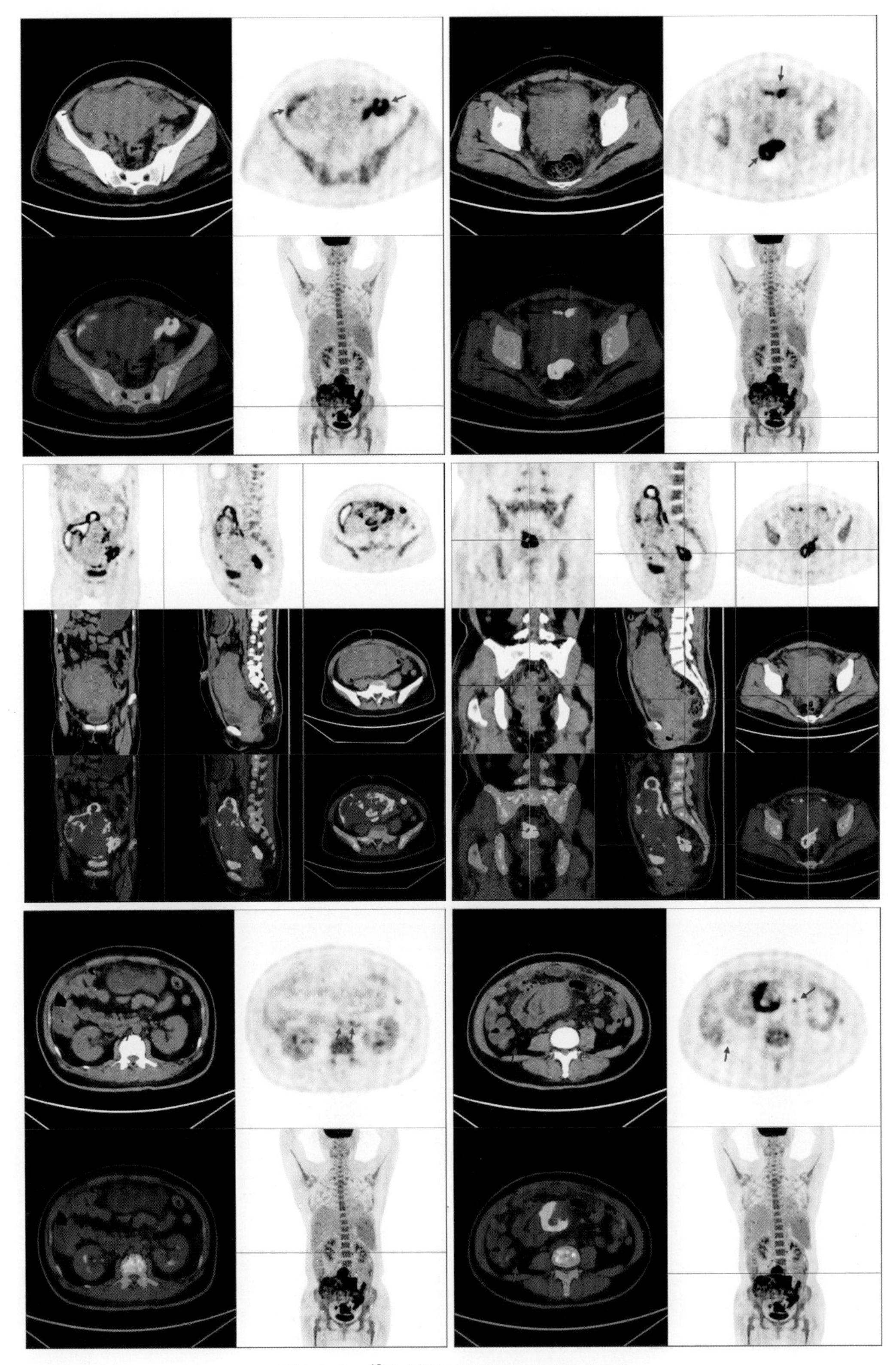

图 34-2 ^{18}F-FDG PET/CT图像（续）

影像解读

腹部CT平扫＋增强图像（图 34-1）显示：子宫颈肥厚，子宫体明显增大，形态不规则，其内见多发结节，增强扫描呈明显不均匀强化，周围散在条片状积液；直肠子宫陷凹内见数枚小结节灶，与直肠分界不清，可见环形强化；子宫前腹膜不均匀增厚伴强化。

^{18}F-FDG PET/CT图像（图 34-2）显示：子宫明显增大，形态不规则，其内见多发结节，^{18}F-FDG代谢呈不均匀环形增高，较大横截面约 138mm × 79.5mm，SUV_{max}=13.37，周围散在低代谢坏死区；与邻近小肠分界不清。子宫左前方不规则团块，前下腹部（子宫前方）腹膜增厚、浑浊，^{18}F-FDG代谢不均匀增高，SUV_{max}=16.32。直肠子宫陷凹不规则团块，与直肠分界不清，其内 ^{18}F-FDG代谢不均匀增高，SUV_{max}=19.73。肠系膜内、腹膜后及双侧髂血管旁多发淋巴结影，较大径约 7.2mm，部分 ^{18}F-FDG代谢增高，SUV_{max}=4.9。全身骨髓腔内 ^{18}F-FDG代谢弥漫增高，密度未见明显异常，SUV_{max}=5.5。

最终诊断

行子宫＋双附件切除＋部分小肠、直肠病灶切除。术中所见：盆腔内少量血性分泌物，大网膜与盆腹壁及子宫表面广泛致密粘连，子宫增大如孕 5^{+}月，表面多发凸起包块，子宫后壁与部分直肠、部分小肠致密粘连。直肠表面及小肠表面多处病灶，侵犯肠管浆膜层，其中一段侵犯小肠肌层。

病理：（全子宫切除标本）多发性平滑肌瘤伴化脓性炎、腺肌瘤、腺肌症；子宫内膜呈增生期改变；慢性宫颈炎；双侧慢性输卵管炎；一侧卵巢巧克力囊肿，另一侧卵巢浆液性囊腺瘤。（直肠表面肿物）平滑肌瘤伴化脓性炎。（部分小肠切除标本）平滑肌瘤伴化脓性炎。

免疫组化结果：CD68/KP-1（＋），CD163（＋），S-100（－）；（G片）CD10（－）；（P片）CD10（－），Desmin（＋）；（V片）Desmin（＋），SMA（＋），β-catenin（－），CK-pan（－）；（L片）CK-pan（－），CK-low（－）。

骨髓穿刺病理：骨髓组织增生明显活跃。

诊断要点与鉴别诊断

1. 诊断要点

子宫肌瘤是女性生殖器一种最常见的良性肿瘤，主要由平滑肌细胞增生而成，其间有少量纤维结缔组织；该病多发生于 30 ～ 50 岁女性，发病率为 20% ～ 30%，患病率高达 77%。临床上，一般 4cm以上的较大子宫肌瘤由于血供障碍、营养缺乏可发生各种变性，肌瘤较大时，肌瘤血管受压出现淤血，血管通透性升高，发生红细胞漏出及炎性渗出，从而继发感染。临床上常表现为下腹痛、发热及伴有恶臭的液体自阴道排出，以及白细胞计数、CRP等感染指标升高。肌瘤合并感染的发生与肌瘤部位关系密切：黏膜下肌瘤由于易形成蒂，易发生扭转，且常因自身重力作用及引起子宫收缩而与外界相通，最易引发感染；浆膜下肌瘤感染可继发于盆腔感染，如盆腔炎、输卵管炎或肠道炎症；肌层内肌瘤感染则常继发于肌瘤自身囊变坏死。此外，卵巢功能下降、激素水平低下、多次刮宫史、糖尿病、贫血、营养不良等都为其易感因素。

2. 鉴别诊断

子宫平滑肌肉瘤是一种罕见的间叶源性恶性肿瘤，约占所有子宫恶性肿瘤的1.3%，约占子宫肉瘤的45%。该病可原发于子宫平滑肌，也可由子宫平滑肌瘤恶变而来。子宫平滑肌肉瘤好发于围绝经期及绝经后妇女。其临床表现缺乏特异性，主要临床症状为阴道不规则流血（45%），对于月经紊乱，特别是围绝经期出血，更应提高警惕。该病病程进展迅速，肿瘤与周围子宫分界不清，其内常有不同程度坏死、囊变，大小范围不一，可见瘤体内出血，少见钙化；部分可见假包膜样结构。CT表现多与正常子宫肌呈等密度，体积较大时表现为子宫增大、变形，密度不均，增强扫描示不均匀强化。MRI表现为T_1WI呈中等偏低信号，T_2WI以稍高信号为主，病灶信号多不均匀，增强扫描呈明显不均匀强化。^{18}F-FDG PET/CT多见^{18}F-FDG摄取增高。

子宫平滑肌瘤发病率高，部分较大肌瘤除继发各种变性外，还常合并感染。子宫肌瘤继发感染与子宫肉瘤的影像学表现存在一定共性，不易鉴别，如子宫体积不规则增大伴肌瘤变性，常有不同程度坏死、囊变；CT密度不均，T_1WI、T_2WI信号多混杂，DWI弥散受限，增强扫描呈不均匀强化，^{18}F-FDG摄取不均匀增高。当患者存在典型临床表现，如发热、脓性白带、炎症指标升高时，需考虑肌瘤合并感染的可能。但对于绝经后妇女出现子宫局部^{18}F-FDG摄取较高，仍需警惕子宫恶性肿瘤的可能，需结合临床症状及多种影像信息进行综合评估，且需依靠病理学检查结果明确诊断。

参考文献

[1] 周怀君. 子宫肌瘤的诊断. 中国计划生育和妇产科, 2012, 4(3): 34-37.

[2] 李净, 刘思诗, 陈思, 等. 巨大黏膜下子宫肌瘤合并感染坏死及排尿困难一例. 国际生殖健康/计划生育杂志, 2020, 39(1): 84-86.

[3] 李逢生, 李静, 韩瑞. 子宫肌瘤出血合并感染1例. 中华超声影像学杂志, 2001, 10(1): 28.

[4] 陈泯涵, 潘建虎, 刘瑶, 等. 子宫肌瘤 ^{18}F-FDG PET/CT阳性显像的影响因素. 中国医学影像学杂志, 2020, 28(6): 475-478.

[5] 张靓雯, 王青. MRI在子宫肉瘤和子宫肌瘤鉴别诊断中的应用进展. 国际医学放射学杂志, 2023, 46(1): 80-83.

（浙江大学医学院附属邵逸夫医院：姜 阳，楼 岑）

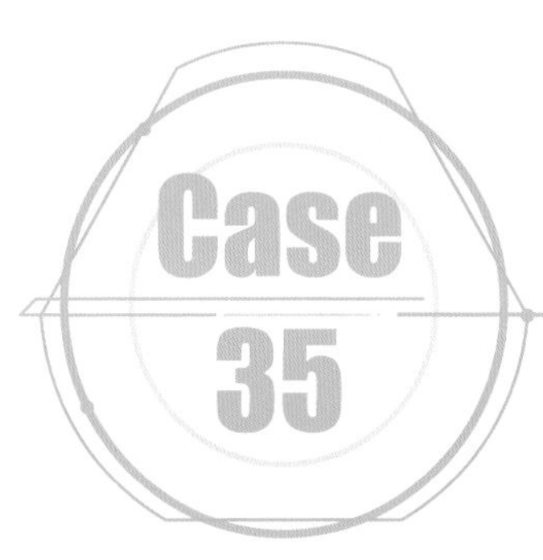

前列腺结核

简要病史

患者男性，73 岁。因腹部不适 1 个月余，反复发热 1 周余入院。1 个月前出现腹部不适，部位为剑突下，按压时疼痛，进食后加重，无胸闷气促。在无明显诱因下反复出现高热，最高体温 40℃，予布洛芬、地塞米松退热处理，阿莫西林抗感染，效果欠佳。既往有肺尘埃沉着症、痛风、高血压、冠心病、心房颤动病史。

实验室检查资料

血常规：白细胞计数 8.57×10^9/L，中性粒细胞百分比 81.2%（↑），淋巴细胞计数 0.91×10^9/L（↓），单核细胞计数 0.66×10^9/L（↑），中性粒细胞计数 6.96×10^9/L（↑），血小板计数 394×10^9/L（↑）。

超敏CRP 45.5mg/L（↑）；红细胞沉降率 44mm/h（↑）；抗“O”、类风湿因子、ANCA、HLA-B27、降钙素原水平均在正常范围。

血生化：总蛋白 64.2g/L（↓），白蛋白 30.5g/L（↓），胆碱酯酶 3651U/L（↓），低密度脂蛋白胆固醇 3.78mmol/L（↑）。

血清肿瘤标志物：NSE 23.3ng/ml（↑），铁蛋白 1573.9μg/L（↑），余指标均在正常范围。

影像学检查资料

前列腺超声检查图像见图 35-1。下腹部CT平扫+增强图像见图 35-2。^{18}F-FDG PET/CT图像见图 35-3。

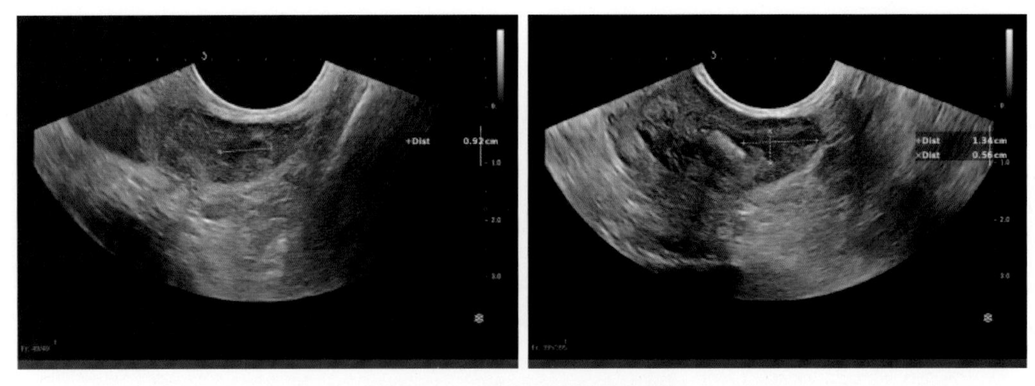

图 35-1　前列腺超声检查图像

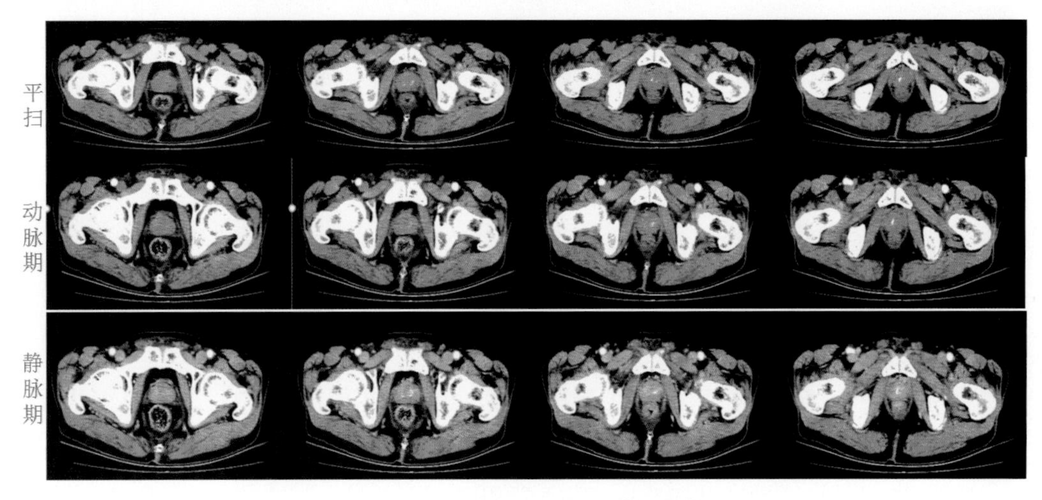

图 35-2　下腹部CT平扫+增强图像

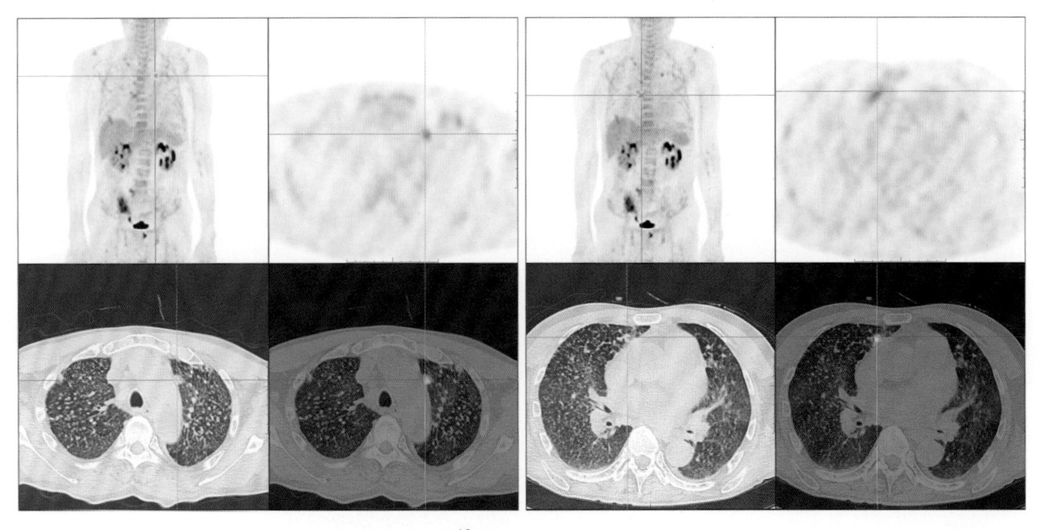

图 35-3　^{18}F-FDG PET/CT图像

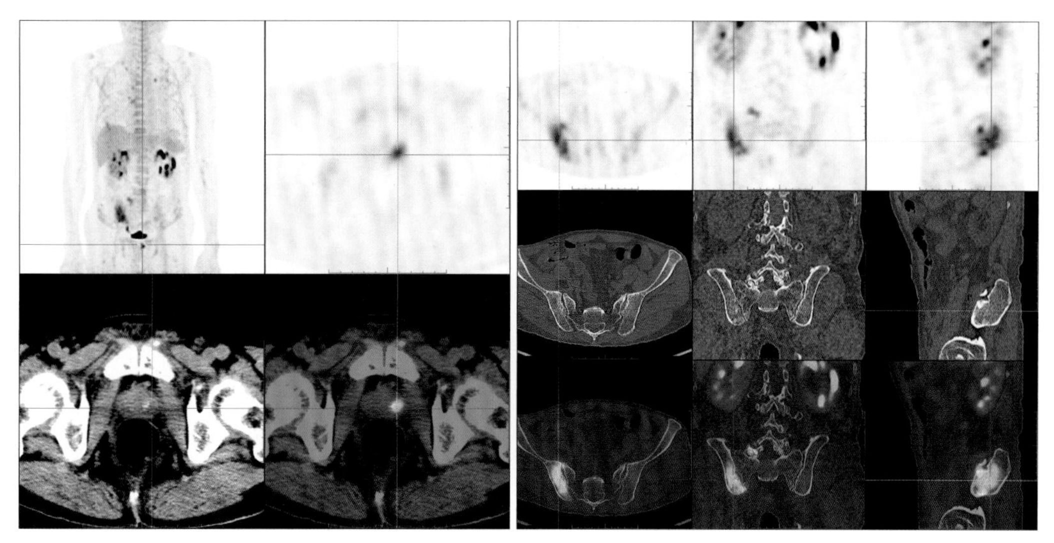

图 35-3 ^{18}F-FDG PET/CT图像（续）

影像解读

前列腺超声检查图像（图 35-1）显示：前列腺左叶外腺内偏低不均匀回声区域，彩色多普勒血流成像（CDFI）显示内部有血流信号，前列腺多发钙化斑。

下腹部CT平扫+增强图像（图 35-2）显示：前列腺钙化灶，前列腺未见强化灶。

^{18}F-FDG PET/CT图像（图 35-3）显示：两肺弥漫粟粒结节，部分病灶内含点状钙化，^{18}F-FDG代谢增高，SUV_{max}约 5.0；前列腺钙化灶，前列腺左后外周带 ^{18}F-FDG代谢增高，SUV_{max}约 10.2；右侧骶髂关节 ^{18}F-FDG代谢增高，SUV_{max}约 10.2。

最终诊断

前列腺穿刺病理：“左内”及“左外”前列腺组织伴坏死性肉芽肿性炎，符合结核；“右内”及“右外”前列腺组织。

特殊染色结果：抗酸染色（+），找到阳性杆菌。

临床随访：抗结核治疗 2 个月后随访，右侧骶髂关节疼痛明显减轻。

诊断要点与鉴别诊断

1. 诊断要点

前列腺结核少见，可继发于其他器官的结核灶（如肺结核、肾结核等），但临床上同时合并原发病的概率并不高。结核杆菌进入前列腺的途径有两条：①泌尿系统结核的下行性感染，即带有结核杆菌的尿液经前列腺导管或射精管进入前列腺；②血行性感染，即从较远病灶经血行途径到达前列腺。前列腺结核大多同时侵犯双侧，结核杆菌进入前列腺后早期为卡他性病变，在血管周围形成小而密的结核结节，进一步发展破坏腺体上皮，形成结核肉芽肿、干酪化，最后干酪区液化或形成脓肿。当病变严重时，可扩展到前列腺周围组织，累及精囊腺，再经过输精管到达附睾和睾丸。成年人骨关节结核的好发部位与负重和慢性积累性损伤有关，最常见的部位是脊柱，最易受累的脊柱部位为腰椎，随后依次为髋关节、膝关节、踝关节。

肺结核是以结核杆菌感染为主要特征的一种传染性疾病，与肺尘埃沉着症可相互促进、相互影响，两者难以区分，临床诊断较困难，误诊率、漏诊率较高。肺尘埃沉着症可引发多种病变，如肺癌、肺结核等，而肺结核是最为常见且严重的并发症。PET/CT可同时评估肺内和肺外结核的发病情况。

结核病变存在大量上皮细胞、巨噬细胞及淋巴细胞，可大量摄取 ^{18}F-FDG，图像可呈多样性，脏器结核发病率低，影像学表现缺乏特异性，^{18}F-FDG大部分呈高摄取，极易被误诊为恶性肿瘤。总之，临床医生应重视对患者整个病史、体征和辅助检查资料的综合分析、判断，既要考虑到常见病、多发病，也要避免遗漏少见病、罕见病。

2. 鉴别诊断

（1）前列腺癌。

（2）前列腺脓肿。

（3）前列腺炎。

参考文献

[1] 程悦，季倩，沈文，等. 前列腺结核的MRI特征. 中华放射学杂志，2014，48(4): 342-343.

[2]罗伟，张亚林，周理超. 前列腺结核的MRI诊断价值. 医学影像学杂志，2019，29(10): 1773-1776.

[3] 崔庆鹏，李天杰，罗钰辉，等. 前列腺结核性脓肿 1 例报告并文献复习. 中国感染控制杂志，2019，18(12): 1111-1115.

[4] Li J, Huang X, Chen F, et al. Computed tomography-guided catheterization drainage to cure spinal tuberculosis with individualized chemotherapy. Orthopedics, 2017, 40(3): e443-e449.

（浙江省人民医院：李中恩，程爱萍）

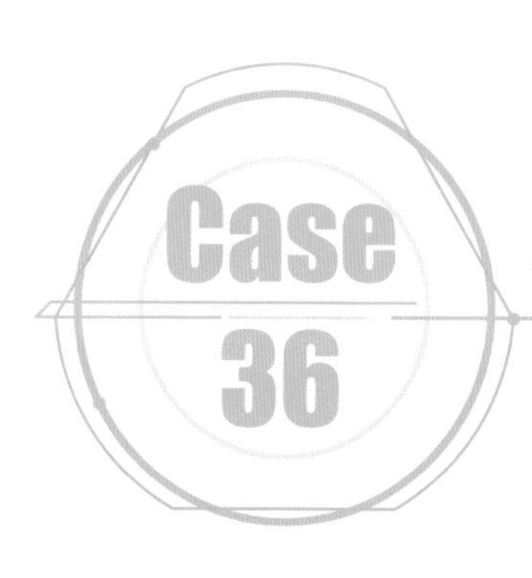

小肠肉瘤样癌＋肺腺癌

简要病史

患者男性，61 岁。“发现肺部结节 4 个月余，咳嗽、咯血 2 个月余”于外院就诊。患者 4 个月前因咳嗽咳痰查胸部CT，发现肺部结节，无发热畏寒，无胸闷气促，无胸痛，无咯血盗汗，无头晕乏力，无肢体麻木，诊断为“肺部感染”，予莫西沙星片（1 片/次，每日 1 次）治疗。治疗 12 天，患者症状无好转，后至我院就诊。结核感染T细胞检测阳性，抗原孔 80（个）。请结核科会诊，予异福胶囊、吡嗪酰胺、乙胺丁醇联合行诊断性抗结核治疗，辅以甘草酸二铵护肝，治疗 2 个月余。治疗期间患者有头晕乏力、咳嗽咳痰，咳嗽不剧，痰白黏，能咳出，伴痰中带血丝；复查胸部CT，提示两肺感染性病变伴右肺上叶多处厚壁空洞形成，右肺上叶结节及空洞较前明显增大。

既往有“糖尿病”病史 4 年，长期规律口服阿卡波糖片（50mg/次，每日 3 次）、格列齐特缓释片（30mg/次，每日 1 次）控制血糖，自诉血糖控制可；有甲状腺结节手术史 7 年，术后病理提示良性。吸烟 30 余年，约 20 支/天。不规律饮酒。

实验室检查资料

血常规、肝肾功能均无异常。葡萄糖 16.01mmol/L。血清肿瘤标志物CA125 40.17U/ml，其余肿瘤指标未见异常。

影像学检查资料

^{18}F-FDG PET/CT图像见图 36-1 和图 36-3。胸部CT平扫＋增强图像见图 36-2。腹部CT平扫＋增强图像见图 36-4。

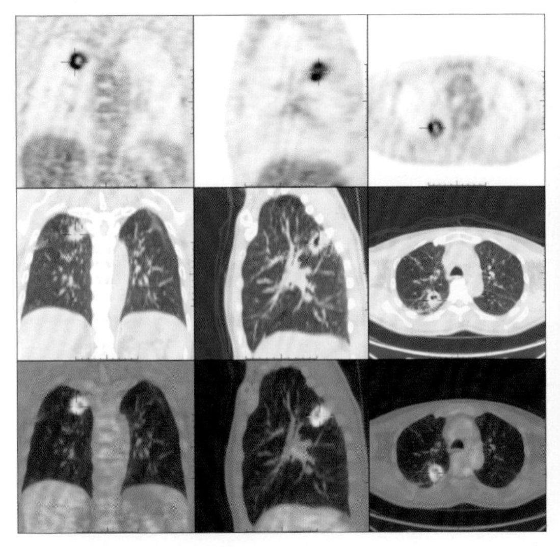

图 36-1　^{18}F-FDG PET/CT图像（一）

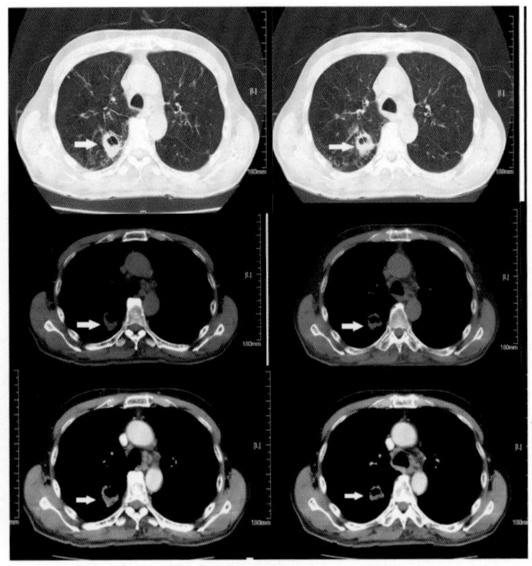

图 36-2　胸部CT平扫+增强图像

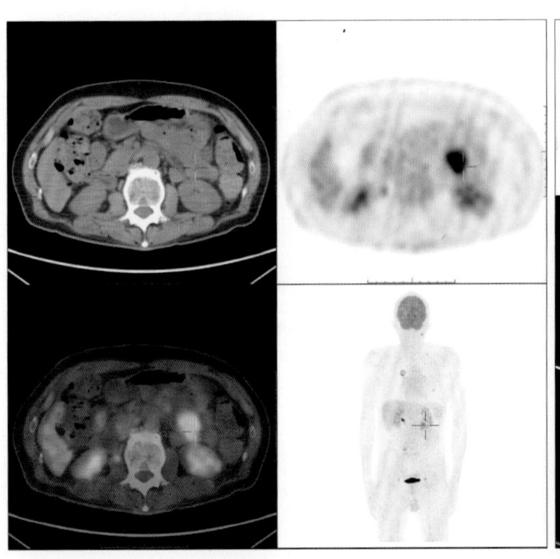

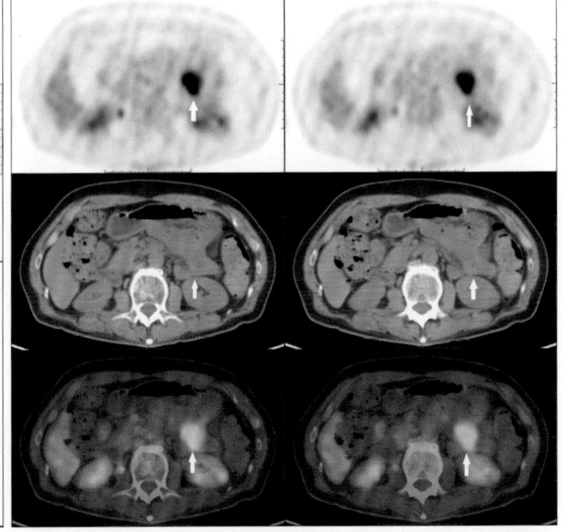

图 36-3　^{18}F-FDG PET/CT图像（二）

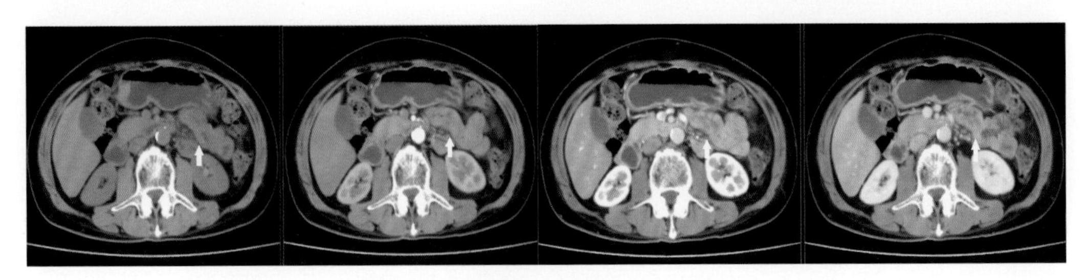

图 36-4　腹部CT平扫+增强图像

影像解读

^{18}F-FDG PET/CT图像（图 36-1 和图 36-3）显示：右肺上叶后段见肿块影边界清

楚，内可见空洞，壁厚薄不均，放射性摄取增高，SUV_{max}约10.0；左侧腹腔小肠见肠壁增厚团块影，放射性摄取增高，SUV_{max}约7.2。

胸部CT平扫＋增强图像（图36-2）显示：右肺上叶后段见不规则肿块影，大小约3.5cm × 2.8cm，内见不规则空洞，边缘见毛刺影，增强后壁见强化明显。

腹部CT平扫＋增强图像（图36-4）显示：左腹部小肠见肠壁不规则增厚，管腔狭窄，增强后见肠壁持续强化明显。

最终诊断

1. 右肺上叶病灶穿刺，病理：低分化黏液腺癌。

2. 在全麻下行腹腔镜下小肠部分切除术。病理：①（小肠）肉瘤样癌浸润浆膜层（溃疡型，大小3.5cm × 1.0cm），可见脉管及神经侵犯，两切缘阴性；②（肠周）淋巴结（5/14）枚：转移性癌。免疫组化结果（B6-3）：CK5/6（灶＋），D2-40（－），WT-1（－），Vimentin（＋），CD68（－），CK-P（＋），Melan A（－），S-100（－），SOX-10（－），HMB-45（－），CAM5.2（＋），CD34（－），Desmin（－），ERG（－），ALK（－），Ki-67（60%＋），Her-2（－），MLH1（－），MSH2（－），MSH6（－），PMS2（－），Calponin（－），CD30（－），INI-1（＋）；分子病理（B6-3）：EBER（－）。

诊断要点与鉴别诊断

1. 肺低分化黏液腺癌

原发性肺黏液腺癌（PPMA）是肺腺癌的一种特殊亚型，其发病率较低，病情较隐匿，患者可无明显临床表现或临床表现异质性较强，极易被误诊为肺炎、肺结核或其他肺部疾病。病灶表现为肺部孤立性病灶或弥漫性存在，边缘可见分叶征与棘突，团块密度均呈不均匀分布，病灶内见空洞及囊性密度区。PET/CT检查示^{18}F-FDG摄取程度不一，实性成分摄取^{18}F-FDG不均匀增高，空洞或囊性密度区呈^{18}F-FDG低摄取或无摄取。

诊断时，需与肺结核、球形肺炎、肺隐球菌病、肺原发淋巴瘤相鉴别。

（1）肺结核　肺结核球多见于青年患者。病变常位于上叶尖、后段或下叶背段，CT表现为块影密度不均匀，常有钙化或空洞形成。肺内常另有散在性结核病灶。临床有结核中毒症状。

（2）球形肺炎　球形肺炎多位于胸膜下，两侧缘较平直，典型者可见刀切征，边缘模糊，抗感染治疗后病灶缩小。

（3）肺隐球菌病　肺隐球菌病形态多样，病灶位于肺外带，呈聚集分布，病变内部多见支气管充气征，呈宽基底向外紧贴胸膜，部分可见厚壁空洞；有多发结节或肿块位于胸膜下，周围有晕症，可为浸润实变，呈叶或段分布，中间密度高，周围密度低。

（4）肺原发淋巴瘤　肺原发淋巴瘤发病率极低，影像学上复杂多样。绝大多数肺原发淋巴瘤为霍奇金淋巴瘤［肺黏膜相关淋巴组织（MALT）淋巴瘤；以弥漫性大B细胞淋巴瘤多见］，病程长，进展缓慢，以老年人多见，囊性多见于女性，无症状或咳嗽咳痰、胸痛，肿块或实性病灶，常伴有空气支气管征，叶间裂胸膜无明显改变。

2. 小肠肉瘤样癌

小肠肉瘤样癌多发生于老年男性，且多为单发病灶，好发于空回肠，多为软组织肿块，CT表现为肠壁增厚，管腔狭窄，增强扫描多呈渐进性中度强化。临床表现包括腹痛、黑便及肠梗阻等。根据形态可将小肠肉瘤样癌分为管壁增厚型和腔内肿块型。腔内肿块型易合并肠道梗阻症状。管壁增厚型临床表现多不典型，病变后期可出现肠穿孔、肠瘘等并发症，合并腹痛、呕吐或发热等急腹症表现。

诊断时，需与小肠间质瘤、小肠腺癌、小肠淋巴瘤相鉴别。

（1）*小肠间质瘤*　小肠间质瘤为间叶来源肿瘤，以空肠较为常见；肿瘤多向腔外生长，且血供丰富，动脉期明显强化，静脉期强化程度减低，呈“快进慢出”改变。

（2）*小肠腺癌*　小肠腺癌好发于十二指肠，多为肠壁不均匀增厚，管腔狭窄，部分肿块向腔内生长，表面多可见糜烂及溃疡，周围脂肪间隙常累及，动脉期明显强化，增强扫描呈“快速上升-平台”模式。

（3）*小肠淋巴瘤*　小肠淋巴瘤好发于回盲部及回肠末段，主要表现为肠壁明显增厚，肠管呈“动脉瘤样”扩张，继发肠梗阻较轻或不明显，增强扫描呈轻—中度“缓慢上升”改变。

CT增强扫描后，小肠肉瘤样癌的强化程度及方式均有别于间质瘤、腺癌及淋巴瘤，此外病变好发部位及其继发改变有助于与其他肿瘤相鉴别。

参考文献

[1] 历波，赵学武，池敏学，等．原发性肺黏液腺癌的CT征象及病理基础：附32例报告．现代肿瘤医学，2022，30(3)：514-518.

[2] 涂灿，邓生德，汪建华，等．原发性肺黏液腺癌的影像学表现．中国全科医学，2015，18(15)：1849-1853.

[3] 冷媛媛，黄燕涛，唐翎，等．多层螺旋CT扫描及后处理技术诊断小肠肉瘤样癌3例报道．现代肿瘤医学，2021，29(12)：2152-2154.

[4] 罗成龙，宋一曼，高剑波，等．小肠肉瘤样癌CT表现．中国医学影像技术，2021，37(9)：1431-1433.

[5] 王鹏远，辛军．原发性肺黏液腺癌 ^{18}F-FDG PET/CT影像表现的初步研究．实用放射学杂志，2021，37(5)：749-752.

（金华广福医院：陆海健）

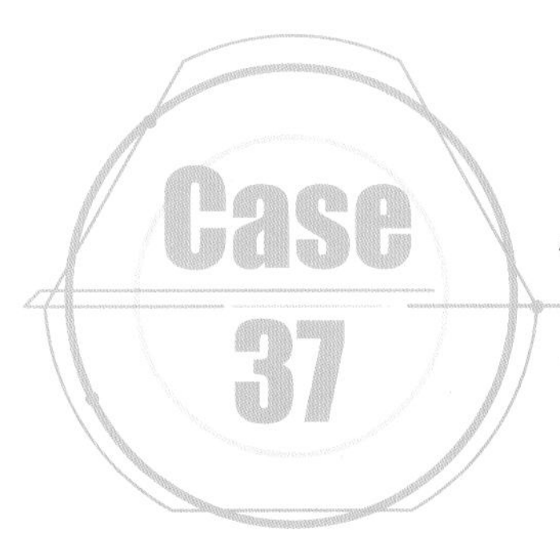

小肠原发黏膜黑色素瘤

简要病史

患者女性，49 岁。7 个月前患者无明显诱因出现脐周阵发性疼痛，伴恶心，无呕吐，无便血、黑便，上述症状反复发作，有加重趋势。查体：贫血貌，余未见明显异常。

实验室检查资料

血常规：血红蛋白 77g/L（115 ～ 150g/L，↓），红细胞压积 25%（35% ～ 45%，↓）。

血清肿瘤标志物 AFP、CEA、CA125、CA15-3、CA19-9 水平均在正常范围。

影像学检查资料

^{18}F-FDG PET/CT 图像见图 37-1 和图 37-2。

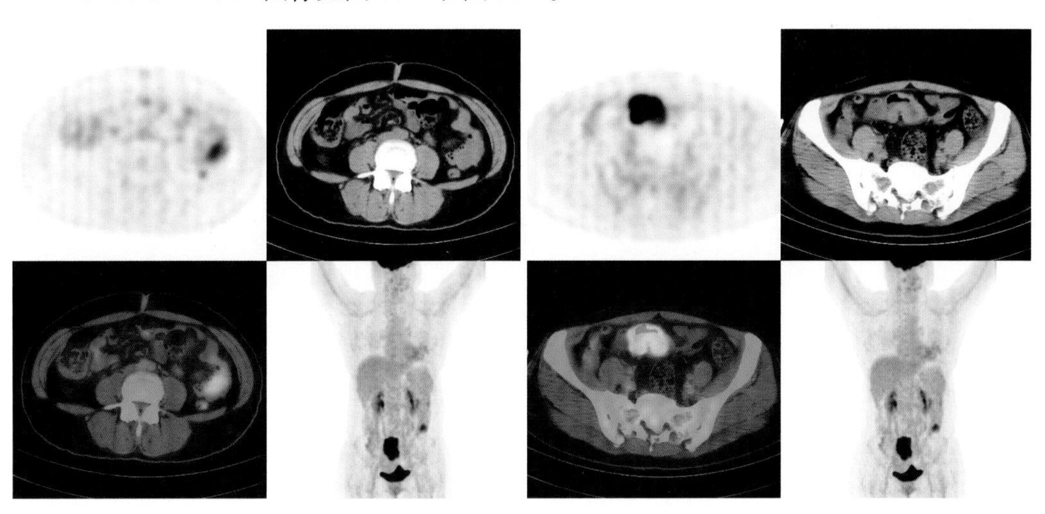

图 37-1　^{18}F-FDG PET/CT 图像

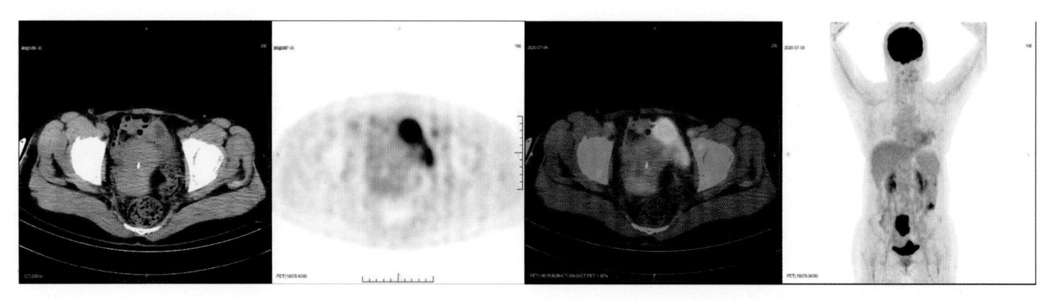

图 37-1　^{18}F-FDG PET/CT图像（续）

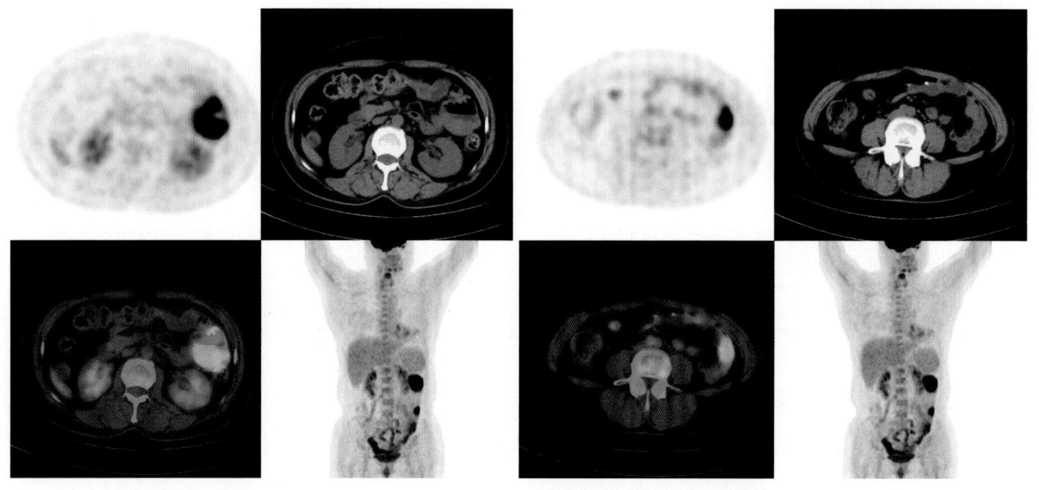

图 37-2　^{18}F-FDG PET/CT图像（术后 8 个月复查）

影像解读

^{18}F-FDG PET/CT图像（图 37-1）显示：左下腹及盆腔内小肠壁节段性增厚伴 ^{18}F-FDG代谢明显增高，左侧腹股沟内口区淋巴结显示伴 ^{18}F-FDG代谢增高。

术后 8 个月复查PET/CT，显示左腹部两处小肠壁不规则增厚伴 ^{18}F-FDG代谢异常增高（图 37-2）。

最终诊断

手术病理：小肠黏膜黑色素瘤，左腹股沟内口区淋巴结转移。

免疫组化结果：CK（－），Desmin（－），HMB-45（+），LCA（－），Melan A（+），MyoD1（－），SMA（－），SOX-10（+），Vimentin（+），CD117（部分+），CD34（血管+），CDX2（－），CK20（－），CK7（－），Dog-1（－），Ki-67（热点区 90%+），S-100（+）。

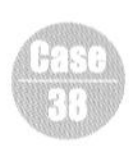

（2）*阑尾黏液性囊腺瘤*　黏液性囊腺瘤边界清楚，密度均匀，囊壁略增厚，囊内分隔较黏液性囊肿多见，囊壁亦可见颗粒样后弧形钙化灶，周围脂肪间隙清晰，增强后囊壁轻度强化，一般局限于阑尾，不发生腹膜假性黏液瘤。

（3）*阑尾黏液性囊腺癌*　右下腹囊实性肿块，囊壁较厚、不均，囊壁或周围液体中多见小点状钙化，部分可见壁结节或分隔条絮样强化，肿块体积较大，呈分叶状或不规则状，边界相对模糊不清，与周围组织粘连明显，常侵犯邻近组织；当伴发腹膜假性黏液瘤时，与低级别黏液性肿瘤难以鉴别，临床上可将阑尾黏液性囊腺癌的CEA等相关肿瘤标志物水平升高用于对两者的鉴别诊断。

（4）*右侧附件的囊肿或囊腺瘤*　两者影像学表现相似，均可伴有腹腔假性黏液瘤形成，但卵巢囊腺瘤大多为多房囊性，位置偏下，囊肿过大时可见子宫受压移位；卵巢囊肿与附件关系密切，对于病变来源，可进一步行三维重建，多角度观察病变，有助于明确分析病变与附件、阑尾关系。

（5）*右侧附件区畸胎瘤*　畸胎瘤是卵巢生殖细胞肿瘤中常见的一种，来源于生殖细胞，分为成熟畸胎瘤（良性畸胎瘤）和未成熟畸胎瘤（恶性畸胎瘤）。良性畸胎瘤含有多种成分，包括皮肤、毛发、牙齿、骨骼、油脂、神经组织等。CT扫描示密度不均的占位性病变，通常有实性成分（高密度）、囊性（低密度）及钙化和骨化等。MRI示T_1及T_2相出现的信号极为混杂，但边界较清楚，呈结节状或分叶状，良性畸胎瘤边界无水肿（T_2相显示清楚的高信号），如有周边水肿，则提示肿瘤为恶变成分或恶性畸胎瘤，增强扫描示瘤壁和实质部分明显强化。肿瘤标志物CEA水平可轻度或中度升高。未成熟畸胎瘤和含有该成分的混合型畸胎瘤患者的AFP水平明显升高。

参考文献

[1] 刘江平，李立. 64层螺旋CT对阑尾黏液肿瘤的诊断及其良恶性鉴别. 中国CT和MRI杂志，2022, 20(9): 153-154.

[2] 董丽，彭泰松，李晓波，等. 阑尾低级别黏液性肿瘤的CT诊断及鉴别诊断. 实用医学影像杂志，2020, 21(5): 469-472.

[3] 李敬，郜莹，李建南. ^{18}F-FDG PET/CT对阑尾黏液性肿瘤的诊断价值. 中华核医学与分子影像杂志，2020, 40(9): 528-532.

（金华广福医院：陆海健）

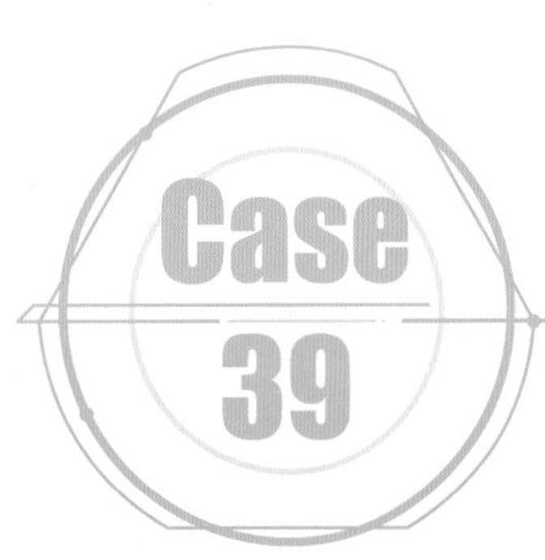

腹膜淋巴瘤

简要病史

患者，老年女性。1周前无明显诱因出现腹胀，全腹部为主，进食后加重。诉小便量有减少，伴有双下肢水肿，轻度凹陷性，无腹痛腹泻，无恶心呕吐，无咳嗽咳痰，无胸闷气促，无发热，无午后低热，无夜间盗汗，后腹胀逐渐加重。否认结核病史，否认高血压、心脏病、糖尿病等重大疾病史，否认肾病、肺病等慢性病病史，否认输血史，否认手术外伤史，否认药物及食物过敏史。否认预防接种史。

实验室检查资料

血清肿瘤标志物：CA125 95.9U/ml（↑）。

血常规：淋巴细胞百分比18.7%（↓），淋巴细胞计数0.79×10^9/L（↓），红细胞计数3.17×10^{12}/L（↓），血红蛋白114g/L（↓），红细胞压积33.8%（↓），平均红细胞体积106.6fl（↑），平均血红蛋白量36pg（↑），平均血小板体积11.4fl（↑）。

肝肾功能：白蛋白34.0g/L（↓），白蛋白/球蛋白0.97（↓），谷草转氨酶36.9U/L（↑），肌酐160.0μmol/L（↑），尿素氮11.43mmol/L（↑），尿素797.0μmol/L（↑）。

腹腔积液：李凡他试验（++）（↑），溶血指数＜15，黄疸指数＜2，脂血指数＜20，胸腹腔积液总蛋白43g/L，胸腹腔积液葡萄糖2.4mmol/L（↓），胸腹腔积液乳酸脱氢酶1772.0U/L（↑），CA125 1637.1U/ml（↑），细胞角蛋白19片段17.9ng/ml（↑）。

影像学检查资料

^{18}F-FDG PET/CT图像见图39-1。腹部CT平扫+增强图像见图39-2。

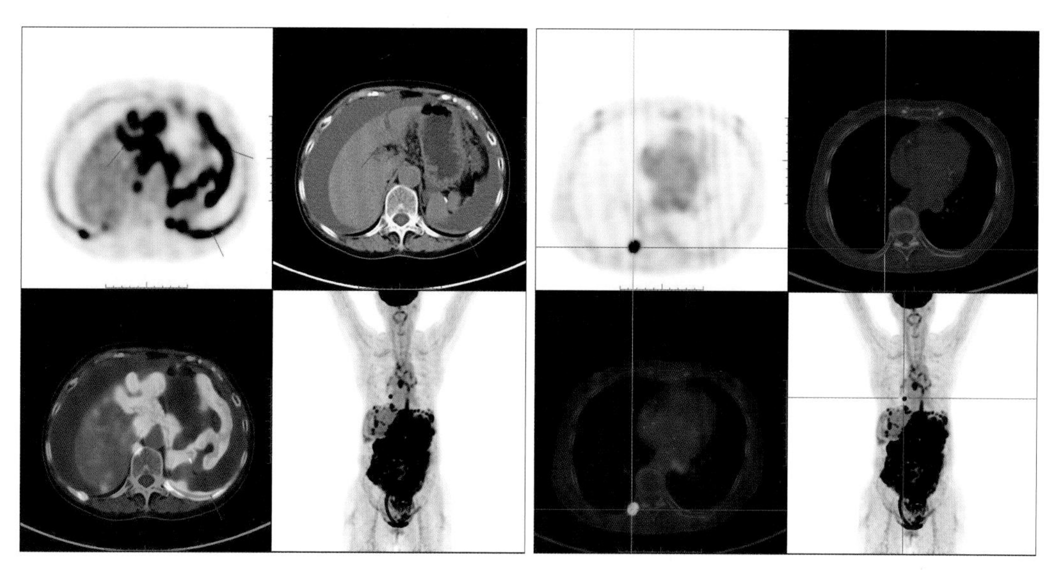

图 39-1　^{18}F-FDG PET/CT图像

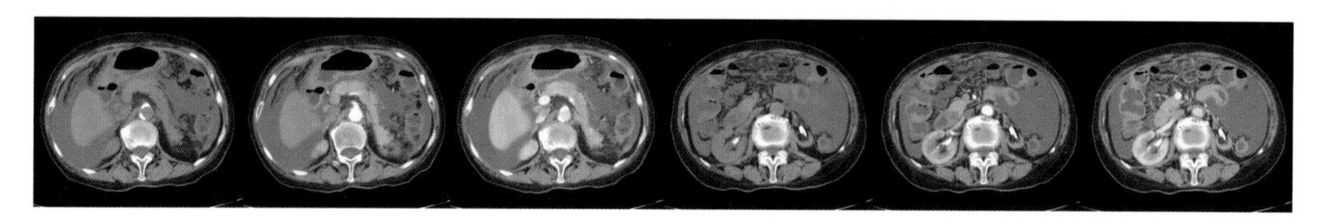

图 39-2　腹部CT平扫+增强图像

影像解读

^{18}F-FDG PET/CT图像（图 39-1）显示：腹盆腔大量积液，腹膜、网膜及肠系膜广泛均匀增厚，伴 ^{18}F-FDG代谢明显增高，SUV_{max}约 14.7，腹腔内肠管纠集。左侧第 9 后肋局部 ^{18}F-FDG代谢增高，SUV_{max}约 8.8，但未见骨质破坏征象。

腹部CT平扫+增强图像（图 39-2）显示：CT平扫、动脉期及静脉期两侧附件区未见明显异常；胃充盈良好，未见明显异常。

最终诊断

最终诊断：（腹腔积液）找到肿瘤细胞（图 39-3），结合肿瘤细胞免疫表型，考虑B细胞性淋巴瘤。

免疫组化结果：CK-P（－），CEA（－），CK8（－），CK19（－），CK20（－），CDX2（－），Hepatocyte（－），GPC3（－），Villin（－），CR（－），EMA（－），Ki-67（80%+），PAX-8（－），Vimentin（+），WT-1（－），LCA（+），S-100（－），HMB-45（－），CD117（－），CD30（－），CD138（－），CD68（±），ALK（－）。

分子病理：EBER（－）。

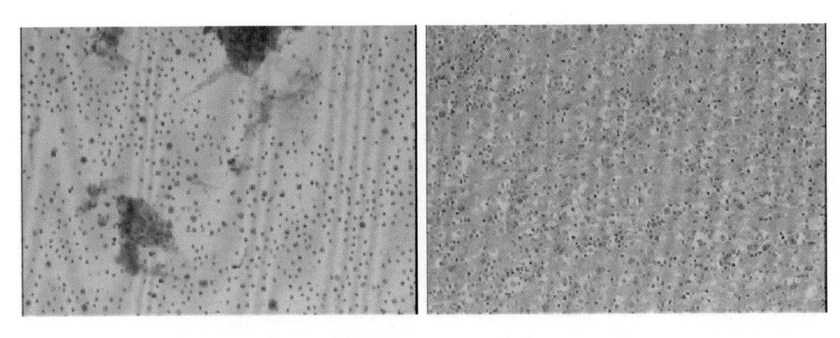

图 39-3 病理切片（HE染色，10X）

诊断要点与鉴别诊断

腹膜和网膜淋巴瘤在PET/CT图像上有以下特点：腹膜或系膜弥漫性光滑、均匀增厚，伴 ^{18}F-FDG代谢异常增高；合并有较大肿块和肿大淋巴结者，肿块密度均匀，^{18}F-FDG异常摄取增高，以及肿大淋巴结的弥漫分布伴 ^{18}F-FDG轻中度摄取增高；合并腹腔积液者，腹腔积液量轻到中度，无分隔、无占位表现。在CT图像上表现为大网膜呈饼状，肠系膜软组织结节并沿血管分布，淋巴结肿大，脾大，实性器官中低密度病灶及肠壁增厚。

诊断时，需与转移瘤、结核性腹膜炎、间皮瘤、孤立性纤维瘤、硬纤维瘤或肠系膜圆形细胞间质增生性肿瘤等相鉴别。

参考文献

[1] 周硕，林美福，陈文新，等. 淋巴瘤腹膜累及的 ^{18}F-FDG PET/CT表现. 中国医学影像学杂志，2019, 27(12): 918-921.

[2] Park E K, Lee S R, Kim Y C, et al. Peritoneal lymphomatosis imaged by F-18 FDG PET/CT. Nucl Med Mol Imaging, 2010, 44(2): 159-160.

[3] Yılmaz F, Önner H. A rare involvement of diffuse large B-cell lymphoma: peritoneal lymphomatosis with a peritoneal super-scan appearance on ^{18}F-FDG PET/CT. Hell J Nucl Med, 2022, 25(1): 103-105.

[4] Cabral F C, Krajewski K M, Kim K W, et al. Peritoneal lymphomatosis: CT and PET/CT findings and how to differentiate between carcinomatosis and sarcomatosis. Cancer Imaging, 2013, 13(2): 162-170.

（金华市中心医院：朱碧莲，董 科）

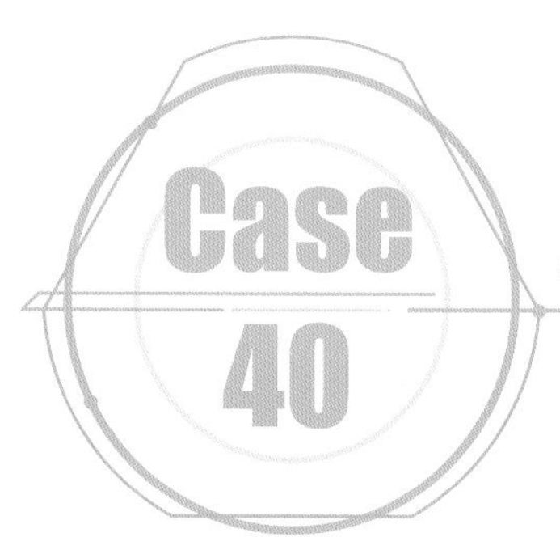

腹膜胃肠道间质瘤

简要病史

患者男性，65岁。3天前无诱因出现右下腹间断性隐痛，程度不剧，可忍受，按压时疼痛明显；无放射痛，无恶心呕吐，无畏寒发热等不适。于当地医院就诊，急诊CT提示盆腔囊实性占位。

实验室检查资料

血常规、血生化均未见明显异常。

血清肿瘤标志物：AFP 7.60ng/L（≤ 7.00ng/L），CA125 23.00U/ml（≤ 15.00U/ml）。

影像学检查资料

腹部CT平扫+增强图像见图40-1。^{18}F-FDG PET/CT图像见图40-2。

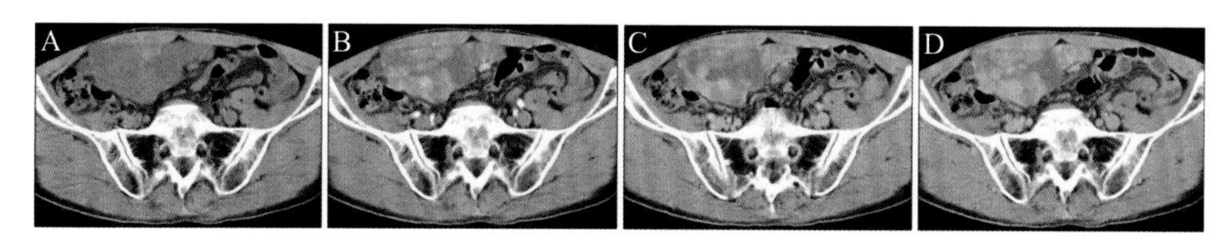

图40-1　腹部CT平扫+增强图像

A. 平扫；B. 动脉期；C. 静脉期；D. 延迟期

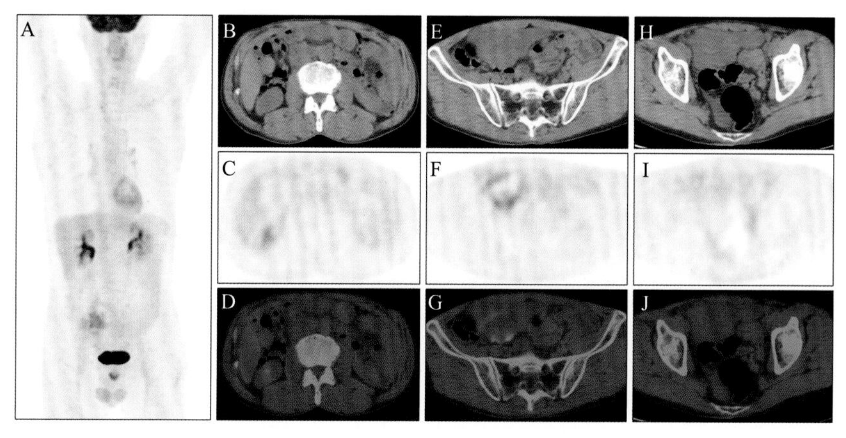

图40-2　^{18}F-FDG PET/CT图像

A. MIP图像；B、E、H. 轴位CT图像；C、F、I. 轴位PET图像；D、G、J. PET/CT融合图像

影像解读

腹部CT平扫+增强图像（图40-1）显示：腹、盆腔腹膜区多发囊实性肿块，较大者位于盆腔，最大截面大小约120mm×49mm，其内密度不均，邻近小肠呈推压改变，平扫实性部分CT值约36Hu，增强扫描实性部分动脉期呈明显不均匀强化，CT值约95Hu，静脉期及延迟期强化逐渐轻度减退，CT值分别约89Hu和84Hu。

^{18}F-FDG PET/CT图像（图40-2）显示：腹、盆腔腹膜区多发囊实性肿块，病变呈放射性摄取不均匀增高，SUV_{max}为1.68～5.18。

最终诊断

超声引导下盆腔占位穿刺活检术后病理：梭形细胞软组织肿瘤，结合免疫组化结果，考虑胃肠道间质瘤（GIST）。

免疫组化结果：CD34（+++），CK-pan（—），CK5/6（—），D2-40（+），Ki-67（<5%+），S-100（—），SMA（—），Desmin（局灶+），CD117（+），Dog-1（+++），Calretinin（—），STAT6（—），Wilms Tumor（—），CD68（—），ALK（—），Melanoma（HMB-45）（—）。

诊断要点与鉴别诊断

1. 诊断要点

胃肠道外间质瘤（EGIST）是指组织形态、免疫表型及分子生物学特征等与GIST相似，但起源于腹腔或腹膜后腔的间叶组织，且与肠壁或内脏浆膜面无关的一类肿瘤。EGIST常发生于网膜、肠系膜、腹膜后腔，约80%发生于网膜和肠系膜，约20%发生于腹膜后腔，极少数可发生于腹盆腔胃肠道外器官，如肝脏、胰腺、前列腺、阴道等（仅见于文献个案报道）。EGIST术前诊断较困难，仍需依靠病理学检查结果明确诊断，其预后相对较差。

影像学上，GIST可分为腔外型（最常见）、腔内型、哑铃型和胃肠道外型（EGIST）。良性者瘤体小，呈孤立性、椭圆形、膨胀性生长的结节或肿块，边界清晰，表面光滑，密度/信号均匀，增强扫描呈中等均匀强化；交界性及恶性者瘤体大，呈块状或浸润性生长，与胃肠道分界欠清，密度/信号不均，可坏死、囊变，表面可溃疡，增强扫描呈不均匀明显强化；PET/CT影像中GIST ^{18}F-FDG代谢表现多样，瘤体较小者代谢均匀，瘤体大出血、囊变坏死者代谢不均匀，与肝脏血池代谢相比，可呈低代谢、稍高代谢、高代谢及明显高代谢，文献报道其SUV_{max}为1.4～21.5，且SUV_{max}与肿瘤大小、核分裂象、Ki-67、NIH危险度分级明显相关。本病例是一例经典的发生于网膜区的EGIST，瘤体较大，内可见囊变坏死，增强扫描呈明显不均匀强化，^{18}F-FDG代谢SUV_{max}也符合文献报道。

2. 鉴别诊断

（1）腹膜结核　腹膜结核以青壮年多见，临床多表现为发热、乏力、盗汗等，可有典型腹部“揉面感”体征；结核相关实验室检查指标阳性；腹膜增厚多呈均匀、弥漫粟粒结节状，范围较广，增强后明显强化；腹腔积液以中少量、包裹性多见；可伴肠系膜区肿大淋巴结，增强扫描呈环形明显强化；另可伴有其他部位的结核。

（2）腹膜转移瘤　腹膜转移瘤以中老年人多见，临床有原发肿瘤病史，原发肿瘤常来自于卵巢、胃肠道、肝、胆、胰等部位；腹膜增厚多呈不规则条索状、结节状、网膜饼样，增强后表现为轻度强化；腹腔积液以大量腹腔积液、弥漫性多见。

（3）腹膜间皮瘤　腹膜间皮瘤多见于石棉沉着病或有石棉职业史的中老年男性；腹膜以弥漫性增厚多见，也可呈局限性结节或肿块样，增强后明显强化；一般无腹腔积液或少量腹腔积液；可合并胸膜增厚伴钙化。

（4）腹膜淋巴瘤　腹膜增厚以结节、肿块样多见，增强扫描示轻中度均匀强化，^{18}F-FDG代谢明显增高；一般有少量或中等量腹腔积液。

（5）腹膜癌　腹膜癌以中老年女性多见，诊断的关键是排除其他脏器（卵巢、胃肠道、肝、胆、胰）的原发恶性肿瘤、腹膜间皮瘤、腹膜淋巴瘤、腹膜结核等病变。

参考文献

[1] Wong C S, Chu Y C, Khong P L. Unusual features of gastrointestinal stromal tumor on PET/CT and CT imaging. Clin Nucl Med, 2011, 36(3): e1-e7.

[2] Li L, Hu Z Q, Yang C G, et al. Current knowledge of primary prostatic extra-gastrointestinal stromal tumor: a case report and review of the literature. J Int Med Res, 2021, 49(5): 3000605211013172.

[3] van 't Sant I, Engbersen M P, Bhairosing P A, et al. Diagnostic performance of imaging for the detection of peritoneal metastases: a meta-analysis. Eur Radiol, 2020, 30(6): 3101-3112.

（宁波市第二医院：郭修玉，江茂情，褚　玉）

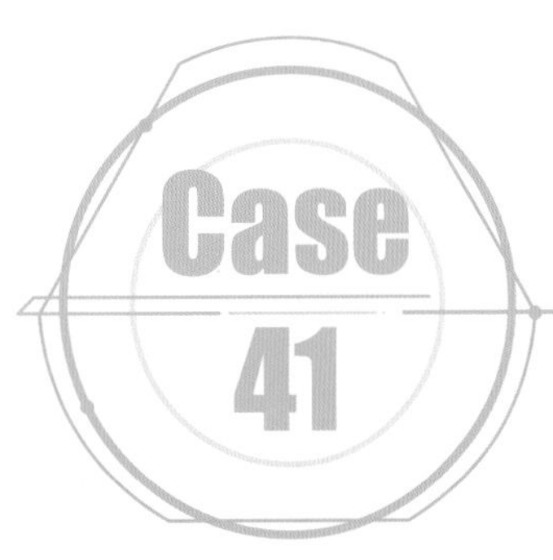

Case 41 腹盆腔多发粒细胞肉瘤

简要病史

患者男性，40 岁。10 天前因小便色黄就诊，检查发现肝功能异常、胆汁淤积，遂行经内镜逆行胆胰管成像（ERCP）胆管支架置入术，术后无腹痛、发热等不适。8 小时前无明显诱因出现发热，最高体温达 39.8℃，伴腹胀腹泻、畏寒，自行口服退热药后未见好转。患者既往无高血压、糖尿病及血液病病史，其父亲有食管癌病史。

实验室检查资料

血常规：白细胞计数（28.2×10^9/L）、中性粒细胞百分比（93.1%）、中性粒细胞绝对数（26.2×10^9/L）升高。

血生化：肝酶（ALT 339.0U/L，AST 549.0U/L）、胆红素（总胆红素 50.9μmol/L，间接胆红素 26.9μmol/L）、乳酸脱氢酶（496.0U/L）、超敏CRP（44.0mg/L）水平升高；降钙素原（1.41ng/ml）水平升高；IgG_4 水平正常。

血清肿瘤标志物：CA19-9（67.33U/ml）、铁蛋白（1685.0μg/L）水平升高，AFP、CA125、PSA、CEA未见明显异常。

影像学检查资料

腹部CT平扫+增强图像见图 41-1。腹部MR图像见图 41-2。^{18}F-FDG PET/CT图像见图 41-3。

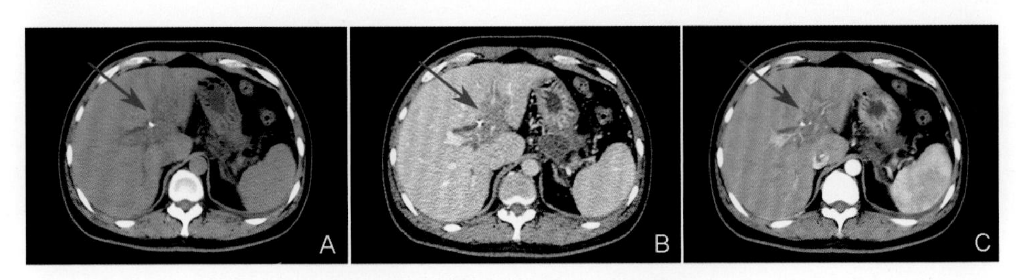

图 41-1 腹部CT平扫+增强图像

A. 平扫（病灶CT值约 40Hu）；B. 动脉期（病灶CT值约 72Hu）；C. 静脉期（病灶CT值约 70Hu）

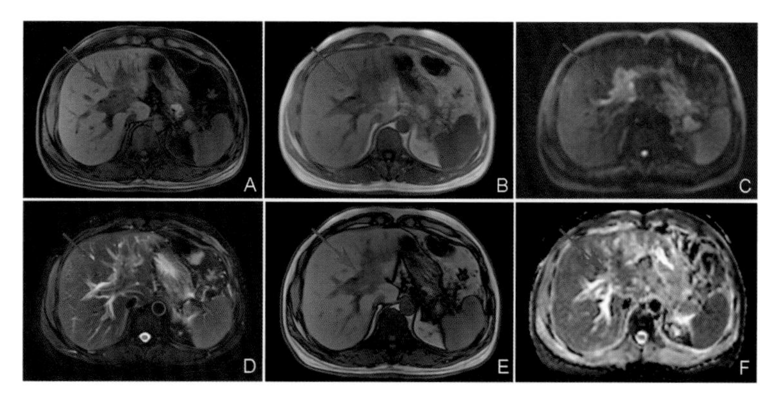

图 41-2 腹部MR图像

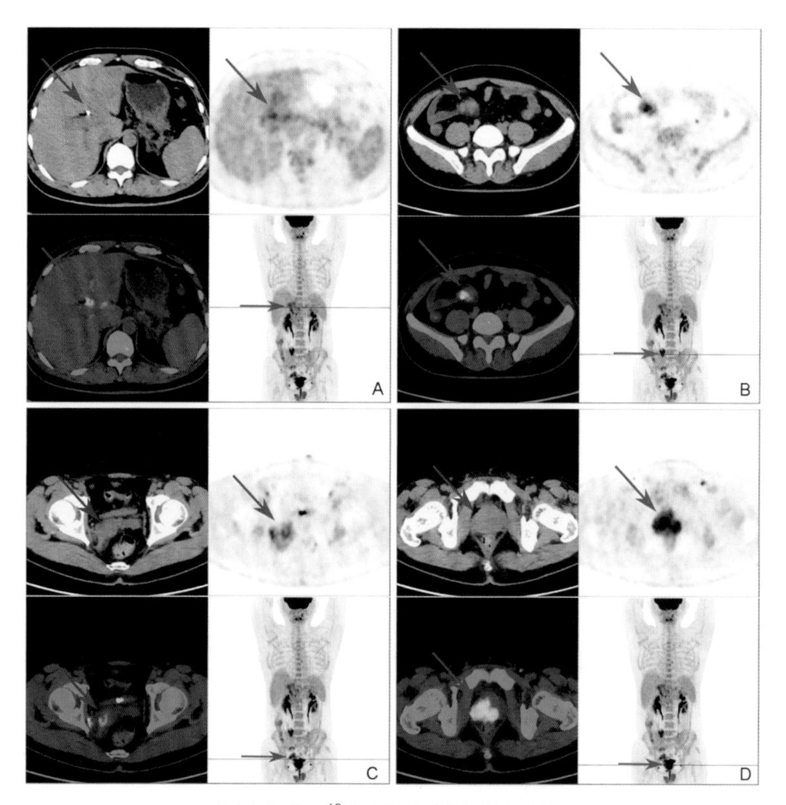

图 41-3 ^18^F-FDG PET/CT图像

影像解读

腹部CT平扫+增强图像（图 41-1）显示：肝门部条片软组织灶呈轻中度强化。

腹部MR图像（图 41-2）显示：肝门部血管周围条片状影延伸，T_1WI呈低信号，T_2WI呈高信号（图A和图B）；反相位较同相位条片灶内信号未减低（图C和图D）；DWI示肝门部条片灶高信号（图E）；ADC图示肝门部条片灶信号不均匀减低（图F）。

^{18}F-FDG PET/CT图像（图 41-3）显示：肝门、腹盆腔腹膜系膜、右侧精囊、前列

腺多发条片、结节、团块状软组织密度影伴 ^{18}F-FDG代谢增高，全身多发（肝门、右侧心膈角、右侧膈脚后、腹膜后、腹股沟）淋巴结伴 ^{18}F-FDG代谢增高。图A示肝门条片灶 ^{18}F-FDG代谢增高，SUV_{max}=5.9；图B示右下腹肠系膜团片灶 ^{18}F-FDG代谢增高，SUV_{max}=8.1；图C示右侧盆壁斑片灶累及精囊，^{18}F-FDG代谢增高，SUV_{max}=6.7；图D示前列腺右半大部分 ^{18}F-FDG代谢增高，SUV_{max}=8.6。

最终诊断

1.肝门部病灶穿刺病理（图 41-4）：考虑粒细胞肉瘤（GS）。

HE染色结果：纤维组织内见异型细胞。

免疫组化结果：CK-pan（－），CD3（－），CD20（－），CD30（－），CD2（－），CD79a（－），PAX-5（－），CD117（－），CD34（－），MPO（+），Ki-67（＞80%）。

分子病理：EBER（－）。

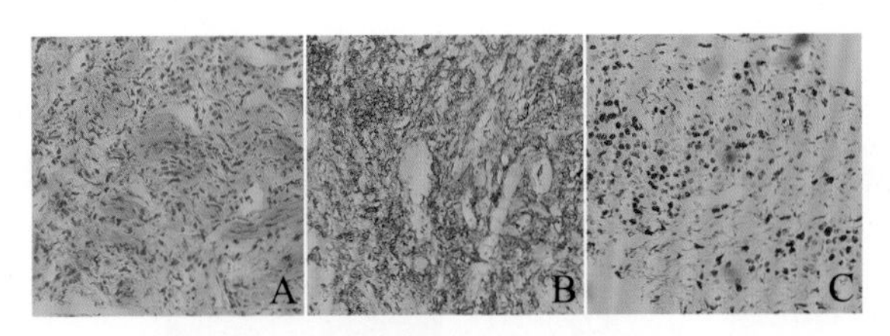

图 41-4　肝门部病灶穿刺病理切片

A. HE染色（200×）；B.免疫标志物MPO（+）（200×）；C：免疫标志物Ki-67（＞80%）（200×）

2.盆腔肿物穿刺病理（图 41-5）：考虑GS。

免疫组化结果：CD3（－），CD20（－），MPO（+），Ki-67（约 70%），CD34（－），CD43（灶+），CD117（灶+），CD68/KP-1（散在+），CD68/PG-M1（散在+），CD99（－），TdT（－），CK-pan（－）。

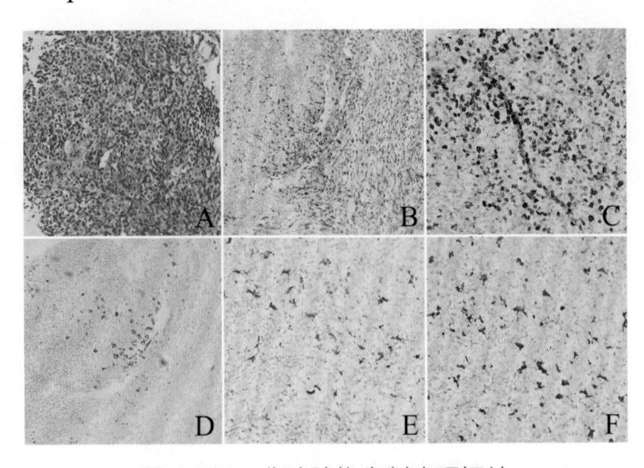

图 41-5　盆腔肿物穿刺病理切片

A. HE染色（200×）；B.免疫标志物MPO（+）（40×）；C.免疫标志物Ki-67（约 70%）（200×）；D.免疫标志物CD43（灶+）（40×）；E.免疫标志物CD68/KP-1（散在+）（200×）；F.免疫标志物CD68/PG-M1（散在+）（200×）

诊断要点与鉴别诊断

GS是一种罕见的、未成熟粒细胞的髓外肿瘤，又称绿色瘤，常继发于急性髓系白血病、慢性髓系白血病、骨髓增生性肿瘤及骨髓增生异常综合征。该病常见于儿童及中青年，男性多于女性。GS可发生于任何部位，常见部位为骨、淋巴结、皮肤、中枢神经系统及软组织，而内脏器官发生率较低。该病临床表现缺乏特征性，影像学表现特异性也不强，故误诊率高。本病例为腹盆腔多发GS（肝、腹盆腔腹膜系膜、前列腺及右侧精囊），较为少见。GS的体征和症状因肿瘤的部位和大小不同而异，因此其临床表现缺乏特征性。

GS的诊断目前主要依靠组织活检病理及免疫组化检验，研究资料显示GS可表达一种以上的粒系相关抗原（MPO、CD68、CD99、CD43、LCA等），其中MPO对诊断具有较高的敏感性及特异性，而CD3和CD20不表达，因此上述免疫标志物有助于GS的诊断及鉴别诊断。但即使依靠病理学检查结果做出诊断，仍有一定的误诊率（25%～47%），最常被误诊为淋巴瘤。

由于GS的病程发展迅速，病灶呈弥漫性生长，因此其形态多不规则，边界不清，对邻近组织结构呈延伸、包裹性生长趋势，当发生于骨骼时，可同时具有溶骨和成骨两种影像学表现。GS的CT表现为密度与肌肉相似，多不均匀，可合并出血或坏死，一般无钙化或包膜形成，增强扫描呈明显强化。MRI表现为T_1WI呈等/稍低信号，T_2WI呈等/高信号，DWI呈高信号，ADC图呈显著低信号。强化特点：多呈不均匀强化，且周边较中心强化程度稍高。^{18}F-FDG PET表现为病灶^{18}F-FDG代谢不同程度增高，多可见全身骨髓放射性弥漫性增高。临床上，当GS表现为局限性肿块时，极易被误诊为淋巴瘤，通过影像学检查极难区分，具有一定参考意义的鉴别点是通常GS较淋巴瘤边界更不清，强化更不均匀，^{18}F-FDG代谢一般也低于后者。在各种影像学检查方法中，CT对病灶形态及密度、骨骼累及程度显示较佳；对于发生在中枢神经系统、脊柱及肌肉部位的GS，增强MR成像更具优势；而^{18}F-FDG PET/CT显像在探测肿块大小、位置，制订合理的治疗计划及监测疗效方面具有特殊意义，尤其对于多发性GS。

目前GS的治疗首选全身化疗，局部手术及放射治疗仅适用于残留病灶，在特殊情况下，三种治疗方式可结合使用。

综上所述，GS发病率低，多发性GS则更为罕见，临床症状缺乏特征性，影像学表现特异性不强，故对于无基础病病史的患者，误诊率极高。CT和MRI对于不同部位的病灶探测各有优势，而^{18}F-FDG PET/CT也为GS的早期检测、疾病分期及疗效评估提供了一种选择，最终诊断仍需依靠病理及免疫组化结果。

参考文献

[1] Yilmaz A F, Saydam G, Sahin F, et al. Granulocytic sarcoma: a systematic review. Am J Blood Res, 2013, 3(4): 265-270.

[2] Bakst R L, Tallman M S, Douer D, et al. How I treat extramedullary acute myeloid leukemia. Blood, 2011, 118(14): 3785-3793.

[3] Yamauchi K, Yasuda M. Comparison in treatments of nonleukemic granulocytic sarcoma: report of two cases and a review of 72 cases in the literature. Cancer, 2002, 94(6): 1739-1746.

[4] Pollyea D A, Bixby D, Perl A, et al. NCCN Guidelines Insights: Acute Myeloid Leukemia, Version 2.2021. J Natl Compr Canc Netw, 2021, 19(1): 16-27.

（浙江大学医学院附属邵逸夫医院：黄小娟，黄中柯）

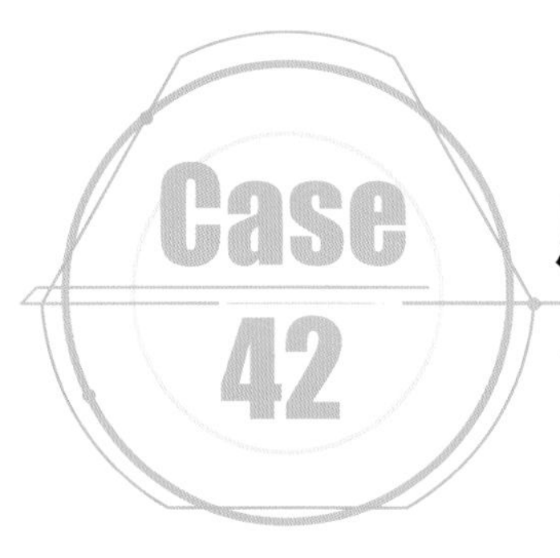

反应性结节状纤维性假瘤

简要病史

患者男性，54 岁。胃癌术后 1 年余，腹痛 1 天入院。

既往史：胃癌术后 1 年余。胃癌术后病理提示，远端胃切除标本：①“远端胃”胃窦大弯早期胃癌，浅表隆起型（Ⅱa型），中—低分化腺癌，肿瘤局限于固有膜内，大小约 2.0cm × 1.5cm，脉管累犯（+），神经累犯（－）。②胃手术上、下切缘均阴性。③“大弯侧”淋巴结（1/6）可见癌转移。④“网膜组织”未见癌转移。⑤“肝组织”结节性肝硬化，未见癌转移。

股骨头坏死，行双侧股骨头置换术 10 余年。

实验室检查资料

血清肿瘤标志物：CEA 5.1ng/ml（0 ～ 5ng/ml），APF、CA125、CA19-9、CA72-4、细胞角蛋白 19 片段、胃泌素释放肽前体、PSA 均为阴性。

影像学检查资料

腹部 CT 平扫+增强图像见图 42-1。^{18}F-FDG PET/CT 图像见图 42-2。

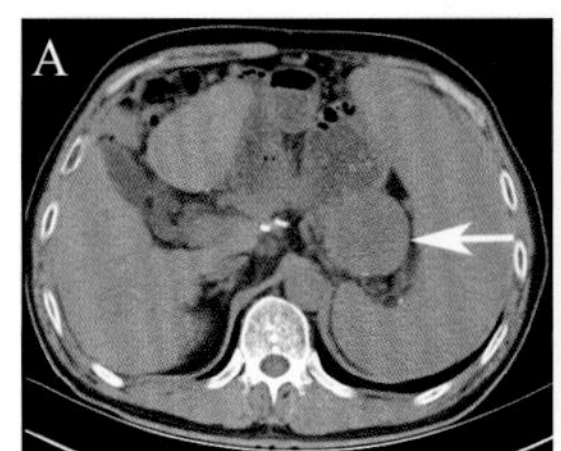

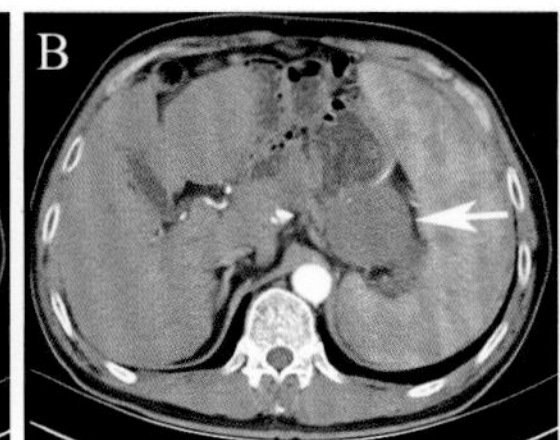

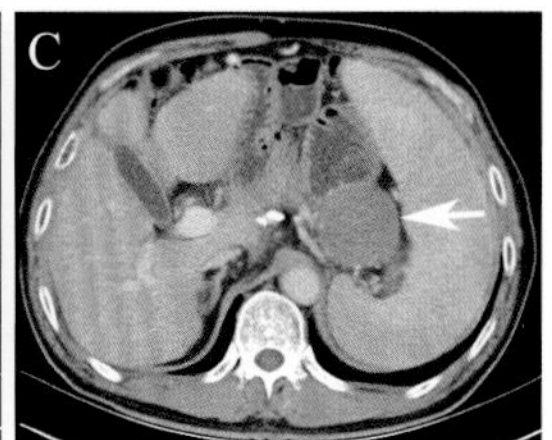

图 42-1　腹部 CT 平扫+增强图像

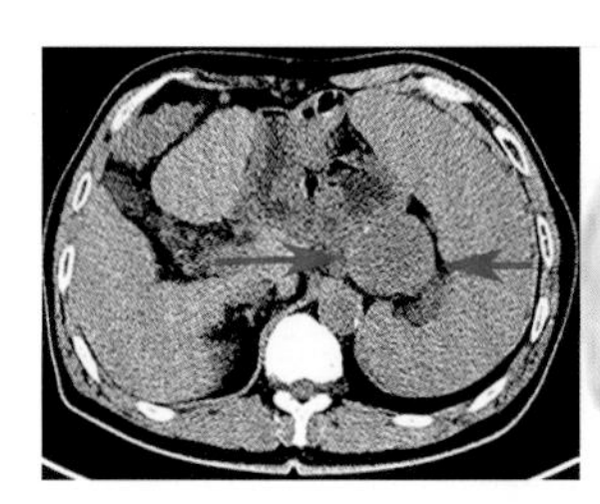
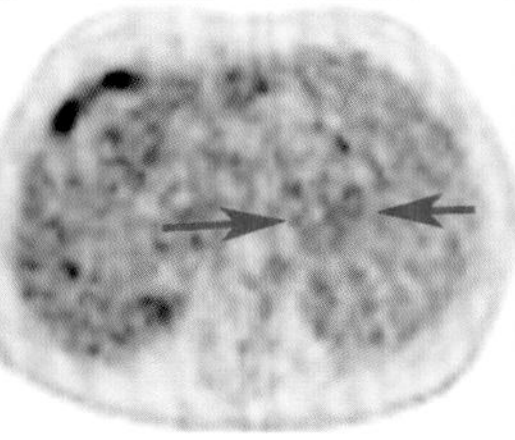
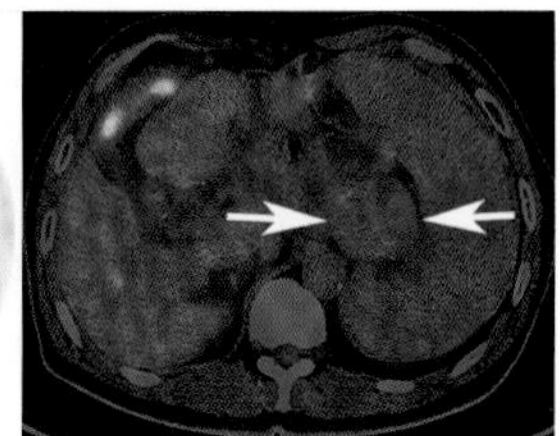

图 42-2　^{18}F-FDG PET/CT 图像

影像解读

腹部CT平扫+增强图像（图 42-1）显示：胃癌术后改变，术区旁可见一边界相对清楚、等密度的类圆形软组织密度影，无明显坏死，动脉期轻度强化，门脉期继续强化。

^{18}F-FDG PET/CT图像（图 42-2）显示：残胃旁、脾门区软组织肿块大小约 6.0cm × 5.0cm，SUV_{max} 约 3.6（肝脏血池 SUV_{max} 约 3.4），病灶边界清楚，示踪剂分布均匀，未见明显坏死。

最终诊断

腹腔镜下行胰尾部切除＋脾切除＋脾门淋巴结清扫＋肠粘连松解术。

术中所见：腹腔内无积液，腹膜、大网膜、盆腔未见转移性结节。腹腔内多发粘连，肝脏表面凹凸不平，脾肿大明显；胰尾近脾门部见一肿块，与脾动脉粘连密，同时与胃肠吻合口后壁粘连致密。

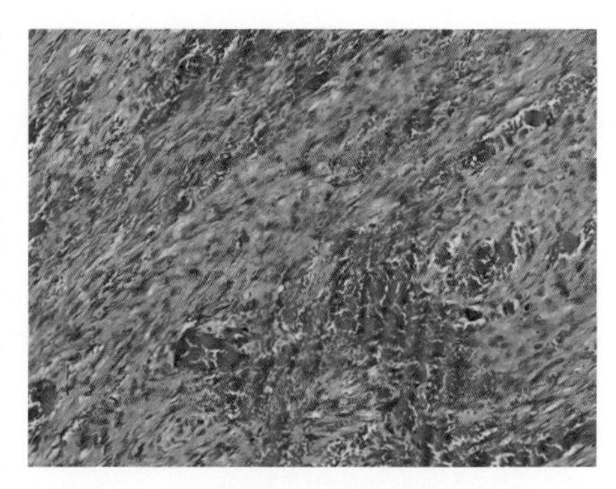

图 42-3　病理切片（HE 染色，100×）

手术解剖标本：脾门部一肿块，大小约 6.0cm × 6.5cm，质中，边界清，剖面呈灰白色。

术后病理（图 42-3）：（1）“脾门肿块”梭形细胞增生性病变，结合原手术史，符合反应性结节状纤维性假瘤（reactive nodular fibrous pseudotumor, RNFPT），大小约 6.0cm × 5.0cm × 3.5cm，局部周围见部分平滑肌组织。

（2）“脾”慢性淤血性脾大。

（3）“脾门淋巴结”血管壁组织及部分胰腺组织，未见淋巴结，未见癌浸润。

免疫组化染色结果：（第 1 次）Calponin（部分+），P53（+），CK5/6（+），S-100（—），P63（—），Vimentin（+），SMA（部分+），CK-pan（—）；（第 2 次）β-catenin（部分弱+），CD117（—），Dog-1（—），ALK（1A4）（—）。

诊断要点与鉴别诊断

RNFPT 于 2003 年由 Yantiss 等首次报道，由于该病变具有长梭形细胞的组织学形态，与其他肿瘤如胃肠道间质瘤（GIST）等鉴别较为困难。2012 年，Virgilio 等综合分析RNFPT病例，发现这些病例均发生于美国、法国、捷克等发达国家，发病年龄 22 ～ 72 岁，仅 1 例为 1 岁女婴，男性 14 例，女性 5 例，因此他认为成年男性更易罹患该病。其中，12 例患者有胆囊炎、绞窄性肠疝、胰腺炎、胰尾内分泌肿瘤等腹部手术史，以及消化性溃疡、慢性肠梗阻、子宫内膜异位症等腹腔疾病治疗史。他认为腹腔手术及炎症刺激可能是RNFPT的诱发因素，也印证了其反应性的特征，目前大概50%的患者有手术史。RNFPT的病灶可表现为单发性肿块，也可为多发性肿块，由于其发病率低，个别病例因意外发现，易被误诊，并可能表现为多个类似转移病灶的结节。行单纯性切除后，RNFPT可不复发。

RNFPT首先需要与淋巴结转移瘤相鉴别。通常淋巴结转移瘤患者有肿瘤病史，病灶形状不规则，并伴有边缘分叶或棘状突起，增强扫描常表现为不均匀的环形明显强化，不均匀的中央坏死。当转移瘤直径＞10mm时，上述情况表现更加典型。PET/CT显像示转移瘤 ^{18}F-FDG代谢显著增加，当然明确诊断还需要依靠原发肿瘤的病理结果。另外，在鉴别诊断时，还需要考虑胃肠道外间质瘤（EGIST）。EGIST的病灶通常呈类圆形或不规则形状，密度不均匀，常合并囊样变性和坏死。EGIST在增强扫描时常表现为动脉期明显增强，这与RNFPT的轻度增强形成对比。RNFPT的 ^{18}F-FDG摄取量为轻度增加，SUV_{max}为3.6，这可能有助于区分EGIST［SUV_{max}平均值为7.8（2.2～30.0）］。

综上所述，对于术后患者，当有以下情况时，应考虑RNFPT：①病灶边界清楚；②病灶没有明显坏死；③CT和（或）MR图像显示为延迟轻度强化；④PET/CT图像显示低代谢；⑤肿瘤标志物水平没有明显升高。

参考文献

[1] Virgilio E, Pucci E, Pilozzi E, et al. Reactive nodular fibrous pseudotumor of the gastrointestinal tract and mesentery giving multiple hepatic deposits and associated with colon cancer. Am Surg, 2012, 78(5): E262-E264.

[2] Moodley J, Cutz J C, Schell M. Reactive nodular fibrous pseudotumor mimicking metastatic gastrointestinal stromal tumor to perigastric lymph node: a case report and review of the literature. Int J Surg Pathol, 2018, 26(7): 664-670.

[3] Yan F, Ma Y, Sun J, et al. Reactive nodular fibrous pseudotumor involving the gastrointestinal tract and mesentery: a case report and review of the literature. Oncol Lett, 2015, 9(3): 1343-1346.

[4] Yi X J, Chen C Q, Li Y, et al. Rare case of an abdominal mass: reactive nodular fibrous pseudotumor of the stomach encroaching on multiple abdominal organs. World J Clin Cases, 2014, 2(4): 111-119.

[5] Albano D, Mattia B, Giubbini R, et al. Role of ^{18}F-FDG PET/CT in restaging and follow-up of patients with gist. Abdom Radiol (NY) , 2020, 45(3): 644-651.

（浙江省人民医院：程爱萍，傅立平，王晓刚，孙美玲，付涧兰）

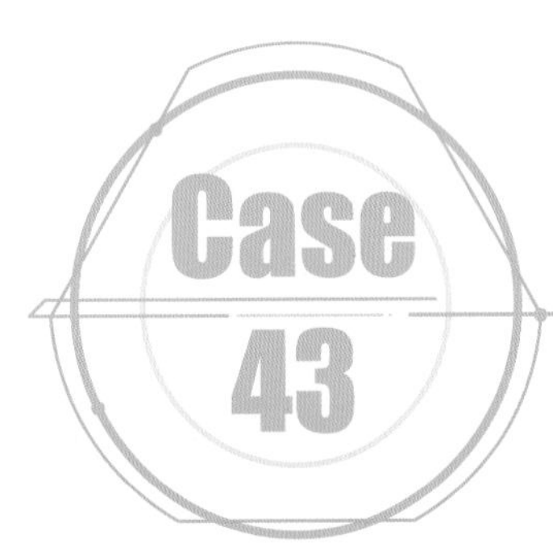

腹盆腔促结缔组织增生性小圆细胞肿瘤

简要病史

患者男性，25 岁。间歇性腹痛 1 个月余，伴腹胀、便秘。无恶心、呕吐，无腹泻等不适。既往体健，否认有外伤、手术及输血史，否认肝炎、结核、高血压、糖尿病等病史。外院行腹部增强 CT，提示盆腔巨大肿块伴腹腔、腹膜、肝门部多发肿大淋巴结及结节灶。为进一步明确性质，遂行 ^{18}F-FDG PET/MR 检查。

实验室检查资料

血常规：白细胞计数 9.6×10^9/L（3.5×10^9 ～ 9.5×10^9/L，↑），单核细胞绝对值 0.8×10^9/L（0.1×10^9 ～ 0.6×10^9/L，↑），血小板计数 428×10^9/L（125×10^9 ～ 350×10^9/L，↑）。

血生化：无机磷 1.62mmol/L（0.85 ～ 1.51mmol/L），尿酸 496μmol/L（210 ～ 420μmol/L）。

血清肿瘤标志物：CA125 64.7U/ml（0 ～ 30.2U/ml），NSE 34.24ng/ml（＜ 16.50ng/ml），CYFRA21-1 4.54ng/ml（＜ 3.30ng/ml）；AFP、CEA、CA19-9、PSA、CA50、CA242、CA72-4、SCCA 水平均在正常范围。

影像学检查资料

^{18}F-FDG PET/MR 图像见图 43-1。腹部 CT 平扫+增强图像见图 43-2。

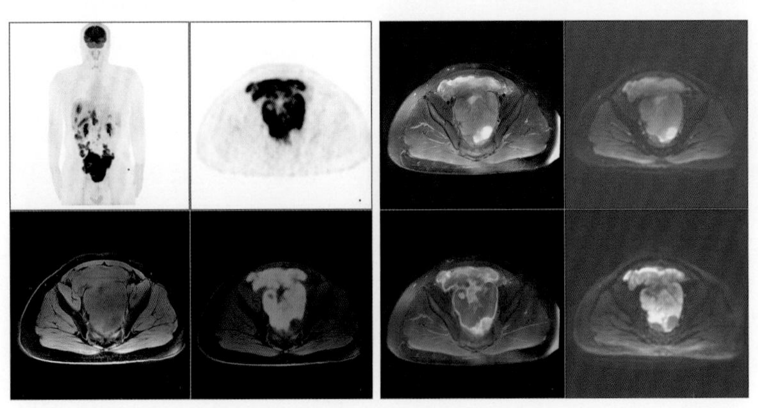

图 43-1　^{18}F-FDG PET/MR 图像

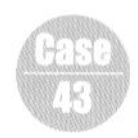

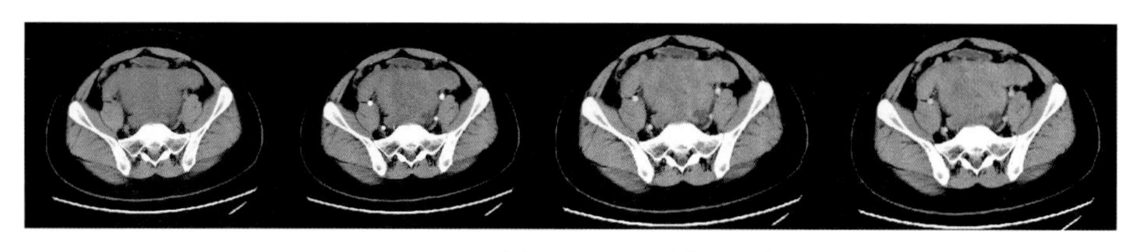

图 43-2　腹部CT平扫+增强图像

影像解读

^{18}F-FDG PET/MR图像（图 43-1）显示：肝脾包膜、网膜、肠系膜、腹膜后、盆腔多发软组织结节及肿块，较大者位于盆腔，大小约 16.8cm × 15.5cm × 12.5cm，T_1WI呈等、稍低信号，T_2WI呈高信号，DWI呈高信号，提示弥散受限，^{18}F-FDG摄取异常增高，SUV_{max}=19.8。腹盆腔有少量积液。

腹部CT平扫+增强图像（图 43-2）显示：腹盆腔多发软组织结节、肿块影，密度不均，内见囊变坏死，呈不均匀性持续强化。

最终诊断

腹腔肿块穿刺活检病理：恶性肿瘤，结合免疫组化结果及HE形态，考虑促结缔组织增生性小圆细胞肿瘤（desmoplastic small round cell tumor, DSRCT）。

免疫组化结果（A片）：（肿瘤细胞）CAM5.2（+），CK-pan（+），EMA（+），Desmin（+），Vimentin（+），NSE（－），Syn（－），CgA（－），Ki-67（40%+），CD56（灶性，弱+），Myogenin（－），MyoD1（－），CD99（+），Calretinin（－），CD20（－），CD3（－），Wilms Tumor（－），S-100（－）。

诊断要点与鉴别诊断

1. 诊断要点

DSRCT是一种主要由小圆细胞组成的临床上罕见的，具有高度侵袭性且预后较差的恶性软组织肿瘤，起源于腹、盆腔腹膜及腹外器官，常表现为弥漫性的腹膜结节。DSRCT最初是由Gerald和Rosai于 1989 年报道并初步命名的，t（11；12）（p13；q12）是其特异性遗传学特点，此易位产生*EWS-WT1*融合基因，通过调节*WT1*的转录靶位点并抑制其他靶基因的调控作用，诱导肿瘤的发生并促进肿瘤细胞的分裂和生长，从而导致DSRCT发生。

DSRCT好发于青少年及儿童，年龄范围在 3 ～ 52 岁，中位年龄 21 岁，且男性多于女性，男女比例约为 5 ：1；约 95%的患者发生于腹腔及盆腔内，另外 5%的患者可发生于睾丸、颅内、肝、肺等部位。症状多以腹胀、腹痛、腹部不适为主，患者常见腹部肿块。多数DSRCT患者在确诊时已伴有转移，主要以包膜、网膜种植性转移为主，其次为腹膜后淋巴结转移，内脏转移主要以肝脏转移为主。

DSRCT的特征性影像学表现为腹腔或盆腔间隙内多发弥漫性肿块，常见于肝脾包膜、网膜、肠系膜间隙、膀胱后间隙及腹膜后间隙，大部分分布于包膜表面，不累及内脏器官。主要病变位于膀胱后间隙，推测可能是腹膜液的动态流动和重力作用所致。肿块在CT图像上通常表现为软组织密度，若肿块内出血坏死，则伴有片状低密度影，增强后呈轻度不均匀性强化。由于肿瘤细胞排列密集并富含纤维组织，因此肿瘤在静脉期及延迟期呈持续强化。肿瘤在MR T_1WI上呈不均匀性等或低信号，T_2WI上呈不均匀性高信号，增强扫描呈不均匀性轻度持续强化。在^{18}F-FDG PET/CT图像上，病灶有较为明显的^{18}F-FDG摄取。

2. 鉴别诊断

（1）淋巴瘤　淋巴瘤与DSRCT同属小圆细胞肿瘤，鉴别较为困难。淋巴瘤腹膜侵犯肿块常见于腹腔或腹膜后，不伴坏死，常伴“血管漂浮征”，呈轻度均匀强化，很少发生持续强化；而DSRCT肿块主要位于盆腔，可伴坏死、钙化，呈持续强化。

（2）恶性间皮瘤　恶性间皮瘤好发于胸腹膜，表现为无明确原发病灶，大网膜弥漫性结节状增厚，呈明显强化，腹盆腔大量积液，临床病史常有石棉接触史；间皮瘤好发于40岁以上人群，而DSRCT好发于青年男性，初诊时即可见多发肿块，增强后呈轻中度强化。

（3）腹腔结核　腹腔结核临床表现常伴随发热、盗汗等，出现恶病质的时间较早，持续时间较长，病灶中心干酪样坏死时常呈环形强化，周边伴腹膜渗出性改变；而DSRCT较腹腔结核为轻度均质性强化，渗出性改变较少。

综上所述，DSRCT好发于青年男性，腹膜多发肿块、主要病变位于盆腔（膀胱后方）、持续强化、腹膜增厚、腹盆腔有少量积液、肿块内可伴小片状坏死等可作为DSRCT的特征性影像学表现，最后确诊需依靠组织病理学检查。目前已有多种手段如手术、干细胞移植、放化疗、核素治疗、靶向治疗等用于DSRCT的治疗，但总体而言疗效欠佳，复发率较高，生存率较低。

参考文献

[1] 胡冠男，周良平，周正荣，等. 腹盆腔促纤维组织增生性小圆细胞瘤的临床、影像学和病理学特征分析. 肿瘤影像学，2022，31(3)：309-315.

[2] 许霄，张凤春，徐迎春. 促纤维增生性小圆细胞瘤的治疗进展. 上海交通大学学报（医学版），2016，36(5)：747-751，756.

[3] 房泽辉，戚元刚，王冰. 促结缔组织增生性小圆细胞肿瘤的CT特征及鉴别诊断. 放射学实践，2022，37(5)：571-573.

（宁波明州医院：于　军，任东栋，陈　聪）

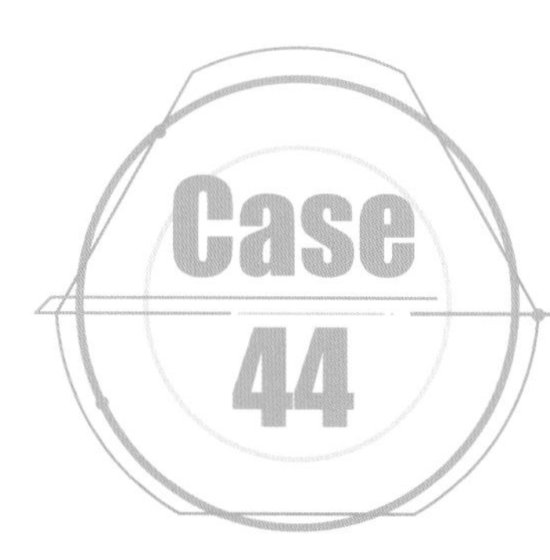

子宫富于细胞性平滑肌瘤术后复发、盆腔种植转移

简要病史

患者女性，47 岁。11 天前B超检查示“盆腔囊实性包块，考虑卵巢来源；盆腔偏左侧结节”。无阴道脓性、恶臭白带，无腹痛腹胀，无便秘腹泻，无尿频尿痛等不适。8 年前曾因“子宫肌瘤”行“子宫全切术”。

实验室检查资料

血清肿瘤标志物：CA125 40.2U/ml（0 ～ 35.0U/ml，↑）。

余实验室检查指标未见明显异常。

影像学检查资料

腹部CT平扫+增强图像见图 44-1。[18]F-FDG PET/CT图像见图 44-2。

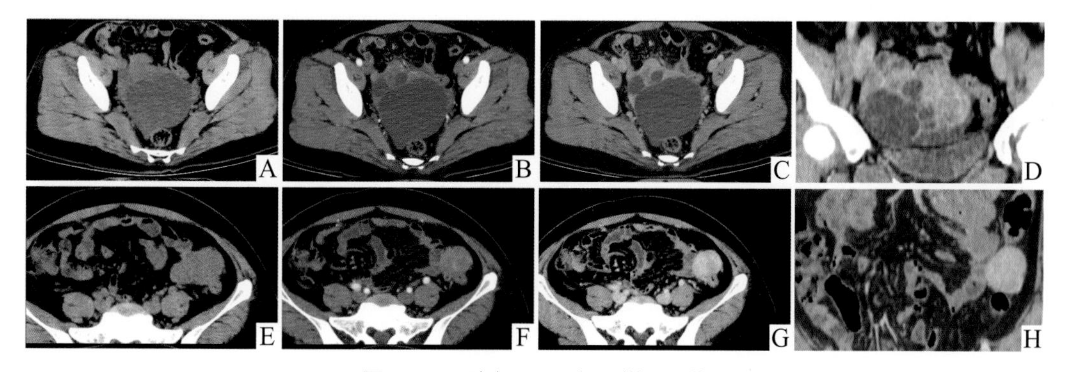

图 44-1　腹部CT平扫+增强图像

A、E. CT平扫横轴位；B、F. 动脉期横轴位；C、G. 静脉期横轴位；D、H. 冠状位

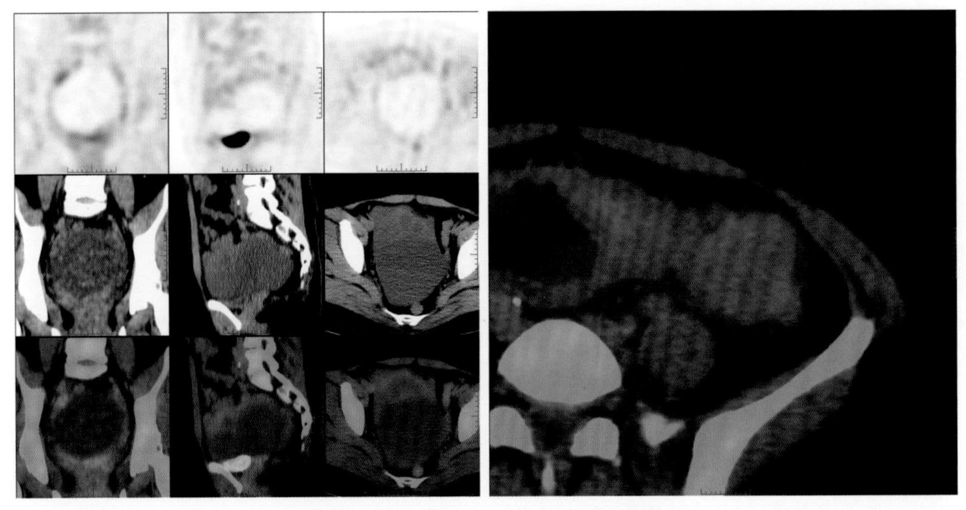

图44-2 ^{18}F-FDG PET/CT图像

影像解读

腹部CT平扫+增强图像（图44-1）显示：盆腔CT平扫见一多房囊实性肿块影，囊内呈均匀低密度，界尚清，增强后肿块实性区可见持续性明显强化，囊性区不强化；左侧结肠旁沟CT平扫另见一均质软组织密度结节影，边界清晰，增强扫描该结节亦呈持续性明显强化。

^{18}F-FDG PET/CT图像（图44-2）显示：盆腔肿块实性区代谢不均一性增高，局部代谢较明显区域SUV_{max}约为4.8，囊性成分代谢缺失；左侧结肠旁沟结节代谢均匀轻度增高，SUV_{max}约为3.0。

最终诊断

手术病理及免疫组化结果证实："盆腔肿块"符合富于细胞性平滑肌瘤伴黏液变性及囊性变；"结肠旁沟结节"符合富于细胞性平滑肌瘤。

诊断要点与鉴别诊断

子宫富于细胞性平滑肌瘤（cellular leiomyoma of the uterus）是子宫平滑肌瘤的一种特殊亚型，为交界性肿瘤，多发于中青年女性，其组织学表现不同于普通型肌瘤细胞，术前诊断率低；T_1WI呈等信号，T_2WI呈等或混杂信号，DWI呈高信号，早期明显强化，渐进性强化为其MR影像学特征。

子宫富于细胞性平滑肌瘤增殖速度快，复发率高，有恶变、转移趋势，由于瘤体大，更易发生变性。目前，国内外均有相关研究报道子宫富于细胞性平滑肌瘤在骨、骨骼肌、肺、心脏、腹壁、腹股沟等部位发生转移，但病理证实多数为良性转移灶，小部分转移灶发生恶性转化；即使术后10年，复发及恶变仍可发生；本病例即为术后

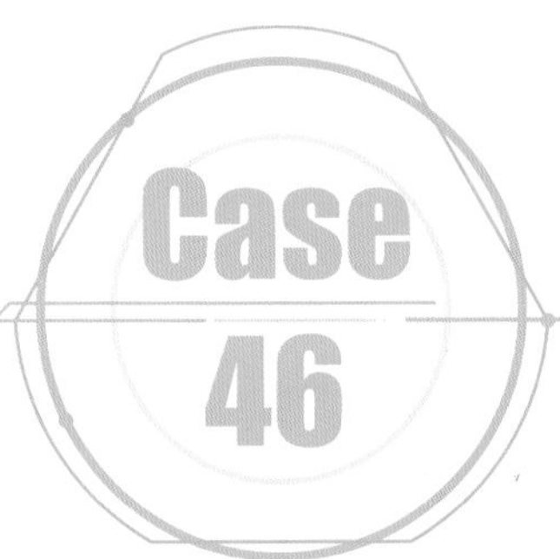

神经内分泌肿瘤^{18}F-Octreotide 和^{18}F-FDG 联合显像

简要病史

患者男性，51 岁。因外院体检肠镜发现黏膜下隆起，遂于肠镜下行活检剥除术，病理：［大肠，行内镜黏膜下剥离术（endoscopic submucosal dissection, ESD）］高分化神经内分泌瘤（neuroendocrine tumor, NET）（G_1 级），两侧及基底切缘阴性，未见明确脉管瘤栓。为进一步检查行PET/CT扫描。

实验室检查资料

血常规、血生化未见明显异常。

影像学检查资料

PET/CT图像（^{18}F-FDG和 ^{18}F-Octreotide联合显像）见图 46-1 和图 46-2。

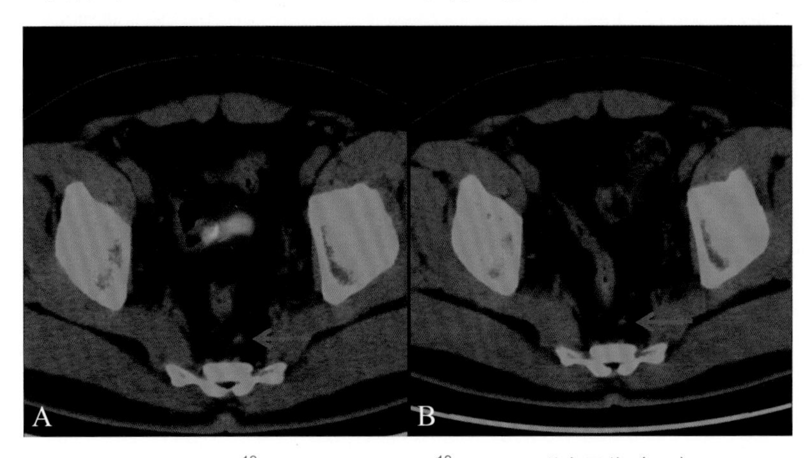

图 46-1　^{18}F-Octreotide 及 ^{18}F-FDG联合显像（一）

A. ^{18}F-Octreotide PET/CT 显像，轴位 PET/CT 融合图像；
B. ^{18}F-FDG PET/CT 显像，轴位 PET/CT 融合图像

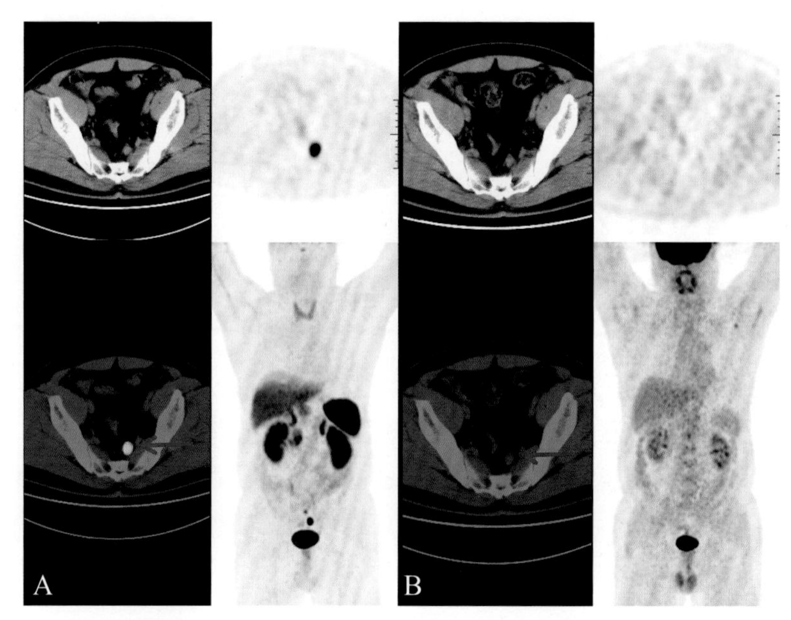

图 46-2 ^{18}F-Octreotide 及 ^{18}F-FDG联合显像（二）

A. ^{18}F-Octreotide PET/CT 显像，轴位CT、PET图及PET/CT融合图像；
B. ^{18}F-FDG PET/CT 显像，轴位CT、PET图及PET/CT融合图像

影像解读

先行 ^{18}F-FDG PET/CT检查，在直肠左后方系膜间（图 46-1B）和骶前（图 46-2B）各见小结节灶，未见明显 ^{18}F-FDG代谢增高。

2 周后行 ^{18}F-Octreotide PET/CT检查，发现直肠左后方系膜间（图 46-1A）和骶前（图 46-2A）各见小结节灶，大小分别为 0.7cm × 0.6cm、1.3cm × 1.2cm，均呈 ^{18}F-Octreotide摄取增高，SUV_{max} 分别为 3.5、30.9。

提示：这两枚结节灶明显定位表达生长抑素受体（somatostatin receptor, SSTR），考虑为神经内分泌肿瘤（neuroendocrine neoplasm, NEN）转移灶。

最终诊断

后患者于我院行腹腔镜下直肠肿瘤根治术+肠粘连松解术+回肠保护性造瘘术，术后病理（图 46-3）：（ESD术后，直肠肿瘤切除标本）黏膜慢性炎伴多核巨细胞反应，未见明确肿瘤组织残留，符合ESD术后改变。肠管两侧切缘及环周切缘均为阴性。肠周淋巴结见癌转移。[注：对于淋巴结内肿物，免疫组化结果提示为高分化NET（G_1 级，类癌）。]

免疫组化结果：CK7（－），CK20（－），MSH2（+），MSH6（+），MLH1（+），PMS2（+），CDX2（－），Her-2（0）。

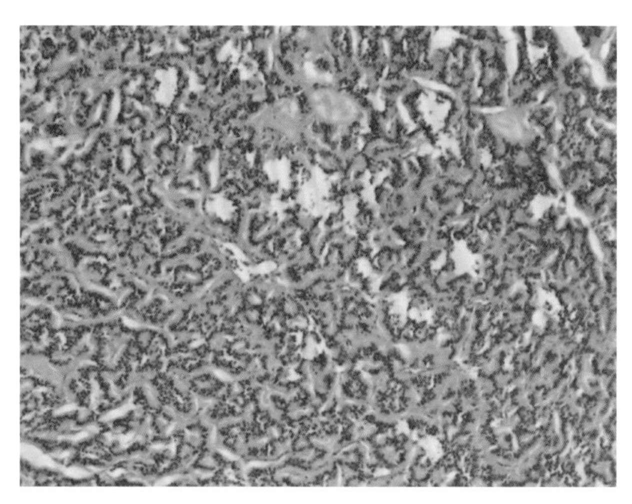

图 46-3 病理切片（HE 染色）
（肿瘤细胞呈梁状、条索状、腺样排列，间质可见胶原化纤维组织，细胞异型性小，未见明确核分裂象）

诊断及教学要点

NEN是一类起源于胚胎的神经内分泌细胞、具有神经内分泌标志物和可以产生多肽激素的肿瘤，核医学在NEN的诊断和研究中发挥了基本作用，尤其SSTR的成像方面取得了许多成果。由于大多数NEN表达SSTR，故SSTR类似物可作为放射性核素显像的靶点，对其行强有力的分子成像。

近年来，越来越多的研究表明，^{68}Ga-DOTA-SSTR PET/CT对诊断NEN有较高的价值，不仅可明确原发肿瘤的位置，确定临床策略，而且可检出一些其他检查不能发现的微小转移灶，对NEN患者的肿瘤分期及预后评估有一定意义。因此，根据北欧和美国相关指南，SSTR PET/CT更适用于NEN的诊断。^{18}F-AlF-NOTA-Octreotide（^{18}F-Octreotide）在NEN中有明显的聚集摄取。而且 ^{18}F-Octreotide具有良好的安全性和剂量学特征。与 ^{18}F-FDG相比，^{18}F-Octreotide在NEN PET/CT成像中（尤其是高分化类型）可获得更好的特异的图像，并显著提高肿瘤与本底的比值。正如本病例，先对患者行 ^{18}F-FDG PET/CT显像，在直肠左后方系膜间和骶前各见小结节灶，但 ^{18}F-FDG代谢未见明显增高，影像学无法提示是否为转移灶。而后行 ^{18}F-Octreotide PET/CT显像，这两枚小结节灶有 ^{18}F-Octreotide摄取增高，尤其骶前一枚摄取明显增高，提示明显表达SSTR，考虑为NEN的转移灶，而术后病理也进一步予以证实。

^{18}F-FDG和 ^{18}F-Octreotide联合显像的优势如下：

（1）无创全面评估（发现隐匿病灶，提高分级分期准确性）；

（2）提示活检部位（发现隐匿病灶，提示恶性程度最高部位）；

（3）辅助治疗选择［手术定位、放射性核素肽受体介导治疗（peptide receptor radionuclide therapy, PRRT）选择、化疗选择］；

（4）预后评估随访（提示高危患者，发现小病灶）。

^{18}F-FDG及^{18}F-Octreotide联合显像在NEN的诊断、分期及预后评估方面有诸多优势，但是经济及时间投入较大，对SSTR（－）/FDG（+）病灶的定性有时存在困惑，故要合理掌握联合显像的适应证，还有待大量病例的长期随访研究。

参考文献

[1] Barakat M T, Meeran K, Bloom S R. Neuroendocrine tumours. Endocr Relat Cancer, 2004, 11(1): 1-18.

[2] Dasari A, Shen C, Halperin D, et al. Trends in the incidence, prevalence, and survival outcomes in patients with neuroendocrine tumors in the United States. JAMA Oncol, 2017, 3(10): 1335-1342.

[3] Bozkurt M F, Virgolini I, Balogova S, et al. Guideline for PET/CT imaging of neuroendocrine neoplasms with (68)Ga-DOTA - conjugated somatostatin receptor targeting peptides and (18)F-DOPA. Eur J Nucl Med MolImaging, 2017, 44(9): 1588-1601.

[4] 颜京，张婷婷，赵葵．核医学分子影像探针应用于神经内分泌肿瘤的研究进展．浙江大学学报(医学版), 2021, 50(1):131-137.

[5] Long T, Yang N, Zhou M, et al. Clinical application of ^{18}F-AlF-NOTA-Octreotide PET/CT in combination with ^{18}F-FDG PET/CT for imaging neuroendocrine neoplasms. Clin Nucl Med, 2019, 44(6): 452-458.

（浙江大学医学院附属第一医院：刘一诺，赵 欣，赵 葵）

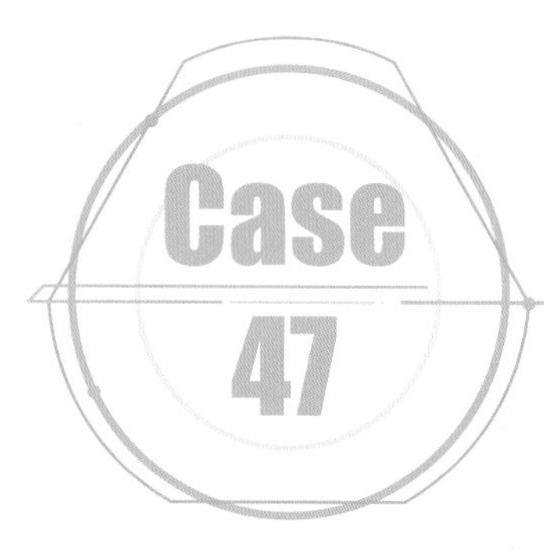

腹膜后神经内分泌肿瘤

简要病史

患者男性，76岁。半个月前无明显诱因出现脐周腹痛不适，以脐下区为著，疼痛呈阵发性，不剧，无向他处放射；伴有恶心、纳差，伴肛门排气、排便减少，伴尿频、尿急及右腰部不适。半个月来上述症状持续存在，并有加重趋势，来我院查腹部CT，提示“腹腔巨大肿瘤，肠梗阻”，遂收治入院。既往有房颤病史，规律服药。为进一步明确性质，行 ^{18}F-FDG PET/CT检查。

实验室检查资料

血清肿瘤标志物：CA19-9 133.5kU/L（↑），NSE 115.5μg/L（↑）。

血常规：白细胞计数 10.2×10^{9}/L（↑），血红蛋白120g/L（↓），红细胞计数 3.81×10^{12}/L（↓）。

CRP 151.9mg/L（↑）。

影像学检查资料

腹部CT增强图像见图47-1。下腹部MR图像见图47-2。^{18}F-FDG PET/CT图像见图47-3。

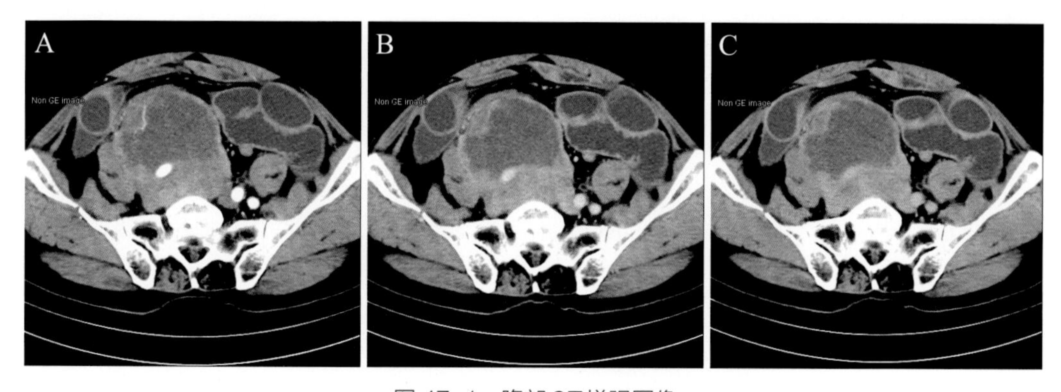

图47-1　腹部CT增强图像

A. 动脉期；B. 门脉期；C. 延迟期

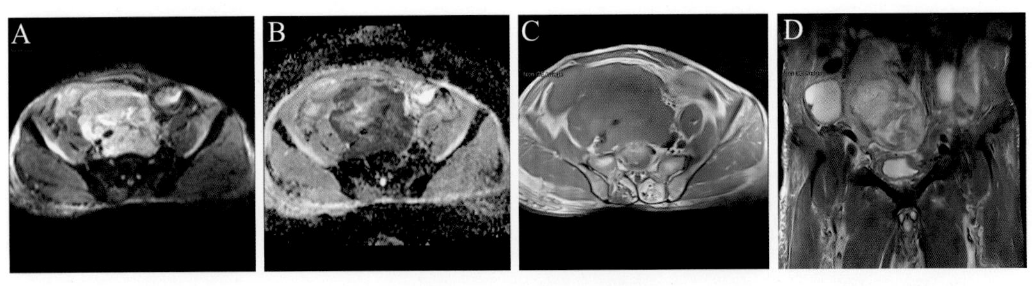

图 47-2　下腹部MR图像

A. DWI; B. ADC 图; C. T_1WI; D. 冠状位 T_2WI

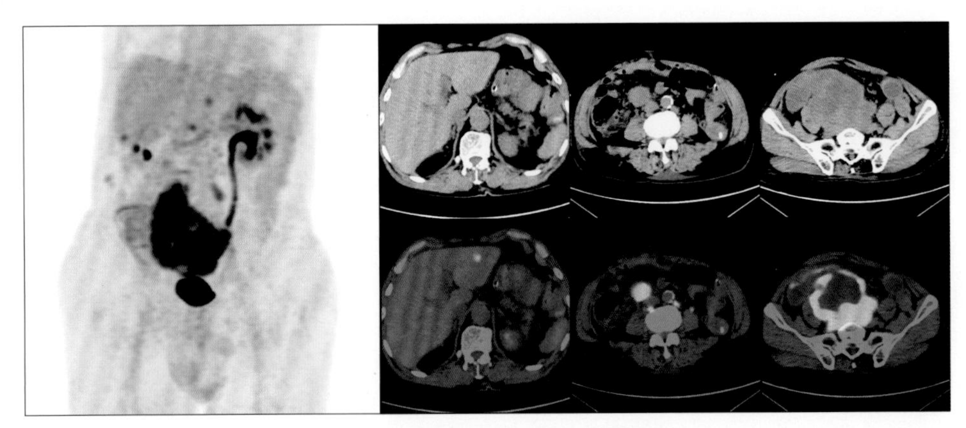

图 47-3　^{18}F-FDG PET/CT图像

影像解读

腹部CT增强图像（图 47-1）显示：腹膜后巨大混杂密度团块，径约155mm × 115mm × 136mm，增强扫描病灶呈轻中度渐进性强化，动脉期病灶周边部位可见肿瘤血管，中心区呈无强化低密度坏死囊变区，病灶包绕右侧髂血管。

下腹部MR图像（图 47-2）显示：腹膜后巨大团块，T_1WI呈低信号，T_2WI呈不均匀高信号，DWI弥散受限，ADC图呈低信号。

^{18}F-FDG PET/CT图像（图 47-3）显示：腹膜后巨大团块，病灶周边部位 ^{18}F-FDG摄取增高，SUV_{max} 约 7.9，中心区呈 ^{18}F-FDG摄取稀疏区；肝脏多枚低密度小结节，^{18}F-FDG摄取增高，SUV_{max} 约 3.4；腹膜后间隙多发淋巴结肿，^{18}F-FDG摄取增高，SUV_{max} 约 4.5。

最终诊断

肿瘤穿刺活检病理：神经内分泌肿瘤（NEN）（G_3）。

免疫组化结果：CD56（＋），Syn（少数+），NSE（－），CgA（－），CK（－），LCA（－），Ki-67（约 70%+）。

诊断要点与鉴别诊断

1. 诊断要点

NEN是一类起源于肽能神经元和神经内分泌细胞、能够产生生物活性胺和（或）多肽激素的异质性肿瘤；该类肿瘤可发生于全身多种器官和组织，常见于胃、肠、胰腺等消化系统，其次见于肺、胸腺及生殖系统，发生于腹膜后罕见。

按照肿瘤的增殖活性，可以将胃肠胰NEN分级为G_1（低级别，核分裂象数1/10 HPF或Ki-67指数≤2%）、G_2（中级别，核分裂象数2～20/10 HPF或Ki-67指数3%～20%）、G_3（高级别，核分裂象数＞20/10 HPF或Ki-67指数＞20%）三级。在上述基础上，胃肠胰NEN的病理学分类如下：①神经内分泌瘤（NET）是高分化NEN，分级为G_1和G_2。②神经内分泌癌（neuroendocrine carcinoma, NEC）是低分化高度恶性肿瘤，分级为G_3。

影像学上腹膜后NEN具有以下特点：①肿瘤多为单发，一般体积较大，密度不均，内可见囊变坏死或点片状钙化。②增强扫描有明显的不均匀强化，部分呈不均匀轻中度强化或不强化，肿瘤实性部分动脉期开始强化，至静脉期持续增强。③多数肿瘤内或周边可见滋养血管影。大多数NET是增殖活性低、分化良好的肿瘤，^{18}F-FDG不能显示其葡萄糖代谢显著增高，大部分为轻度增高；^{18}F-FDG高摄取出现于分化程度低、增殖率高的NEC。

2. 鉴别诊断

（1）副神经节瘤　副神经节瘤多呈球形，瘤体较大时常出现囊变、坏死、钙化和出血；增强扫描示肿瘤显著强化，强化时间持续较长，PET/CT可表现为高代谢病灶。

（2）腹膜后平滑肌肉瘤　该病以女性多见，发现时常较大，钙化少见，CT平扫多为大且不规则形的软组织肿块，中心常有低密度灶；肿块边缘多较清楚；增强后实性肿瘤明显，中心坏死及囊变区无强化，^{18}F-FDG摄取通常明显增高。

（3）恶性纤维组织细胞瘤　该病好发于中年男性，密度不均匀，可见钙化，增强扫描可呈明显不均匀强化，^{18}F-FDG摄取通常明显增高。

参考文献

[1] Taei T H A, Mail S A A, Thinayyan A H A. Primary retroperitoneal neuroendocrine tumor with nonspecific presentation: a case report. Radiol Case Rep, 2020, 15(9): 1663-1668.

[2] Fukushima M, Otaki T, Usui Y. A case of primary neuroendocrine carcinoma of the retroperitoneum. Hinyokika Kiyo, 2021, 67(9): 423-426.

（温州市中心医院：邹章勇，张丽敏，敖　利）

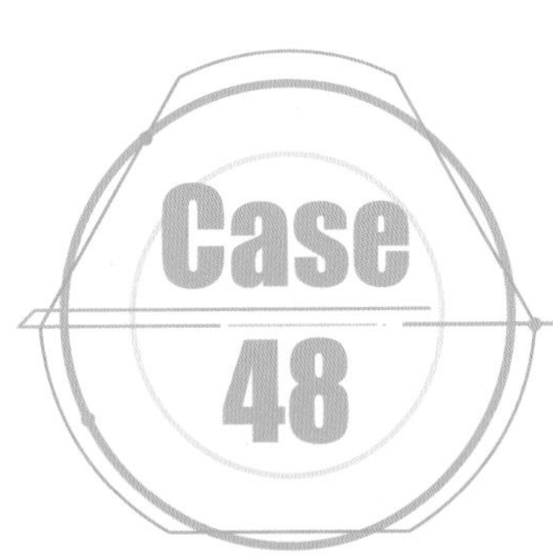

后腹膜神经鞘瘤

简要病史

患者男性，76岁。2年前因体检发现肿瘤指标升高而行相关检查并发现肝占位，后于我院行肝占位切除术（肝Ⅳ段局部，非解剖性）。术后病理示：高分化肝细胞癌（MVI分级：M_0级）。术后行经导管动脉栓塞化疗术（transcatheter arterial chemoembolization, TACE）。其间定期复查。2022年7月于当地复查增强CT，示：肝左叶多发病灶；右肾盂区占位。自发病以来，患者神清，精神可，胃纳可，睡眠一般，二便无殊，体重无明显减轻。现为求进一步评估病情，行PET/CT检查。

实验室检查资料

术前肿瘤标志物：AFP 18.18ng/ml（0～8.78ng/ml）。

术后复查肿瘤标志物：AFP 20.62ng/ml（0～8.78ng/ml），CA19-9 49.95U/ml（<37.00 U/ml），CEA 7.11ng/ml（0～5.00ng/ml），异常凝血酶原（PIVKA-Ⅱ）194.66mAU/ml（0～40.24mAU/ml），余肿瘤指标无殊。

影像学检查资料

^{18}F-FDG PET/CT图像见图48-1和图48-2。腹部MR图像见图48-3。腹部CT平扫+增强图像见图48-4。

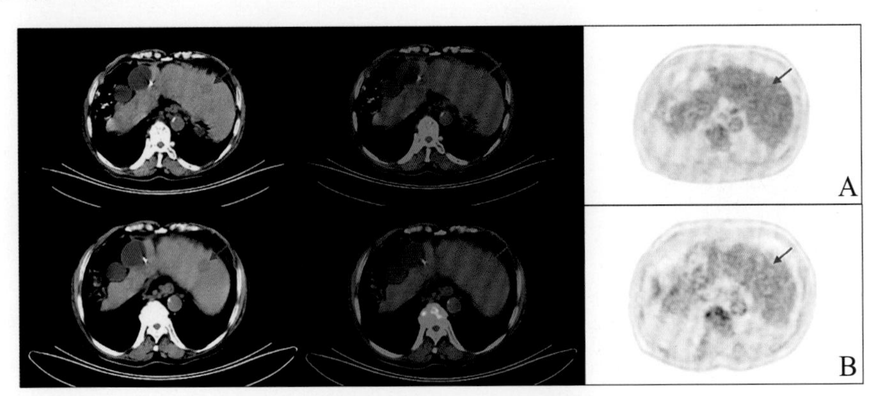

图48-1　^{18}F-FDG PET/CT图像（一）

A. 常规显像；B. 延迟显像

影像解读

^{18}F-FDG PET/CT图像（图 49-1）显示：左中下腹肾脏前下方见不规则团块状软组织密度影，大小约 7.8cm × 8.3cm × 12.5cm，其内部密度欠均匀，边缘呈深分叶状，肿块包绕左侧肾门，部分层面与左侧腰大肌关系密切，邻近周围肠管及肠系膜血管受压向外推移，^{18}F-FDG代谢呈弥漫性不均匀轻度增高，大致与肝脏本底相仿，SUV_{max}=3.34。

腹部CT平扫+增强图像（图 49-2）显示：肿块呈持续轻中度不均匀强化。

最终诊断

术后病理：平滑肌肉瘤（leiomyosarcoma, LMS）。

诊断要点与鉴别诊断

1. 诊断要点

LMS是一种少见的间叶组织肿瘤，多发生于中老年人，40 ～ 60 岁为高发年龄段，女性多于男性，青少年也可发病；LMS常发生于富含平滑肌组织的部位或器官，如腹膜后区域、外周组织（如四肢软组织）、大血管壁、消化道和子宫等。原发性腹膜后LMS的发病率排在脂肪肉瘤和纤维肉瘤之后，居原发性腹膜后恶性肿瘤的第 3 位。LMS常为单发，通常体积较大，形态不规整，边缘多呈分叶改变，易侵犯腹膜后大血管，肿瘤有包膜时边界清楚，当其存在周围浸润时，则表现为边界不清。晚期主要通过血行转移，转移率较胃肠道LMS高，以肝、肺部转移最常见，淋巴结转移少见。

在影像学方面，大多数腹膜后LMS表现为肿块密度/信号不均匀，实性成分密度/信号与肌肉接近，其内出现坏死区域时，CT表现为低密度影，T_2WI表现为高信号，增强后无强化，当肿块内伴出血时，T_1WI表现为稍高信号。有研究表明，大而广泛的坏死为LMS的常见表现，而钙化罕见；另有研究认为，坏死是LMS发生转移的一个重要预测因素，坏死范围越大，恶性程度越高。在PET显像中，LMS的 ^{18}F-FDG代谢程度通常与其分化程度及所含成分有关，分化越差，代谢程度越高，当其内出现坏死成分时，代谢程度降低。有研究表明，LMS的 ^{18}F-FDG代谢显像通常呈轻中度增高，相较于 ^{18}F-FDG，^{68}Ga-FAPI-04 显像可能更加有助于LMS的诊断。

2. 鉴别诊断

（1）脂肪肉瘤　脂肪肉瘤是一种常见的原发性腹膜后肿瘤，占腹膜后软组织肉瘤的 41%，临床上主要表现为无痛性进行性增大的肿块，接近 1/2 的腹膜后脂肪肉瘤确诊时瘤体直径已达 20cm。对于多数脂肪肉瘤，因其肿块内脂肪成分而易与LMS鉴别，同时 30%的脂肪肉瘤可出现钙化，这在LMS并不常见。与LMS相同，脂肪肉瘤的分化程度及成分在PET/CT显像上的特点是分化程度越差，^{18}F-FDG代谢程度也越高。

（2）淋巴瘤　腹膜后淋巴瘤可表现为多个淋巴结肿大或软组织团块影，CT通常表现为密度均匀的软组织肿块，增强后呈轻度强化，强化程度弱于LMS。MRI常见的是T_1低信号和T_2等或高信号结节及肿块，伴有中度增强，通常肿块仅包绕或推挤周围血管结构，表现为“血管漂浮征”。未经治疗的淋巴瘤，钙化和坏死均不常见，^{18}F-FDG PET/CT显像在淋巴瘤的诊断、分期及疗效评估中均起着至关重要的作用，大多数淋巴瘤的^{18}F-FDG代谢均有显著增高。

（3）Castleman病　该病发病年龄较轻，多见于30～40岁，本质上是淋巴组织良性反应性增生，保持淋巴结的基本形态，边缘较光滑，密度均匀，少见坏死和出血；可见不同形态的钙化；增强扫描多呈显著且持续性强化。PET显像中^{18}F-FDG代谢通常较为明显增高。

（4）神经源性肿瘤　神经源性肿瘤占腹膜后肿瘤的10%～20%。该肿瘤多位于脊柱两侧，边界清楚，为囊实性或实性肿块，密度均匀或不均匀，可伴有椎间孔形态改变。实性成分^{18}F-FDG代谢通常增高。

参考文献

[1] Güzel Y, Can C, Söğütçü N, et al. ^{18}F-FDG PET/CT and ^{68}Ga-FAPI-04 PET/CT findings of abdominal leiomyosarcoma. Clin Nucl Med, 2021, 46(12): e594-e597.

[2] Liu D N, Zhong W L, Wang H Y, et al. Use of ^{18}F-FDG-PET/CT for retroperitoneal/intra-abdominal soft tissue sarcomas. Contrast Media & Molecular Imaging, 2018(2018): 2601281.

[3] 丁重阳, 李天女, 吉爱兵. 原发性腹膜后恶性肿瘤的^{18}F-FDG PET/CT显像特征. 中国医学影像技术, 2014, 30(7): 5.

（中国人民解放军联勤保障部队第九〇三医院：方　元，陈泯涵，蒋元林，陈界荣）

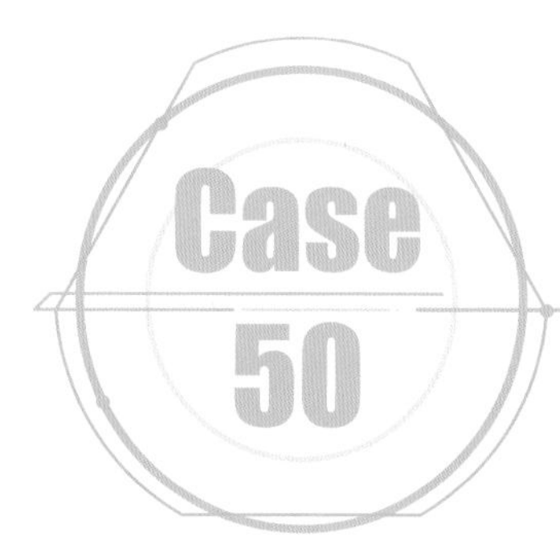

颅骨朗格汉斯细胞组织细胞增生症

简要病史

患者男性，23 岁。现病史：患者 1 个月前无明显诱因出现头痛，卧床休息后有所缓解，无头晕、视物旋转、视物模糊，无意识不清，无四肢无力、抽搐，无恶心、呕吐，无发热、寒战。后头痛逐渐加重，主要疼痛点为右侧颞部。发现高血压 1 个月余，未正规服药，未监测血压。既往史：7 年余前曾因外伤致腰椎开放性骨折、左足跟粉碎性骨折，行手术治疗，现恢复可。

实验室检查资料

血脂+肝功能：丙氨酸氨基转移酶 158U/L（↑），门冬氨酸氨基转移酶 55U/L（↑），总胆固醇 5.36mmol/L（↑），甘油三酯 1.76mmol/L（↑），低密度脂蛋白胆固醇 3.60mmol/L（↑）。

血清肿瘤标志物系列正常。

影像学检查资料

MR 平扫+增强图像见图 50-1。^{18}F-FDG PET/CT 图像见图 50-2。

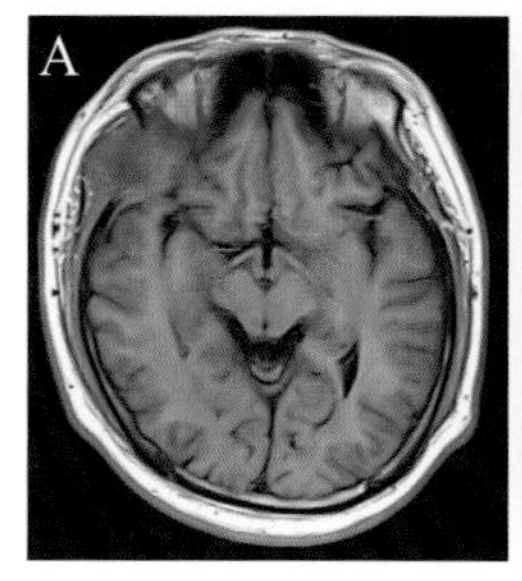

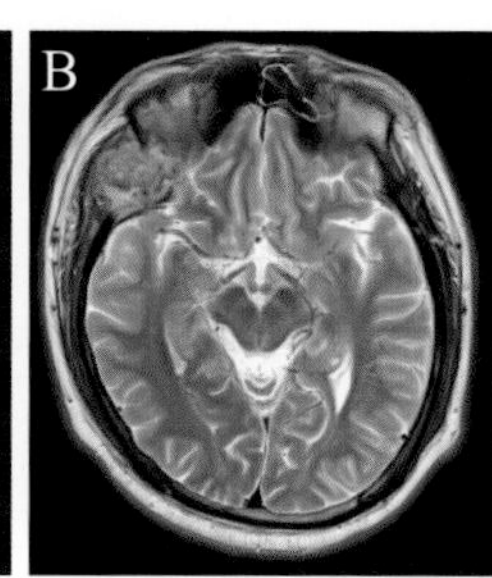

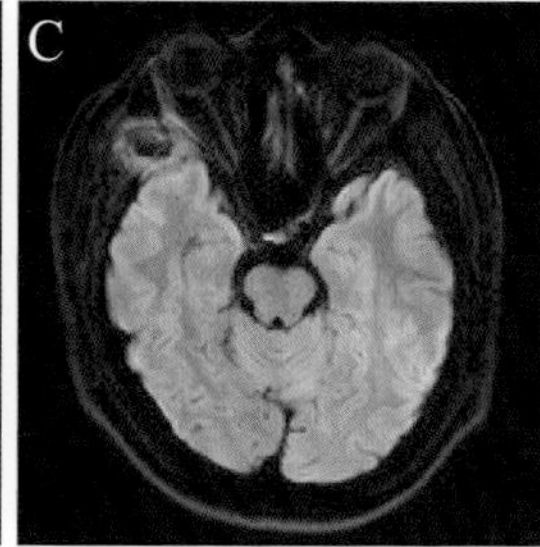

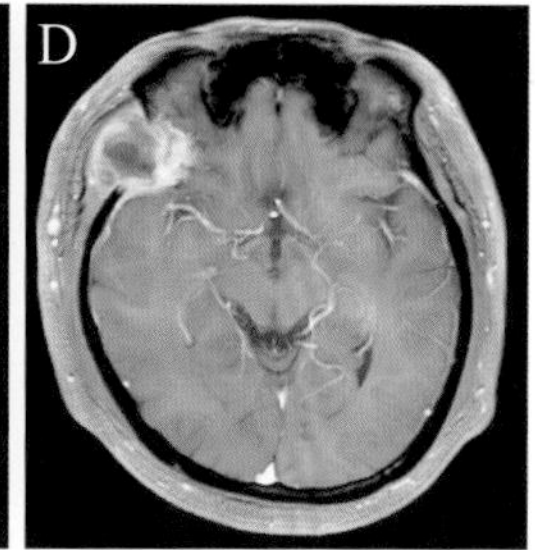

图 50-1　MR 平扫+增强图像

A. T_1WI; B. T_2WI; C. DWI; D. 增强扫描

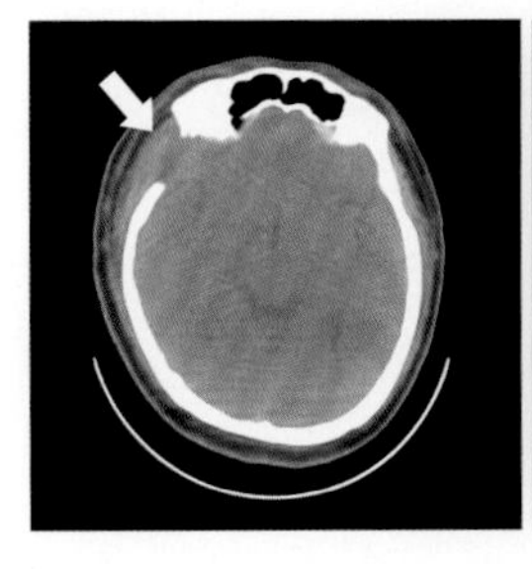
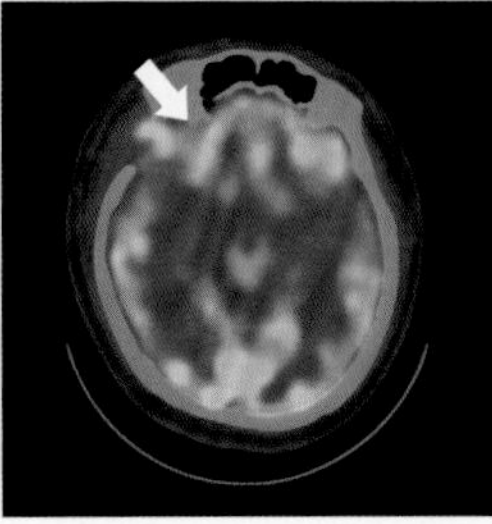
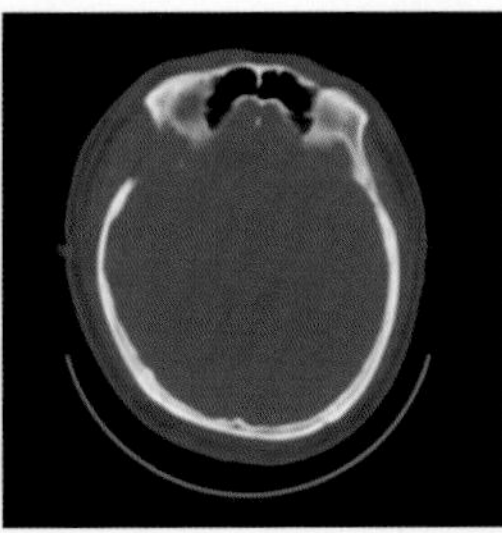
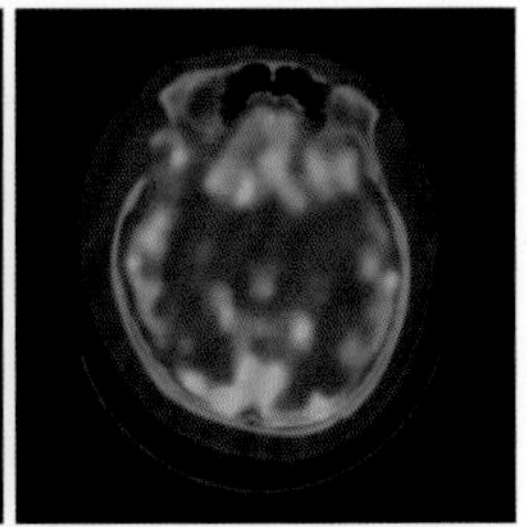

图 50-2　^{18}F-FDG PET/CT图像

影像解读

MR平扫+增强图像（图 50-1）显示：右侧颞骨、蝶骨与眼眶后下壁交界处见骨质破坏伴结节状异常信号，T_1WI呈等、低信号，T_2WI呈高低混杂信号，DWI病灶局部轻度受限；增强后病灶呈环形明显强化。

^{18}F-FDG PET/CT图像（图 50-2）显示：右侧颞骨、蝶骨及眼眶外侧壁溶骨性骨质破坏伴周旁软组织团块，糖代谢不均匀性增高，SUV_{max}约 9.2，邻近右侧颞叶受压。

最终诊断

“右颞骨眶外侧壁软组织”活检病理（图 50-3）：符合朗格汉斯细胞组织细胞增生症（LCH）。

免疫组化结果：S-100（+），CD1a（+），Cyclin D1（+），CD68（+），CD163（+），CK（—），Ki-67（约 20%+）。

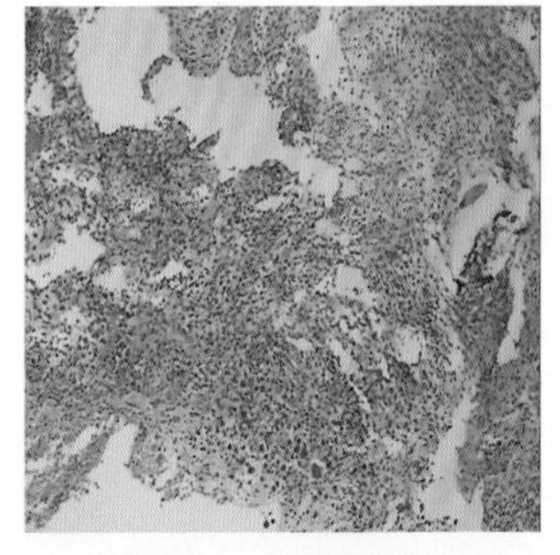

图 50-3　病理切片

诊断要点与鉴别诊断

1. 诊断要点

LCH是一种罕见病，发病率 1/200 万～ 1/20 万，目前其发病机制仍不明确，可能与异常细胞克隆增殖、细胞因子介导、病毒感染及免疫紊乱有关。病理特点为朗格汉斯细胞过度增生和浸润，同时伴有嗜酸性细胞、淋巴细胞、浆细胞等浸润。LCH分为两类：一类为良性病变，如单发或多发嗜酸性肉芽肿，发病高峰为 5 ～ 10 岁；一类为恶性病变，包括莱特勒-西韦病（Letterer-Siwe disease）和各种类型的组织细胞性淋巴瘤，预后差。

LCH 最常累及骨骼系统，其中常见的受累部位依次为颅骨（27%）、股骨（13%）、下颌骨（11%）和骨盆（10%），主要表现为骨质破坏，可伴软组织肿块形成，可伴或不伴硬化边。累及肺部早期时，CT 主要表现为双肺上叶不规则小结节影；随着疾病的进展，结节发生囊性改变，可见厚壁的空洞和薄壁的囊肿；晚期演变为以网状结构为主的肺部纤维化表现。累及肺部多见于成年人，与患者吸烟关系密切，本例患者未见肺部病变。大多数病灶对 ^{18}F-FDG摄取增高。

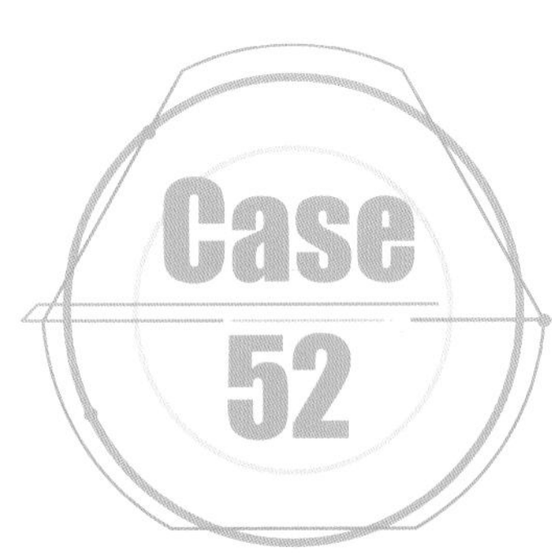

椎体软骨肉瘤

简要病史

患者女性，72岁。6个月前无明显诱因出现右胸背部酸重，余无任何不适。外院就诊服药后自行缓解（具体不详）。2个月前患者再发右胸背酸重，伴右侧肋间麻木，右上肢活动困难。既往胆囊切除术后10余年，T_{12}椎体固定术后4年余。

实验室检查资料

生化组合提示：丙氨酸氨基转移酶241.5U/L，天冬氨酸氨基转移酶152.5U/L，乳酸脱氢酶315.6U/L。

血常规、肿瘤标志物、红细胞沉降率无殊。

影像学检查资料

胸椎MR图像见图52-1。^{18}F-FDG PET/CT图像见图52-2—图52-4。

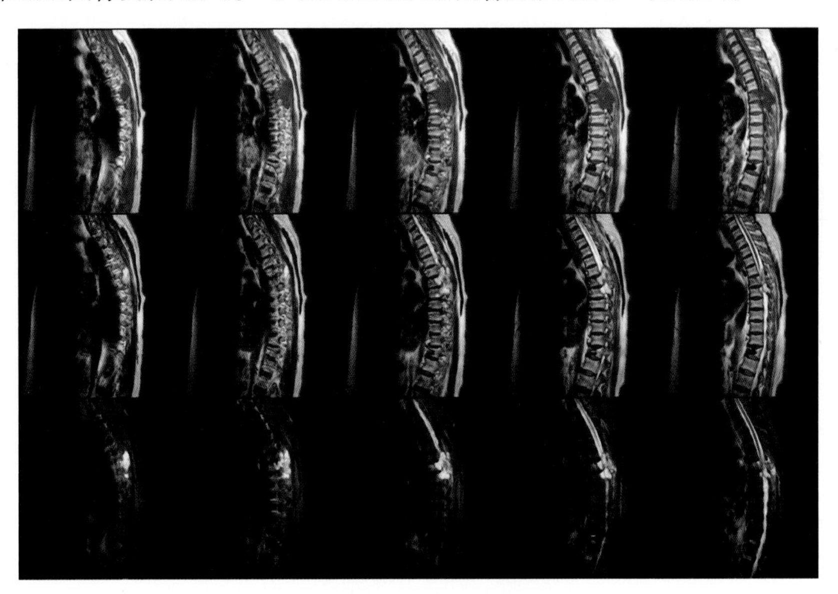

图52-1　胸椎MR图像

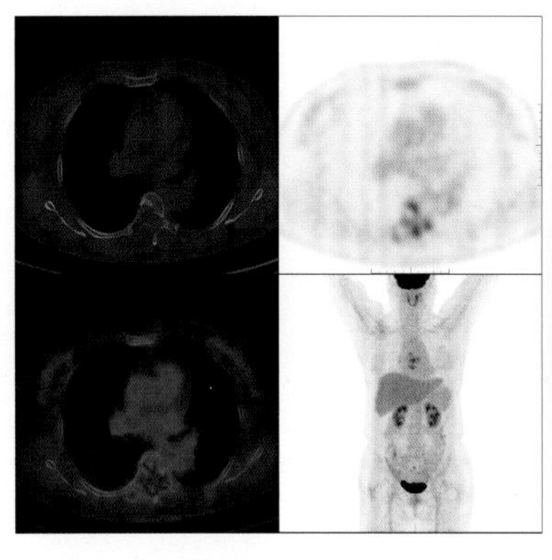

图 52-2 ^{18}F-FDG PET/CT图像（一）

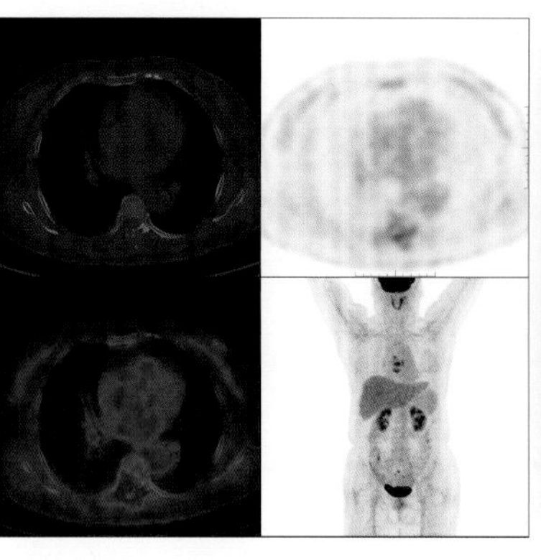

图 52-3 ^{18}F-FDG PET/CT图像（二）

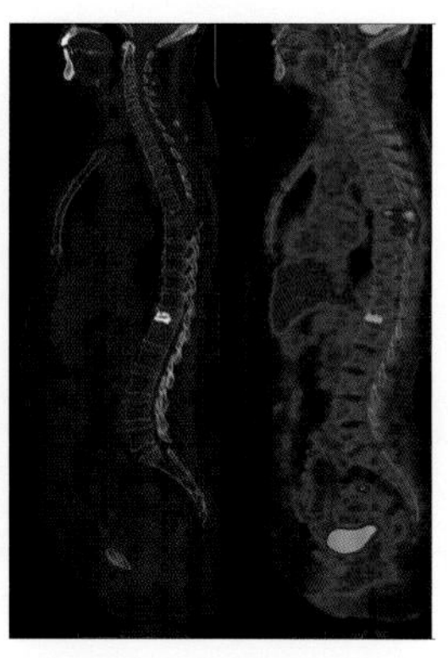

图 52-4 ^{18}F-FDG PET/CT图像（三）

影像解读

胸椎MR图像（图 52-1）显示：T_6、T_7椎体及部分附件骨质可见多发分叶状、团块状异常信号影，T_1WI呈稍低信号，T_2WI呈稍高信号，部分突入椎管内，相应椎管狭窄，脊髓受压改变，但其内信号尚可。

^{18}F-FDG PET/CT图像（图 52-2—图 52-4）显示：T_6、T_7椎体及附件骨质密度不均，可见斑片状溶骨性骨质破坏，周围伴软组织肿块形成，伴^{18}F-FDG摄取增高，SUV_{max}约为 5.67。右侧第 6 肋骨可见少许溶骨性骨质破坏，伴^{18}F-FDG摄取增高，SUV_{max}约为 3.005。

最终诊断

病理诊断（图 52-5）：胸椎软骨肉瘤，WHO Ⅱ级。

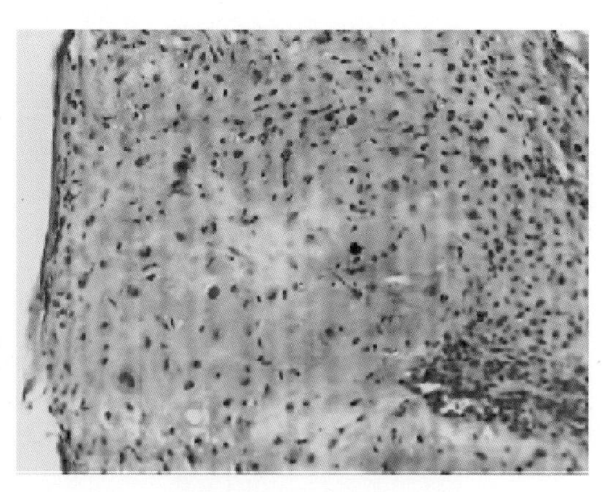

图 52-5 病理切片

诊断要点与鉴别诊断

1. 诊断要点

软骨肉瘤是一种恶性间叶组织肿瘤，是最常见的骨肿瘤之一，发病率仅次于骨髓瘤与骨肉瘤，多发生于长管状骨，以股骨和肱骨近端多见。发生于脊柱的软骨肉瘤较少见，占 3% ～ 12%，以胸椎多见。软骨肉瘤可分为中央型软骨肉瘤、继发性外周型软骨肉瘤、去分化软骨肉瘤、骨膜软骨肉瘤、透明细胞软骨肉瘤和间叶性软骨肉瘤。该病发病年龄广，男性多于女性，临床表现无特异性，以疼痛以及肢体乏力为主，如累及椎管则表现为脊髓神经压迫症状。

软骨肉瘤的X线以及CT主要影像学特征表现为骨质破坏区或软组织肿块内出现软骨基质钙化或骨化，钙化多呈绒毛状、棉团状、环状、点状、结节状。大多数病例钙化的数量与肿瘤的分化程度具有相关性，钙化越明显分化程度就越高。软骨肉瘤在MR图像上表现为均匀等或长T_1、长T_2信号，恶性程度低的因含透明软骨而呈均匀的高信号，恶性程度高的信号成分多样，其信号强度常不均匀。PET/CT对软骨肉瘤的诊断具有较高的准确性，并且有助于鉴别中/高级别软骨肉瘤和低级别软骨肉瘤。PET/CT可以通过描述肿瘤代谢潜能和识别内生软骨瘤恶性转化的高代谢灶，为肿瘤生物学提供有用的信息。根据组织学表现和肿瘤行为，软骨肉瘤从低分化到高分化分为G_1—G_3，PET/CT可在肿瘤的初始分期中发挥作用，并可用于评估对新辅助化疗的反应。

2. 鉴别诊断

（1）转移瘤　有原发肿瘤的病史；一般可分为溶骨型、成骨型、混合型；脊椎的溶骨性转移常累及附件，并形成椎旁软组织肿块。

（2）脊柱结核　大多数脊柱结核继发于肺结核，可有拾物试验阳性。影像学表现为斑片状、洞穴样溶骨性骨质破坏，部分破坏骨质内可见沙粒状高密度死骨；椎间隙狭窄或消失，椎体后突；椎旁冷脓肿形成。

（3）脊柱骨巨细胞瘤　该病好发于20～40岁，起于椎体，向附件发展。单纯溶骨性骨质破坏，有偏心性，膨胀明显；椎体变扁时肿瘤呈前后哑铃状膨胀。有骨包壳形成，可伴骨皮质中断，无周围硬化及基质钙化。

（4）脊柱骨髓瘤　血清/尿可出现单克隆M蛋白。影像学表现为广泛性骨质疏松，伴多发压缩性骨折；多发溶骨性骨质破坏，呈穿凿样、虫蚀样、鼠咬样；骨质破坏区周围可有软组织肿块形成，很少跨越椎间盘至邻近椎旁。

参考文献

[1] 袁明智，黄永，任瑞美. 软骨肉瘤的影像诊断与鉴别诊断. 放射学实践，2012，27(8): 893-897.

[2] 杨洁，甄俊平. 软骨肉瘤的影像学诊断及分子影像学研究进展. 医学影像学杂志，2021，31(7): 1254-1256.

[3] Annovazzi A, Anelli V, Zoccali C, et al. ^{18}F-FDG PET/CT in the evaluation of cartilaginous bone neoplasms: the added value of tumor grading. Ann Nucl Med, 2019, 33(11): 813-821.

（绍兴市人民医院：张雅萍，徐梧兵）

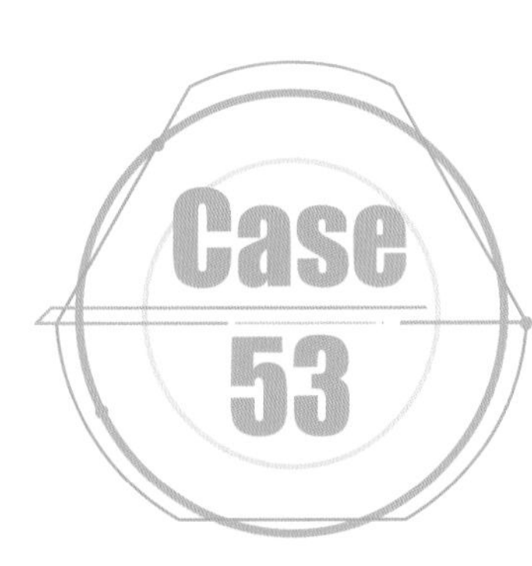

腰椎朗格汉斯细胞组织细胞增生症

简要病史

患者女性，57岁。腰痛伴活动受限20天。查体：L_4—S_1 棘突压痛（+），叩击痛（+），未向双下肢放射。

实验室检查资料

尿酸372μmol/L（155～357μmol/L，↑），铁蛋白237.2ng/ml（12～150ng/ml，↑），CA72-4 6.3U/ml（0～6U/ml，↑）。

影像学检查资料

MR平扫+增强图像见图53-1。^{18}F-FDG PET/CT图像见图53-2。

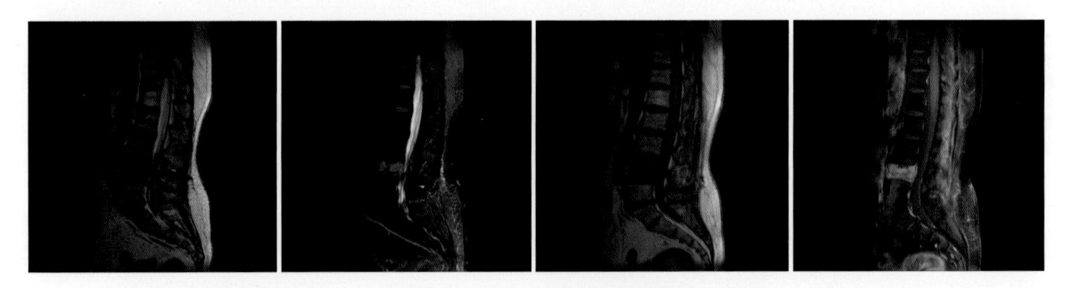

图53-1　MR平扫+增强图像

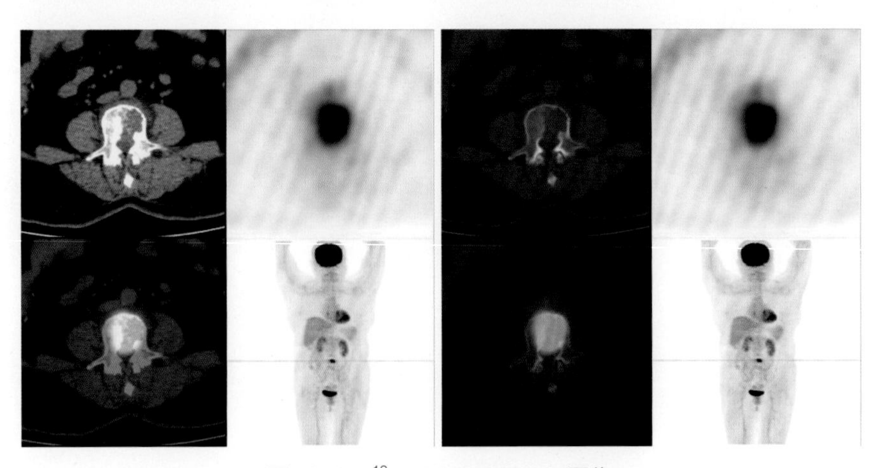

图53-2　^{18}F-FDG PET/CT图像

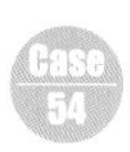

清楚，伴或不伴硬化边）、“虫蚀样”（多发边界不清的溶骨破坏）和“穿透样”（骨破坏周围骨皮质消失）。如骨破坏类型不符合上述表现，则称为“未定义”。MRI可评估其信号特点，其信号总体较均匀，囊变坏死少见，T_2WI以等低信号或高信号为主，与病变内部细胞成分和病变所处时期有关，增强扫描可见强化。PET/CT图像常表现为膨胀性的溶骨性骨质破坏，伴或不伴软组织肿块形成，^{18}F-FDG代谢增高。

2. 鉴别诊断

（1）骨转移瘤　发生于成年人的LCH需要与转移瘤进行鉴别，转移瘤有原发病史或原发灶，成年人多发的LCH则相对少见。

（2）动脉瘤样骨囊肿　该病常发生于10～20岁，多为偏心性、膨胀性生长，穿破骨皮质包壳，其边缘轮廓模糊不清，呈虫蚀状、多房状，MR扫描可见长T_2液体信号影，无成骨反应。

（3）脊柱结核　该病常发生于青壮年，好发于腰椎，有结核体征或病史，CT示相邻椎体骨质破坏，椎间隙变窄，椎间盘破坏。脊柱LCH的椎间盘无破坏。

参考文献

[1] Zaveri J, La Q, Yarmish G, et al. More than just Langerhans cell histiocytosis: a radiologic review of histiocytic disorders. Radiographics, 2014, 34(7): 2008-2024.

[2] Herman T E, Siegel M J. Langerhans cell histiocytosis: radiographic images in pediatrics. Clin Pediatr (Phila), 2009, 48(2): 228-231.

[3] 刘晓光，钟沃权，刘忠军，等. 颈椎朗格罕斯细胞组织细胞增生症的诊断和治疗. 中国脊柱脊髓杂志，2009,19(6): 431-436.

[4] 许翔宇，王睿峰，姜亮，等. 脊柱朗格汉斯细胞组织细胞增生症的诊断和治疗进展. 中国脊柱脊髓杂志，2016, 26(10): 939-943.

（绍兴市人民医院：赵振华，秦锡怡）

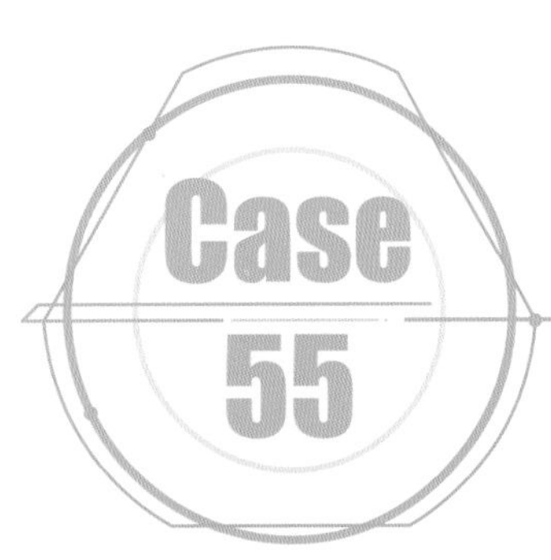

腰椎淋巴瘤

简要病史

患者女性，27 岁。左腰背部疼痛伴左下肢内侧麻木感 1 个月余，无发热、盗汗及体重减轻。体格检查：腰椎叩击痛（+），双侧直腿抬高试验（—），双下肢生理反射存在，病理反射未引出。

实验室检查资料

血清肿瘤标志物、血常规及肝肾功能均阴性。

影像学检查资料

腰椎 MR 平扫+增强图像见图 55-1。^{18}F-FDG PET/CT 图像见图 55-2。

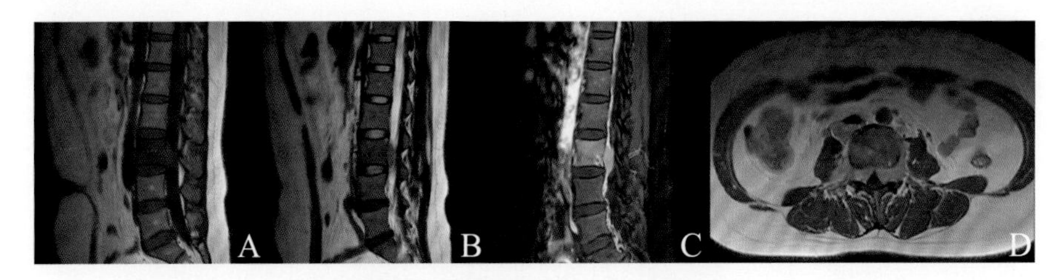

图 55-1　腰椎 MR 平扫+增强图像

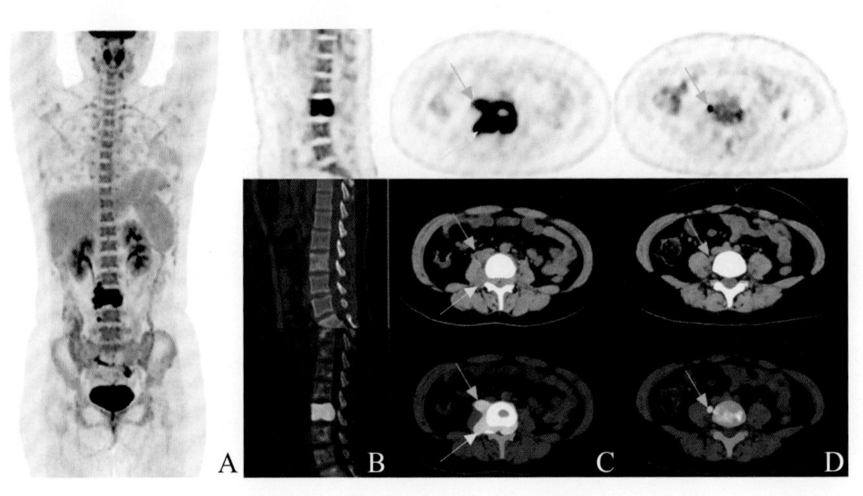

图 55-2　^{18}F-FDG PET/CT 图像

影像解读

腰椎MR平扫+增强图像（图55-1）显示：矢状面图像示L_3椎体呈长T_1（图A）、中等T_2（图B）信号，增强扫描可见强化（图C）；横断面图像（图D）示L_3椎体周围见软组织影，后缘沿两侧椎间孔生长，均匀强化，相应水平椎管狭窄，神经根受压。

^{18}F-FDG PET/CT图像（图55-2）显示：MIP图（图A）示L_{3-4}椎体水平见^{18}F-FDG代谢异常增高灶；矢状面图像（图B）示L_3椎体密度不均匀稍高，骨小梁略稀疏，骨皮质完整，代谢增高；横断面图像（图C）示椎体周围见软组织影，后缘沿两侧椎间孔生长，相应水平椎管狭窄，代谢增高（黄色箭头）；横断面图像（图C、图D）示L_{3-4}椎体前缘见数枚肿大淋巴结，较大者约17mm×13mm，病灶^{18}F-FDG代谢异常增高（绿色箭头），SUV_{max}=19.6。

最终诊断

（椎旁肿物穿刺）病理：B细胞淋巴瘤伴高增殖活性，考虑弥漫性大B细胞淋巴瘤。

免疫组化结果：CK-pan（－），CD3（－），CD20（+），CD30（－），CD21（－），CD56（－），Ki-67（+）。

分子病理：CD10（－），Bcl-6（+），Bcl-2（+），MUM-1（+），Oct-2（+），EMA（少量+），CD15（－），c-myc（+），Cyclin D1（－），TdT（－），EBER ISH（－）。

诊断要点与鉴别诊断

1. 诊断要点

原发性骨淋巴瘤发病率低，占结外淋巴瘤的4%～5%，最常见的病理学类型为弥漫性大B细胞淋巴瘤。临床上多以局部骨痛和肿胀为首发，通常缺乏全身性的症状。该病最常发生于四肢长骨干骺端，特别是股骨，其次为骨盆和脊柱椎体，可累及多骨或单骨。PET上病灶多表现为^{18}F-FDG代谢增高，CT上可分为溶骨性、硬化性和混合性，其中以“筛孔状”“虫蚀状”溶骨性骨质破坏多见，骨质破坏区常出现小片状硬化或周边硬化带。硬化性表现为受累骨密度不均匀增高，多发生于椎体，可呈典型的“象牙椎”改变。原发性骨淋巴瘤影像学上具有骨质破坏范围相对轻，而周围软组织肿块大的特征。本例患者骨质破坏不明显，但周围软组织肿大明显。此外，周围伴肿大淋巴结，病灶^{18}F-FDG代谢明显增高，均有助于骨淋巴瘤的诊断。

2. 鉴别诊断

临床上，原发性骨淋巴瘤需与骨髓瘤、骨转移瘤、尤因肉瘤及骨恶性纤维组织细胞瘤等相鉴别。

（1）*骨髓瘤*　该病好发于中老年人，颅骨、肋骨呈穿凿样、虫蚀样骨质破坏，周围很少有硬化，多伴有广泛骨质疏松。

（2）骨转移瘤　常有原发肿瘤病史，脊柱常侵犯附件区，溶骨性转移瘤骨质破坏边缘多无硬化。

（3）尤因肉瘤　该病好发于青少年，多见于长骨骨干，典型特征为洋葱皮样骨膜反应。

（4）骨恶性纤维组织细胞瘤　该病好发于长骨干骺端，以斑片状骨质破坏或骨质破坏区间夹杂骨嵴为主，并伴有超过溶骨破坏范围的软组织肿块，瘤周大范围水肿。

参考文献

[1] Singh T, Satheesh C, Lakshmaiah K, et al. Primary bone lymphoma: a report of two cases and review of the literature. Journal of Cancer Research and Therapeutics, 2010, 6(3): 296.

[2] 朱艳, 刘兰, 张瑜, 等. 原发性骨淋巴瘤的 ^{18}F-FDG PET/CT显像特点分析. 中国医学影像学杂志, 2017, 25(2):116-120.

[3] Mulligan M E, Mcrae G A, Murphey M D. Imaging features of primary lymphoma of bone. American Journal of Roentgenology, 1999, 173(6): 1691-1697.

（浙江大学医学院附属邵逸夫医院：侯　妮，楼　岑）

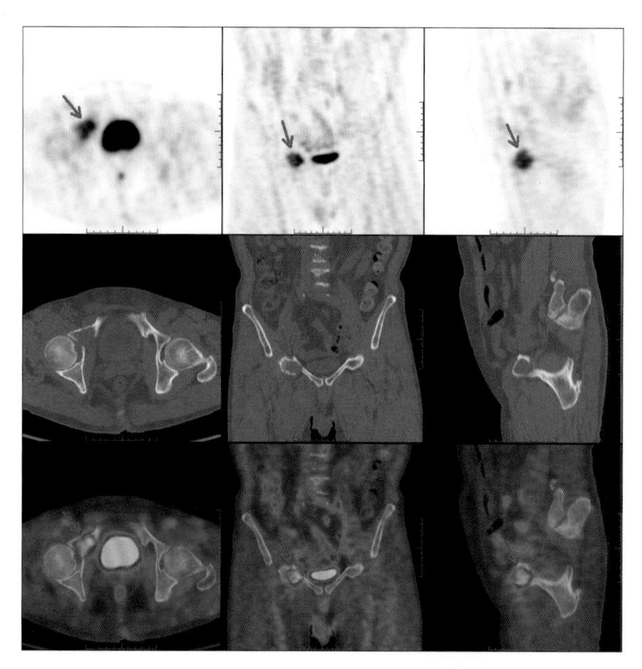

图 57-3　^{18}F-FDG PET/CT图像（一）

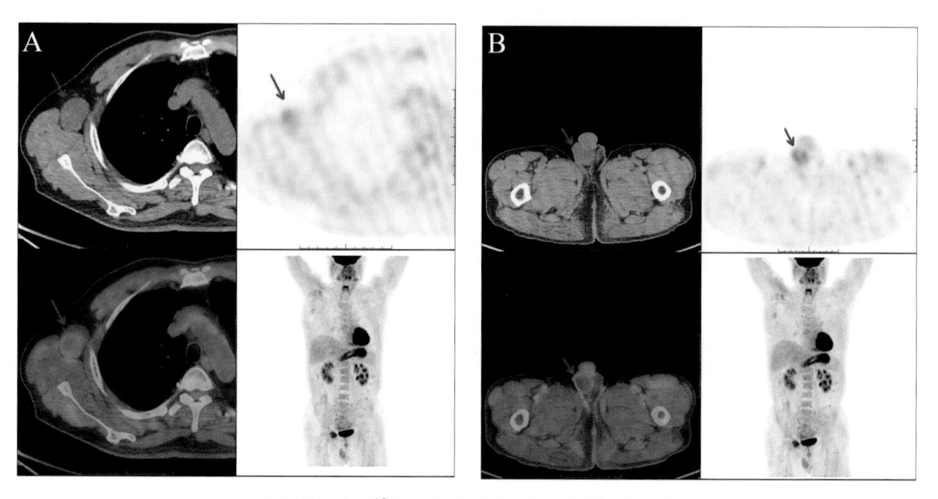

图 57-4　^{18}F-FDG PET/CT图像（二）

影像解读

大腿MR图像（图 57-1）显示：右侧耻骨上支近髋臼处有一大小约 20mm × 26mm 的稍长 T_2、稍长 T_1 信号，骨皮质不完整，髋臼及耻骨上支后缘骨皮质吸收缺损，周围软组织肿胀。右侧阴囊少量积液。

睾丸B超图像（图 57-2）显示：右侧睾丸大小约 48mm × 20mm，内部回声欠均匀，未见明显团块样回声。左侧睾丸大小约 29mm × 14mm，内可见 5mm × 3mm 高回声结节，边界清。CDFI示双侧睾丸血流分布未见明显异常。

^{18}F-FDG PET/CT图像显示：右侧耻骨上支近髋臼处、左侧髂骨翼及骶髂关节旁骨质破坏，右耻骨处并见软组织肿块形成，^{18}F-FDG代谢异常增高，SUV_{max}约4.33（图57-3）。图57-4示右侧腋窝可见一大小约34.9mm × 27.2mm肿块，边缘光整，密度均匀，^{18}F-FDG代谢轻度增高，SUV_{max}约1.83（图A）；右侧睾丸肿大，大小约33.6mm × 25.5mm，伴^{18}F-FDG代谢异常增高，SUV_{max}约2.50（图B）。

最终诊断

1. 右侧耻骨穿刺组织

病理诊断：浆细胞瘤（图57-5A）。

免疫组化结果：CD138（+），CD38（+），Kappa（κ）（—），Lambda（λ）（+），EMA（—），CK-pan（—）。

2. 右腋窝肿块

病理诊断：神经鞘瘤继发囊性变（图57-5B）。

免疫组化结果：CD34（血管+），CD68（部分+），DM（—），GFAP（—），Ki-67（2%+），S-100（+），SMA（—），Vimentin（+）。

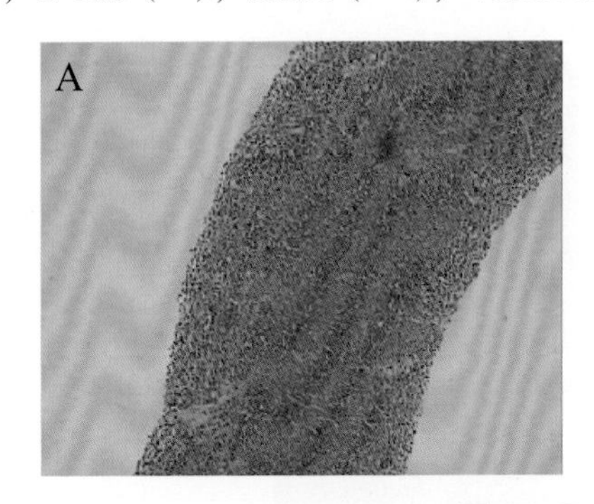

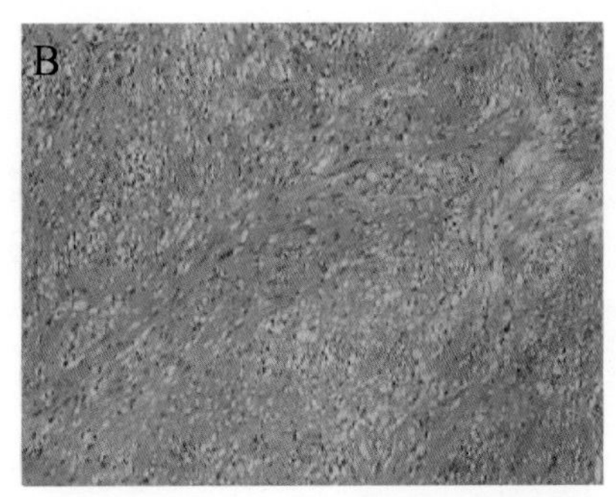

图57-5　病理切片

诊断要点与鉴别诊断

1. 诊断要点

多发性骨髓瘤（multiple myeloma）是一种浆细胞恶性增殖性疾病，骨髓中克隆性浆细胞异常增生，并分泌单克隆免疫球蛋白或其片段（M蛋白），导致相关器官和组织损伤。在我国，骨髓瘤的发病率约为1/10万，发病年龄多在50～60岁，男女之比约为3∶2。骨髓瘤好发于中轴骨，以肋骨、脊柱和骨盆多见，四肢骨则多发于近心端。主要临床症状有全身乏力、体重减轻、低热、贫血、全身骨痛等。约5%的肿瘤细胞可发生髓外浸润（如呼吸道、肝脾、肾脏和皮肤等），累及中枢神经系统少见。

X线及CT表现：早期可无明显变化，随着病情进展，可表现为全身性、广泛性骨质疏松，继而发展成为溶骨性骨质破坏，呈皂泡状、蜂窝样或穿凿样等，边缘清楚，

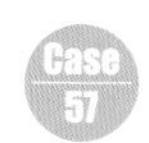

无硬化边。在骨质破坏严重的区域易出现病理性骨折，甚至在周围形成软组织肿块。

MRI表现：当骨髓受累程度轻时，骨髓信号可以正常，或呈“胡椒盐状”浸润（T_1WI呈弥漫性点状及颗粒状混杂信号，T_2WI呈弥漫性不均匀高信号），随着病情进展，可表现为弥漫性灶性浸润（T_1WI呈斑片、结节状或广泛弥漫低信号，T_2WI呈高信号）；增强后受累骨髓呈弥漫性、不均匀性、灶性强化。

^{18}F-FDG PET/CT表现：骨质破坏的大小和严重程度与^{18}F-FDG代谢高低不完全一致，可表现为骨质破坏代谢活跃型、骨质破坏代谢正常型、骨质弥漫代谢活跃型等；如发生病理性骨折、骨旁局部软组织肿块或远处转移，这些继发病灶一般均呈高^{18}F-FDG代谢灶。

至于本例腋窝软组织肿块，形态规则，边缘光整，密度均匀，周围未见骨质改变与破坏，^{18}F-FDG代谢轻度增高，首先考虑偏良性病变，与耻骨肿瘤没有相关性；右侧睾丸肿大伴^{18}F-FDG代谢异常增高，超声及MRI检查未见明显肿瘤性改变，首先考虑炎症。

2. 鉴别诊断

（1）*骨转移瘤*　骨转移瘤多见于中老年人，有原发肿瘤病史，主要为血行转移，以骨盆、脊柱、颅骨和肋骨等红骨髓集中的中轴骨最多见。临床表现多为骨痛、骨折等。骨转移瘤多大小不一，边缘较模糊，无硬化，常不伴明显的骨质疏松，病灶间的骨质密度正常。

（2）*骨淋巴瘤*　骨淋巴瘤是一种少见的结外非霍奇金淋巴瘤，主要发生于50～70岁年龄段，男性为主（男女比例达8∶1）。影像学检查一般无特异性，诊断主要依赖组织病理学检查，多表现为溶骨性低密度病变，典型表现为筛孔状、虫蛀状多灶性骨质破坏。然而，局灶性骨髓取代和周围软组织包块但没有大片骨皮质破坏时，需提示淋巴瘤可能。

（3）*骨质疏松*　骨质疏松是一种良性骨病变，一般表现为骨质密度降低，骨小梁变细，无骨小梁缺损或骨皮质破坏区，无进行性加重表现。骨质疏松患者受轻微暴力后或在负重部位（如脊柱胸腰段）易出现骨折，但不会出现骨旁局部软组织肿块，或远处脏器转移。除少数新鲜骨折病灶外，一般不出现^{18}F-FDG代谢增高灶。

参考文献

[1] 中国医师协会血液科医师分会，中华医学会血液学分会，中国医师协会多发性骨髓瘤专业委员会. 中国多发性骨髓瘤诊治指南(2015年修订). 中华内科杂志，2015，54(12)：1066-1070.

[2] 林琳，李勇，王丽范，等. ^{18}F-FDG PET/CT在多发性骨髓瘤与骨转移瘤鉴别诊断中的应用. 中国医学影像学杂志，2017，25(11)：849-852.

[3] 郑庆中，苏洁敏，李小玲，等. ^{18}F-FDG PET/CT显像对多发性骨髓瘤与骨转移瘤的鉴别诊断价值. 中国实验血液学杂志，2020, 28(4): 1267-1271.

[4] 姚树展，侯中煜，周存升. 多发性骨髓瘤的影像学诊断. 医学影像学杂志，2010, 20(6): 905-907.

[5] 袁渊，任胜男，马小龙，等. 多发性骨髓瘤髓外侵犯的CT、MRI表现. 医学影像学杂志，2016, 26(10): 1891-1894.

（绍兴市人民医院：赵振华，林　晨）

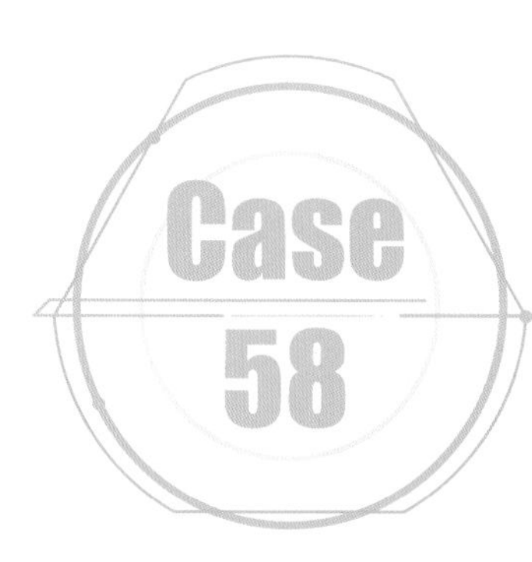

骶椎神经鞘瘤

简要病史

患者女性，63 岁。因“右侧腰腿痛半年，发现右侧腰椎肿块 3 天”入院。患者半年前感右侧肩部疼痛，不剧可忍，未重视未就诊，后开始出现右下肢疼痛，自行口服镇痛药后稍感好转。体格检查及神经系统检查均无殊。临床诊断：右侧腰椎肿块。

实验室检查资料

血型组合：O 型血，Rh 血型（+）。

乙肝三系定量：乙型肝炎表面抗体 571.53U/ml（0 ～ 10.00U/ml）。

尿 κ 轻链 19.9mg/L（＜ 18.5mg/L）。

淋巴细胞亚群分析：辅助/诱导 T 细胞 57.5%（24.50% ～ 48.80%），CD4/CD8 2.44%（1.02% ～ 1.94%）。

血常规：白细胞计数 2.92×10^9/L（3.50×10^9 ～ 9.50×10^9/L），中性粒细胞计数 1.52×10^9/L（1.80×10^9 ～ 6.30×10^9/L），红细胞计数 5.48×10^{12}/L（3.80×10^{12} ～ 5.10×10^{12}/L），平均红细胞体积 73.7fl（82.0 ～ 100.0fl），平均血红蛋白含量 23.4pg（27.0 ～ 34.0pg），红细胞体积分布宽度 15.5%CV（11.5% ～ 14.5%CV），血小板体积分布宽度 18.1%（15.0% ～ 18.1%）。

免疫功能全套、血轻链、尿常规、大便常规、生化组合、甲状腺功能、D-二聚体测定、凝血谱、肿瘤指标组合、常规心电图均无殊。

影像学检查资料

骨盆正位片图像见图 58-1。^{18}F-FDG PET/CT 图像见图 58-2 和图 58-3。

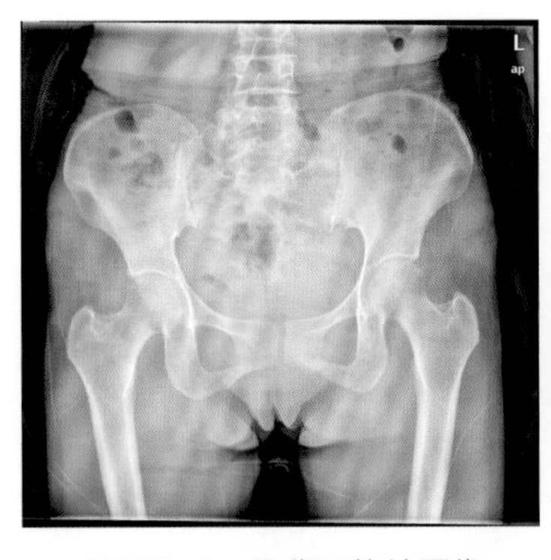

图 58-1　骨盆正位片图像

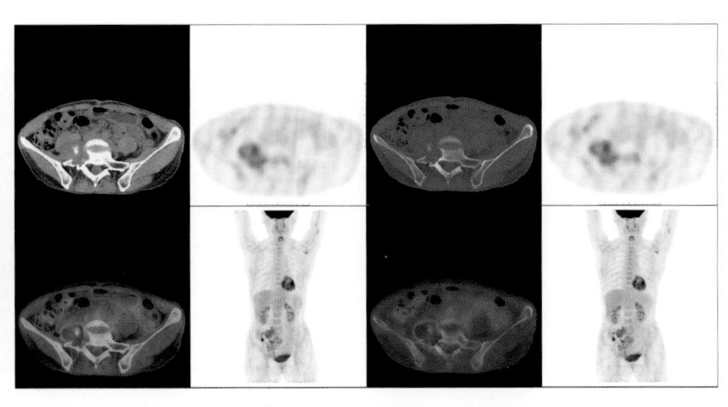

图 58-2　^{18}F-FDG PET/CT图像（一）

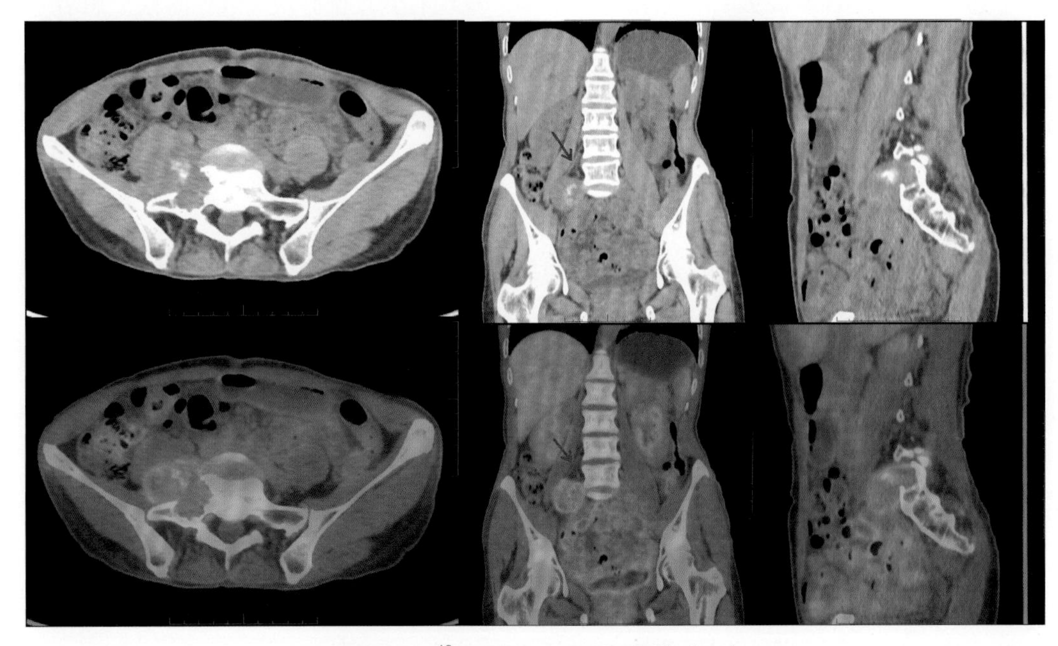

图 58-3　^{18}F-FDG PET/CT图像（二）

影像解读

骨盆正位片图像（图 58-1）显示：第 1 骶椎局部骨质密度减低。

^{18}F-FDG PET/CT图像（图 58-2 和图 58-3）显示：第 1 骶椎右侧见溶骨性骨质破坏，可见硬化边，周围软组织肿块形成，约 41mm × 37mm，内见多发簇状模糊致密影，与右侧髂腰肌分界欠清，冠状位红箭头处可见神经根与肿块相连；病灶伴 ^{18}F-FDG 摄取增高，常规及延迟显像SUV_{max}分别为 4.16、4.88。

最终诊断

病理（图 58-4）：（第 1 骶椎）梭形细胞肿瘤，考虑为神经鞘瘤（检材破碎，总体大小为 0.8cm × 0.7cm × 0.2cm）。

诊断要点与鉴别诊断

1. 诊断要点

图 58-4　病理切片

骶椎神经鞘瘤起源于骶神经根髓鞘施万细胞（Schwann cell），约占骶椎原发肿瘤的 8.5%，发病年龄 2 ～ 65 岁不等，20 ～ 40 岁者多见，男性多于女性，比例约 1.8 ∶ 1。好发部位以下颌骨及骶骨最多，发生于骶骨者，高位（S_1、S_2）骶骨比低位骶骨的发生率高，并呈偏侧生长，或靠近骶髂骨连接部。肿瘤生长缓慢，病程较长，平均为 4 ～ 5 年。肿瘤无侵袭性，可保持长时间无症状。病变进展，早期表现为轻微疼痛或麻木，当肿瘤较大时，局部可疼痛肿胀，一旦因疼痛、便秘、尿频或偶然被发现，常常表现为巨大占位。发生于脊柱者，主要表现为神经压迫症状，可引起腰背部痛或坐骨神经痛，常被误诊为腰椎间盘突出，也可有感觉、运动障碍，甚至截瘫，有的可压迫膀胱、直肠而导致大小便困难。其影像学表现与骶椎较常见的脊索瘤、骨巨细胞瘤相似。鉴于骶椎神经鞘瘤影像学诊断的难度，有学者坚持认为术前行组织学活检十分必要。手术切除为主要的治疗手段，以尽可能完整切除为目标。因此，术前影像学的正确诊断及侵犯范围的准确界定具有重要的临床意义。MRI 是骶椎神经鞘瘤的最佳影像学诊断手段，目前 MRI 研究多为个例报道，有关该肿瘤对骶椎的三维侵犯及其边缘形态的研究还较少。

2. 鉴别诊断

（1）*转移瘤*　转移瘤病史短、症状重，临床上很快出现大小便异常。多发生于上位骶椎，易并发一侧下肢肌力减退，骨扫描往往会发现同时合并其他部位的骨转移病灶。影像学上主要表现为骨质破坏的溶骨性病灶，多边界不清，无硬化，不同大小的软组织肿物，无成骨和钙化（但可有残留骨），肾癌、甲状腺癌骨转移表现为明显富血供。

（2）*脊索瘤*　脊索瘤来源于残余或异位的胚胎性脊索组织，好发于骶尾部及颅底蝶枕软骨结合处，是位于躯干骨中线的肿瘤，一般多发于中老年（30 ～ 60 岁），50 ～ 60 岁最常见，男性稍多，主要表现为骶尾区疼痛，少数可及肿物，半数患者可伴发坐骨神经痛，部分可有便秘、尿潴留。影像学上多表现为 S_{3-5} 骶骨正中分叶状巨大肿块，有线样分隔，破坏周围骶骨，瘤体内可见边界模糊的残留骨质（90%），早期常有“横板征”，晚期可侵犯周围肌肉组织，有一种“发散样”生长的趋势，往往呈短 T_1、长 T_2 信号，常见出血，少见囊变，出血常呈云雾状。

（3）*骨巨细胞瘤*　骨巨细胞瘤起源于非成骨性间叶组织，占原发骨肿瘤的 5%，多发生于成年人（20～40岁），女性发病率稍高于男性。发病部位一般位于骨骺闭合后的骨端，比动脉瘤性骨囊肿更接近骨性关节面，临床表现有一定侵袭性。影像学表现为发生于骶骨者，多发生于S_{1-3}骶骨，可正中、可偏心、横向、多房膨胀性骨质破坏，呈肥皂泡样外观、壳样表现（79%），骨包壳菲薄可呈断续状，周围无骨硬化，无骨膜反应，少数可见出血、侵犯周围肌肉组织，可有囊变及液-液平面，当出现液-液平面时，往往合并动脉瘤性骨囊肿。

（4）*动脉瘤性骨囊肿* 该病好发于30岁以下的年轻人，男性发病率较高，病变多累及长骨干骺端和脊柱，位于脊柱者，多发生于颈椎及下胸椎的附件，累及椎体者较少。临床上多以局部肿胀和疼痛就诊，大多数病例以受累骨突起为首发症状，进展快但疼痛较轻。发生于脊柱者可引起肌肉痉挛、麻痹、放射性疼痛和截瘫。影像学表现为偏心气球样膨胀性生长，膨胀性非常明显，可呈多房改变。CT扫描由于动脉瘤性骨囊肿内液体含有大量血液成分，故呈较高密度，而单纯骨囊肿呈水样密度。动脉瘤性骨囊肿由于其囊内不同时期出血，可表现为液-液平面。

参考文献

[1] Fang H Z, Hu M Y, Pan B T, et al. Analysis of magnetic resonance imaging findingsand clinicopathologic features of sacrococcygeal chordoma. Chin J Magn ResonImaging, 2017, 8(11): 848-853.

[2] Pan W, Wang Z, Lin N, et al. Clinical features and surgical treatment of sacral schwannomas. Oncotarget, 2017, 8(23): 38061-38068.

[3] Zhang B Z, Yu Y, Wang F, et al. Diagnosis and microscopic resection of primaryretroperitoneal neurilemoma. Clin eurosurg, 2016, 13(4): 293-295.

（绍兴市人民医院：张雅萍，白浩洋）

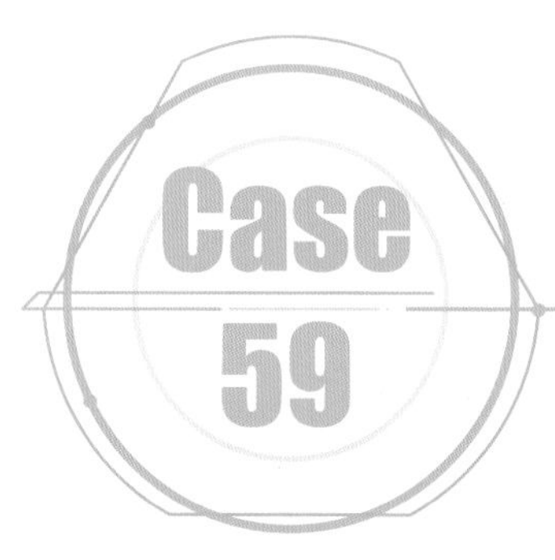

骨盆尤因肉瘤

简要病史

患者男性，16 岁。左侧腹股沟区肿胀 2 个月余。体格检查：浅表淋巴结未及肿大，双肺呼吸音清，未闻及明显干湿啰音，心律齐。左侧髋部可及一肿块，有压痛，左下肢肿胀，双下肢感觉无减退，肌力正常。舌红苔黄腻，脉滑。

实验室检查资料

血常规：白细胞计数 15.7×10^9/L，血红蛋白 105g/L，血小板计数 584×10^9/L。

大便常规、尿常规无殊。

血清肿瘤标志物：PSA 5.307ng/ml，FPSA/TPSA 0.14ng/ml，NSE 27.7ng/ml，CEA、CA125、AFP 等其余指标未见异常。

影像学检查资料

^{18}F-FDG PET/CT 图像见图 59-1 至图 59-4。

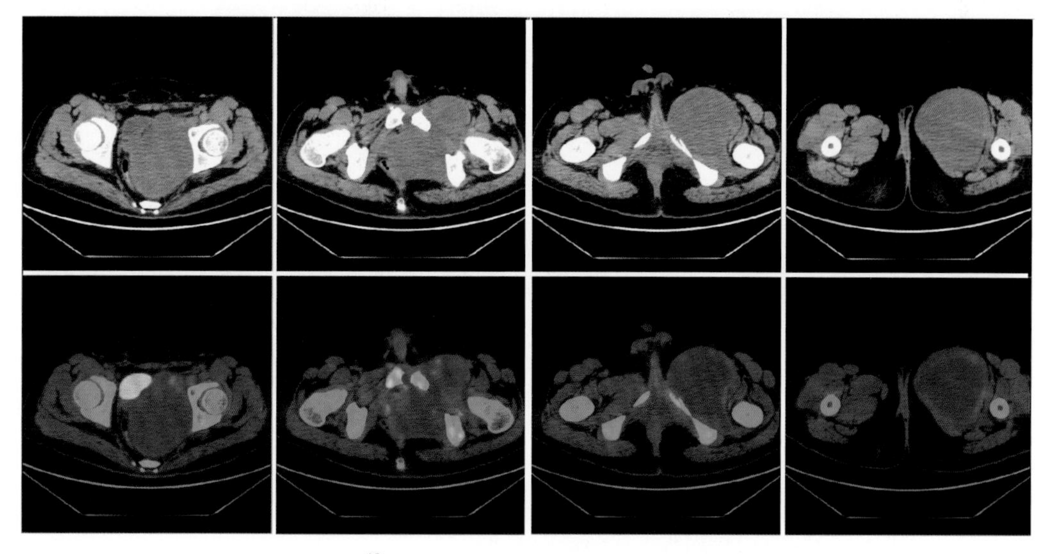

图 59-1　^{18}F-FDG PET/CT 图像（连续横断位扫描）

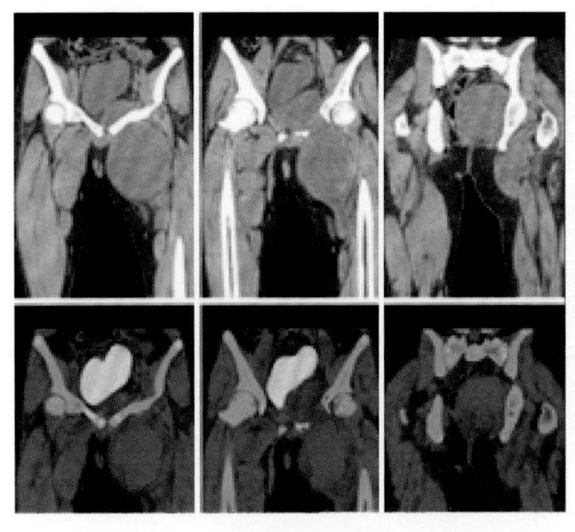

图 59-2 ^{18}F-FDG PET/CT 图像
（连续冠状位扫描）

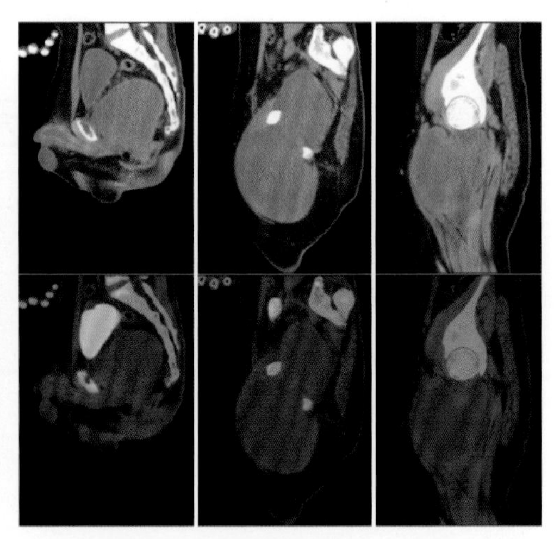

图 59-3 ^{18}F-FDG PET/CT 图像
（连续矢状位扫描）

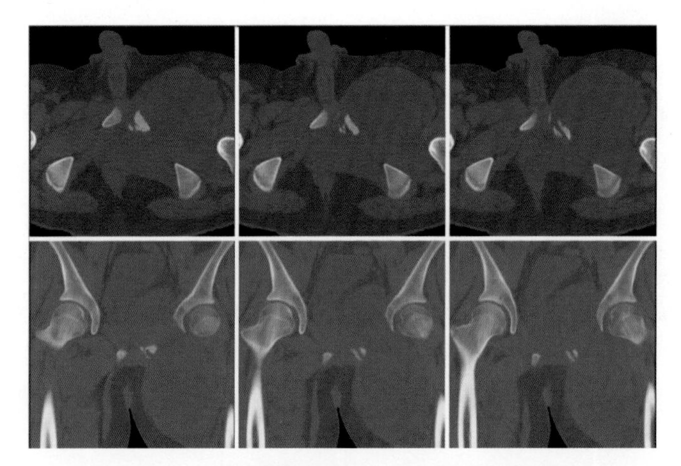

图 59-4 骨窗连续横断位、冠状位扫描图像

影像解读

^{18}F-FDG PET/CT 图像显示：盆底偏左侧及左侧腹股沟区可见巨大囊实性肿块影（图 59-1—图 59-3），病灶跨闭孔生长，呈“哑铃状”，最大范围约 12.3cm × 9.8cm × 21.3cm；病灶中央呈囊性低密度灶，密度尚均匀，平均CT值约 28.0Hu，囊壁不均匀性增厚，局部呈结节状，实性部分 ^{18}F-FDG代谢增高，SUV_{max}=5.07；病灶累及左侧耻骨，左侧耻骨及耻骨联合处可见骨质破坏（图 59-4），膀胱左侧壁、部分肠管及局部肌肉组织受压移位。左侧髂血管旁可见少许淋巴结，较大者最大短径约 1.0cm，^{18}F-FDG代谢轻度增高，SUV_{max}=2.87。

最终诊断

病理：（盆腔肿瘤穿刺）小圆细胞恶性肿瘤，结合形态学及免疫组化结果，考虑尤因肉瘤（Ewing sarcoma, ES）。

免疫组化结果：LCA（散在个别+），Desmin（—），CD34（血管+），SOX-10（—），S-100（—），CD117（+++），SMA（—），MDM2（—），CD68（+），CDK4（弱阳性），EMA（散在少量弱阳性），CK（—），β-catenin（+），Bcl-2（+++），CD56（+++），CgA（—），Syn（—），p16（+++），Ki-67（20%～30%+）。

补充免疫组化结果：CD99（++），Fli-1（—/+），CD123（—），CD163（散在+），TdT（—），CD31（肿瘤细胞—），CD38（+），CD4（—），CD43（散在少量阳性细胞），CD20（—），MPO（—），CD15（—），CD30（—），CD21（—）。

诊断要点与鉴别诊断

1. 诊断要点

尤因肉瘤发病峰值年龄为 11～20 岁，近 80%的患者发病年龄＜20 岁。该病男性发病稍多，男女比例约 1.4 ∶ 1。长管状骨多发，骨盆的病变以髂骨居多，病程较短，早期以间歇性疼痛为主，后期为持续性疼痛，常有不规则发热、贫血、白细胞计数增高及红细胞沉降率增快。尤因肉瘤属于涉及*FET*基因家族成员（通常为*EWSR1*）和ETS转录因子家族成员的基因融合的小圆细胞肉瘤，是儿童和年轻人第二常见的原发恶性骨肿瘤，仅次于骨肉瘤。肿瘤最大径常为 5～10cm，骨外部分常大于骨内部分，质软、脆，常见出血和坏死。光镜下由小圆形细胞构成，细胞核圆或卵圆形、小梭形，染色质细腻，胞质稀少，瘤细胞可排列成岛状，围绕血管排列或假菊形团样结构，HE切片难以与其他骨小圆形细胞恶性肿瘤鉴别时，需依靠免疫组化或分子生物学检查，CD99、Fli-1、NSE、波形蛋白（vimentin）等阳性有助于诊断。病理学基础为肿瘤沿髓腔和哈佛氏管扩散，侵犯并穿透骨膜致骨膜翘起。早期骨质破坏不明显，可只有少量层状骨膜反应，随着病变进展，溶骨性破坏增多，可形成骨皮质缺损及大量骨膜反应，长骨呈“葱皮样”，扁骨呈不规则层状。

尤因肉瘤生长迅速，切除后易复发，往往早期即转移，转移灶多见于肺。该肿瘤的影像学表现缺乏特征性，诊断困难，误诊率高，确诊有赖于病理和免疫组化检验。本例肿瘤骨质侵犯范围较小，且病灶内无明显钙化，而且没有骨尤因肉瘤所特有的洋葱皮样放射学特征，给该病的诊断带来了较大难度。CT多因出血坏死而显示密度不均，偶尔在肿块中心出现密度减低区域，CT增强无特殊变化。超声检查为低回声区或无回声区。MRI主要显示是占位病变，T_1WI为等信号多见，其信号略比肌肉信号低；T_2WI呈高信号，强化效应明显，呈现不均匀改变。^{18}F-FDG PET/CT对诊断骨外尤因肉瘤价值有限，本例中可见肿瘤内部有大片的低密度坏死灶，^{18}F-FDG代谢缺失，肿瘤周边实性部分 ^{18}F-FDG代谢轻中度增高，呈现出大部分恶性肿瘤所具有的特征。^{18}F-FDG PET/CT的价值可能在于更好地发现远处转移。

2. 鉴别诊断

（1）骨盆骨肉瘤　该病好发年龄在40岁左右，表现为不同程度骨质破坏及硬化，骨膜反应以放射状为主，肿瘤骨为团状或云絮状，病理常以普通型骨肉瘤为主，小细胞骨肉瘤酷似尤因肉瘤，但间质中含肿瘤样骨。

（2）骨盆软骨肉瘤　该病好发于40～70岁。混合性骨质破坏，伴有不同程度边缘或肿瘤组织钙化，骨膜反应少见。组织学鉴别为肿瘤内含有软骨岛，其内细胞S-100表达阳性。

（3）恶性淋巴瘤　该病好发年龄在40岁左右，生长缓慢，多筛孔样或虫蚀样骨质破坏，骨膜反应较轻。组织学上淋巴瘤细胞较大，核仁明显，胞质边界较清楚。LCA、CD20多阳性，CD99阴性。

参考文献

[1] 刘杰，陈勇，凌小莉，等. 骨盆原发尤文氏肉瘤的临床、病理及影像学特征分析. 中华医学杂志，2016，96(27)：2169-2172.

[2] Seth N, Seth I, Bulloch G, et al. ^{18}F-FDG PET and PET/CT as a diagnostic method for Ewing sarcoma: a systematic review and meta-analysis. Pediatric Blood & Cancer, 2022, 69(3): e29415.

[3] Harrison D J, Parisi M T, Khalatbari H, et al. PET with ^{18}F-fluorodeoxyglucose/computed tomography in the management of pediatric sarcoma. PET Clinics, 2020, 15(3): 333-347.

（杭州全景医学影像诊断中心：梁江涛，许远帆，潘建虎）

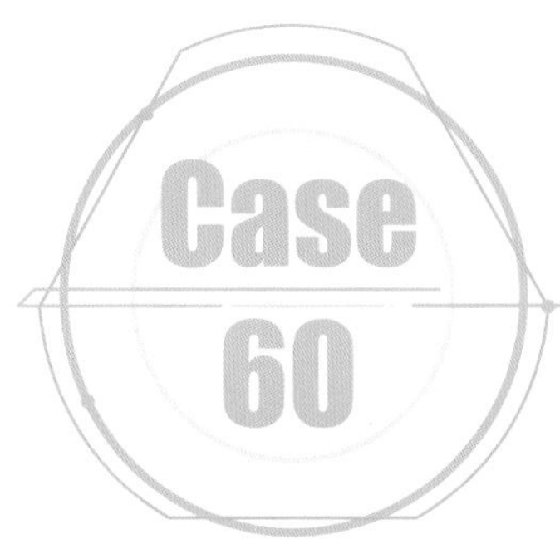

幼年型黄色肉芽肿

简要病史

患者男性,25 岁。3 年前发现左髋部肿物，当时较小，无明显疼痛感，故未予重视。3 年来，肿物逐渐变大，现直径 10cm左右，无明显疼痛感。

实验室检查资料

血常规、肿瘤标志物均正常。

影像学检查资料

MR图像见图 60-1。CT图像见图 60-2。^{18}F-FDG PET/CT图像见图 60-3。

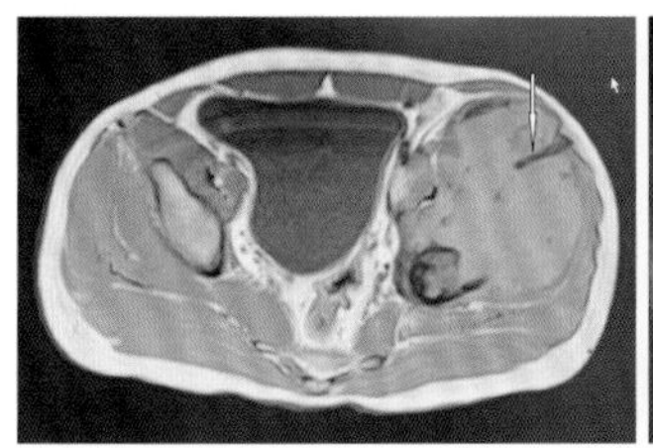
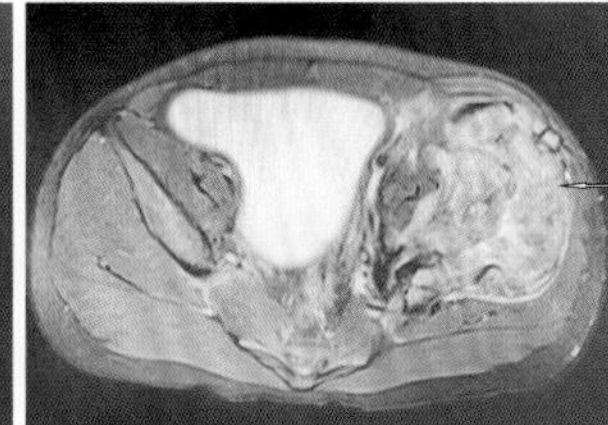
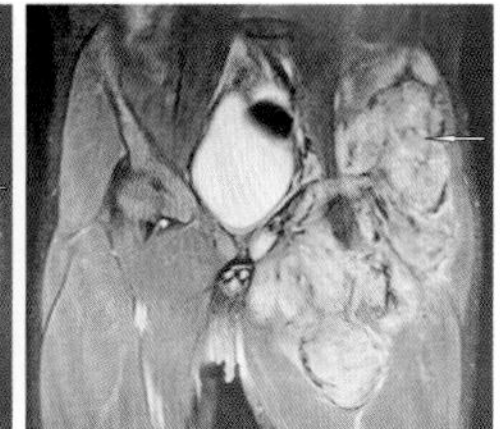

图 60-1　MR图像

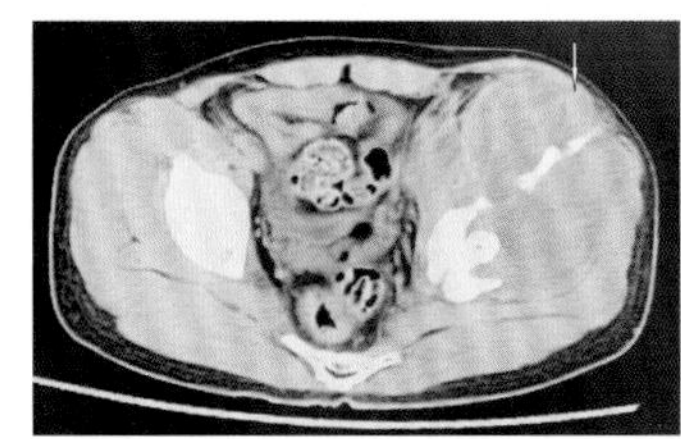
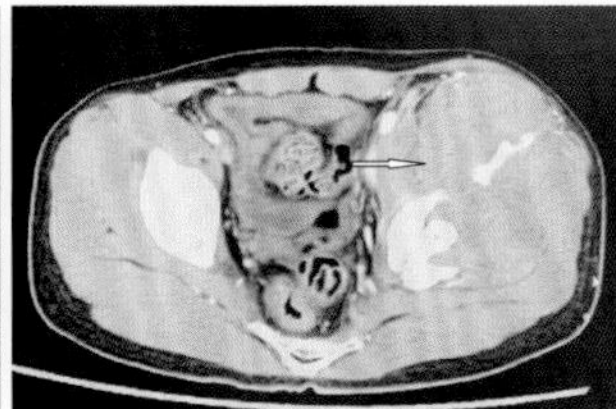
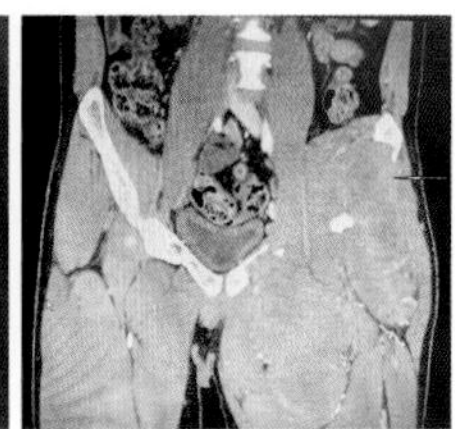

图 60-2　CT图像

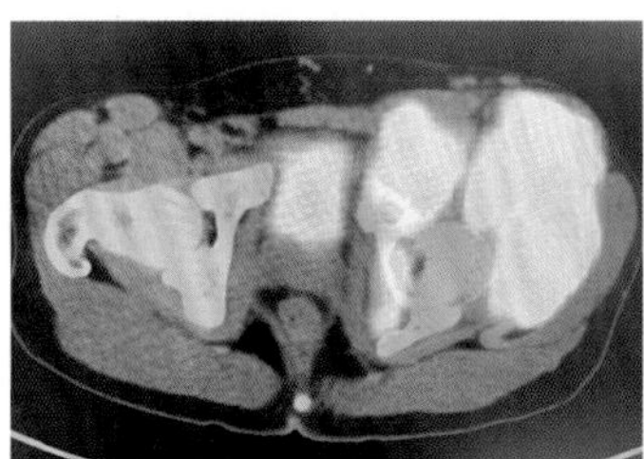
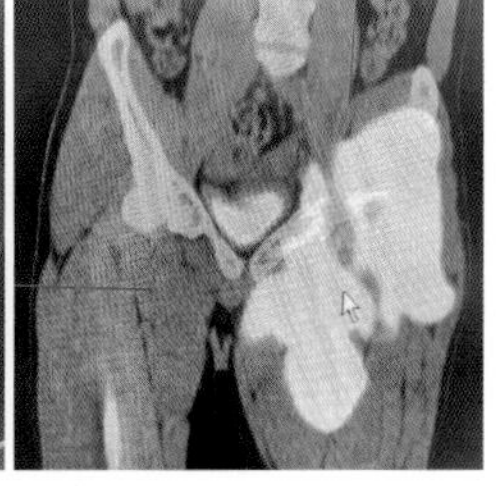

图 60-3　^{18}F-FDG PET/CT图像

影像解读

MR图像（图 60-1）显示：左侧髂骨、髋臼、耻骨、坐骨多发骨质破坏及软组织肿块影，肿块T_1WI呈低信号，T_2WI信号混杂，呈不均匀高信号，增强后呈不均匀明显强化。

CT图像（图 60-2）显示：左侧骨盆及大腿上段多发软组织肿块，伴左侧髂骨、髋臼、耻骨、坐骨多发骨质破坏，较大者较大截面约 83mm × 97mm × 128mm（前后 × 左右 × 上下），平扫病灶呈不均匀低密度，增强后病灶不均匀明显强化，病变周围可见多发迂曲血管影。

^{18}F-FDG PET/CT图像（图 60-3）显示：左侧骨盆及大腿上段多发软组织肿块伴左髋骨骨质破坏，放射性摄取异常增高，SUV_{max}=15.10。

最终诊断

病理（图 60-4）：（A骨盆肿块活检）符合幼年型黄色肉芽肿（juvenile xanthogranuloma, JXG），播散型；具有非典型核的组织细胞为主的侵袭生长伴偶见图顿巨细胞。（B骨盆肿块活检）符合JXG，播散型；见增生梭形细胞伴多量泡沫样组织细胞，免疫组化提示组织细胞增生，未提示明确恶性肿瘤。

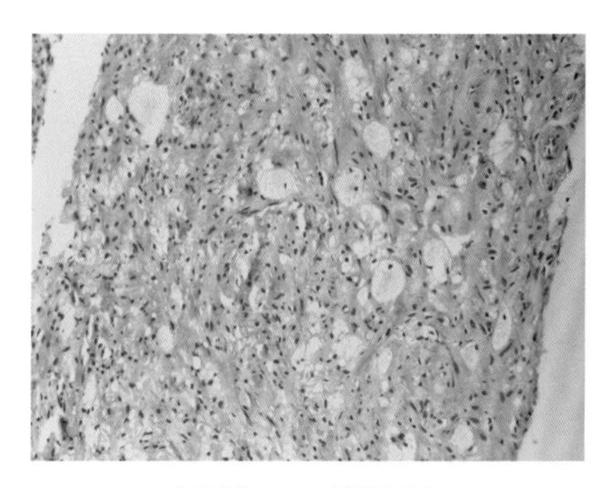
图 60-4　病理切片

免疫组化结果：S-100（—），CD68（+），CD163（+），Ki-67（1%+），TFE3（—），CD34（—）。

诊断要点与鉴别诊断

JXG是一种婴儿期和幼儿期的非朗格汉斯细胞组织细胞增生症，成年人少见，该实体通常表现为皮肤结节，但可表现为包括中枢神经系统在内的全身性受累。JXG包括良性实体和恶性实体，取决于临床表现和受累部位。影像学检查目前很少有报道，影像学表现是非特异性的。有研究显示，增强CT的强化幅度与肌肉相似。肌肉内JXG在T_2WI上呈稍高信号，T_1WI上与肌肉呈等信号。目前少有报道此病例^{18}F-FDG代谢活动。肌肉内JXG虽然极为罕见，但其影像学特征与婴幼儿期常见恶性肿瘤相似，在鉴别婴幼儿肌肉内实性肿块时应考虑JXG。

确诊JXG还需结合病理学检查结果，主要鉴别诊断之一是朗格汉斯细胞组织细胞增生症（LCH）（两者都可能表现为嗜酸性粒细胞）。LCH的形态学特征是具有咖啡豆外观的凹槽泡状细胞核。此外，免疫组化结果显示，LCH细胞CD1a和S-100阳性，而

JXG的CD1a和S-100阴性。CD1a是LCH一种相当特异的标志物，并且该标志物在非LCH疾病中不表达。网状组织细胞瘤（另一种非LCH疾病）具有类似于JXG的组织学外观，该病变表现为大的单核或多核组织细胞，伴有淋巴细胞浸润和真皮纤维化。虽然CD68呈阳性，但波形蛋白呈阴性（与JXG不同）。鉴别诊断时，还需考虑的其他因素包括其他黄色瘤性病变、肥大细胞瘤、皮肤纤维瘤和斯皮茨痣（Spitz nevus）。

参考文献

[1] Yeh B M, Nobrega K T, Reddy G P, et al. Juvenile xanthogranuloma of the heart and liver: MRI, sonographic, and CT appearance. AJR Am J Roentgenol, 2007, 189(4): W202-W204.

[2] David J K, Anupindi S A, Deshpande V, et al. Intramuscular juvenile xanthogranuloma: sonographic and MR findings. Pediatr Radiol, 2003, 33(3): 203-206.

[3] Rampini P M, Alimehmeti R H, Egidi M G, et al. Isolated cervical juvenile xanthogranuloma in childhood. Spine (Phila Pa 1976), 2001, 26(12): 1392-1395 .

[4] Oliveira T E, Tarlé R G, Mesquita L A F. Dermoscopy in the diagnosis of juvenile xanthogranuloma. An Bras Dermatol, 2018, 93(1): 138-140.

[5] Gupta B, Yadav S, Khurana N, et al. Juvenile xanthogranuloma in vulva of a 10-year-old child. J Clin Diagn Res, 2016, 10(11): ED21-ED22.

（浙江大学医学院附属第二医院：张守鸿）

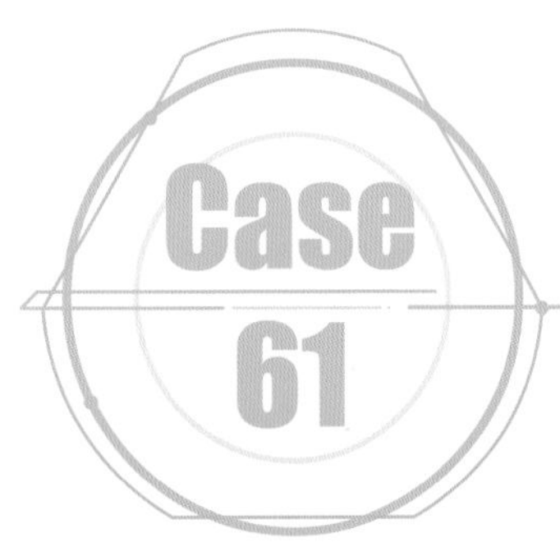

右侧髂骨间变性大细胞淋巴瘤

简要病史

患者男性，73 岁。因“右侧臀部酸胀不适 1 个月，发现右下腹占位 10 天”入院。超声检查示前列腺增生伴结节，另见右侧下腹部占位。遂行盆腔 MR 平扫+增强及全身 PET/CT 检查。

实验室检查资料

血常规：白细胞计数 10.5×10^9/L（3.5×10^9 ～ 9.5×10^9/L），中性粒细胞百分比 89%（40% ～ 75%），血红蛋白 98g/L（130 ～ 175g/L），余指标均在正常范围。

血清肿瘤标志物：AFP、CEA、CA125、CA19-9、NSE、细胞角蛋白 19 片段、SCCA 等的水平均在正常范围，铁蛋白 871ng/ml（22 ～ 322ng/ml）。

影像学检查资料

盆腔 MR 平扫+增强图像见图 61-1。^{18}F-FDG PET/CT 图像见图 61-2。

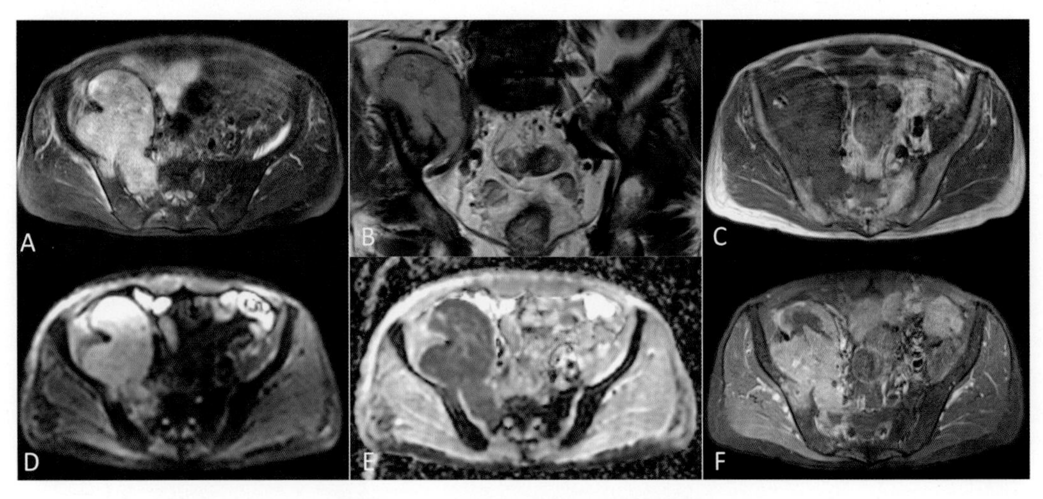

图 61-1 盆腔 MR 平扫+增强图像

A. 轴位 FS T_2WI；B. 冠状位 T_2WI；C. 轴位 T_1WI；D. 轴位 DWI；E. 轴位 ADC 图；F. 轴位 T_1WI 增强

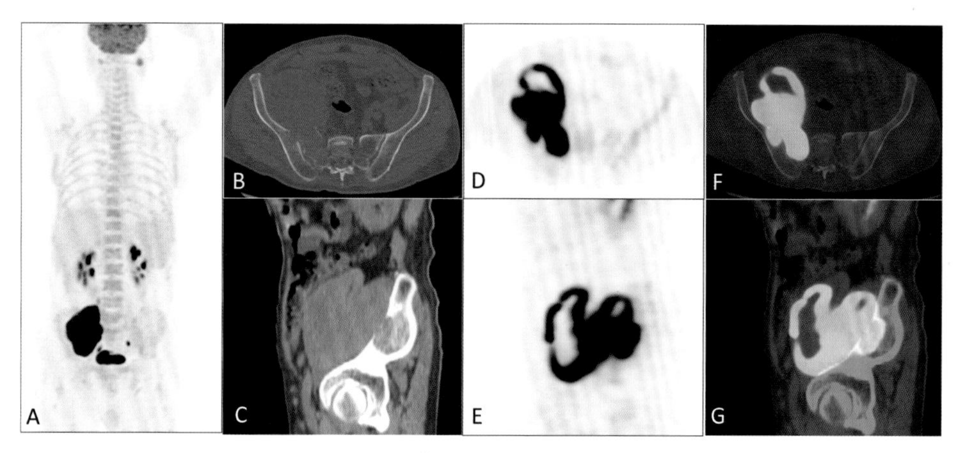

图 61-2 ^{18}F-FDG PET/CT图像

A. 躯体MIP图像；B. 轴位CT图像；C. 矢状位CT图像；D. 轴位PET图像；E. 矢状位PET图像；E. 轴位融合图像；F. 矢状位融合图像

影像解读

盆腔MR平扫+增强图像（图 61-1）显示：右侧髂窝处见团块状软组织病灶，大小约 72mm × 85mm × 109mm，呈长T_1、长T_2信号影，其内信号不均，可见细条状流空血管影，增强后不均匀强化，内部可见无强化坏死区，DWI弥散受限，累及右侧髂骨翼、髂肌和腰大肌，病灶与周围分界欠清，可见右侧髂血管向内侧推移。

^{18}F-FDG PET/CT图像（图 61-2）显示：右侧髂窝可见巨大软组织肿块影，大小约 110mm × 76mm × 110mm，内可见少许稍高密度影，病灶向盆腔内突出生长，部分边界欠清，邻近肠道、髂血管及输尿管呈挤压推移，肿块向后、外累及右侧髂骨、骶骨及髂肌、腰大肌，放射性摄取增高，SUV_{max}=22.6，其内可见斑片状低密度影，该处放射性摄取无增高征象。

最终诊断

穿刺活检病理结合免疫组化结果，符合间变性大细胞淋巴瘤（anaplastic large cell lymphoma, ALCL）。

免疫组化结果：CD2（－），CD3（－），CD5（－），CD43（+++），CD56（－），SALL4（－），CD117（－），CD4（－），Desmin（－），CD30（+++），Ki-67（70%+），S-100（－），CD56（－），CD31（+），ALK（－），Syn（－），TTF-1（－），GATA3（－），SAM（－），CK20（－），CD34（－），LCA（－），Melan A（－）。

诊断要点与鉴别诊断

1. 诊断要点

原发性骨淋巴瘤（primary bone lymphoma, PBL）是一种罕见的原发性结外淋巴瘤，约占所有恶性淋巴瘤的1%，占所有恶性骨肿瘤的3%。该病可发生于身体任何部位，多发生于附肢骨，累及单根或多根骨。绝大多数PBL属于B细胞淋巴瘤，其中以弥漫性大B细胞淋巴瘤为主，其次是滤泡性淋巴瘤，而T细胞淋巴瘤仅占所有PBL的1%～5%。本例患者为ALCL，属于一种相对少见的侵袭性较强的成熟T细胞淋巴瘤。其临床表现缺乏特异性，症状往往较轻，主要表现为软组织肿块，当累及关节面时可表现为关节活动受限。影像学上表现为较大软组织肿块，而骨皮质破坏范围小，且肿块内一般不伴钙化或肿瘤骨，这在诊断时具有一定的特征性，其原因可能与肿瘤细胞产生白介素（interleukin, IL）-1和IL-6，以及肿瘤坏死因子（tumor necrosis factor, TNF）等细胞因子诱导破骨活动，使肿瘤细胞在骨皮质内形成细小的隧道，肿瘤组织借此向周围软组织浸润形成软组织肿块有关。^{18}F-FDG PET/CT图像上表现为异常高代谢软组织肿块，代谢高低与病灶恶性程度具有一定的相关性。

2. 鉴别诊断

（1）骨髓瘤　常合并尿本周蛋白阳性，病灶一般为多发，影像学表现为“虫蚀状”和“穿凿样”溶骨样骨质破坏伴骨质疏松。

（2）软骨肉瘤　影像学表现为骨皮质变薄或增厚，病灶内斑点状、圆弧形、环形或絮状钙化，伴发分叶状的软组织肿块。

（3）尤因肉瘤　该病好发于青少年，影像学表现为溶骨性的骨质破坏，骨质破坏与硬化混合存在，多伴随葱皮状、放射状骨膜反应，并有较大软组织肿块。

（4）骨肉瘤　该病好发于青壮年，病程发展快，影像学表现为溶骨性或混合性骨质破坏，常见放射状、层状骨膜反应，有明显软组织肿块，软组织肿块内常见瘤骨及瘤软骨，早期即可发生肺转移。

参考文献

[1] Zhang X Y, Zhu J, Song Y Q, et al. Clinical characterization and outcome of primary bone lymphoma: a retrospective study of 61 Chinese patients. Sci Rep, 2016(6): 28834.

[2] Wang L J, Wu H B, Wang M, et al. Utility of F-18 FDG PET/CT on the evaluation of primary bone lymphoma. Eur J Radiol, 2015, 84 (11): 2275-2279.

[3] Cai L, Stauder M C, Zhang Y J, et al. Early-stage primary bone lymphoma: a retrospective, multicenter Rare Cancer Network (RCN) Study. Int J Radiat Oncol Biol Phys, 2012, 83(1): 284-291.

[4] Zekry K M, Yamamoto N, Hayashi K, et al. Primary lymphoma of the pelvis: a case report. J Orthop Case Rep, 2017, 7(6): 6-9.

（宁波市第二医院：江茂情，褚　玉）

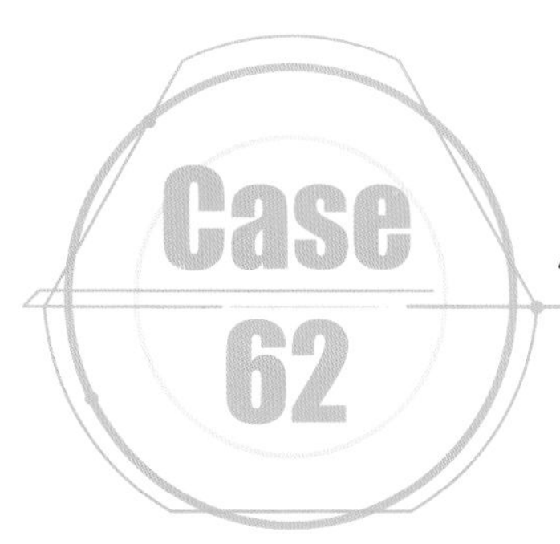

股骨肌纤维母细胞肉瘤

简要病史

患者男性，64岁。半年前于家中体力活动后出现双下肢大腿疼痛。当地医院腰椎MRI提示L_{4-5}椎间盘突出（中央型），L_5—S_1椎间盘突出（左后型），L_{3-4}椎间盘膨出，腰椎退行性改变。予抗炎镇痛、营养神经等治疗后，症状略有改善。后来患者又出现双侧大腿疼痛进行性加重，服用“盐酸羟考酮缓释片、加巴喷丁胶囊”镇痛治疗，行走时加重，拄拐跛行。既往有糖尿病病史20余年，高血压病史10余年，药物控制可。外院腰椎及双侧大腿CT平扫示：腰椎骨质增生；T_{12}椎体、双侧股骨、右侧髂骨、骶骨多发骨质破坏。建议行PET/CT检查。双髋关节MR平扫+增强示：双侧股骨骨质破坏伴局部软组织肿胀，转移瘤首先考虑，建议进一步检查。

实验室检查资料

血清肿瘤标志物：CEA、CA19-9、CA15-3、CA125、PSA、SCCA无异常，铁蛋白12.71ng/ml（21.81～274.66ng/ml，↓）。

影像学检查资料

^{18}F-FDG PET/CT图像见图62-1—图62-3。

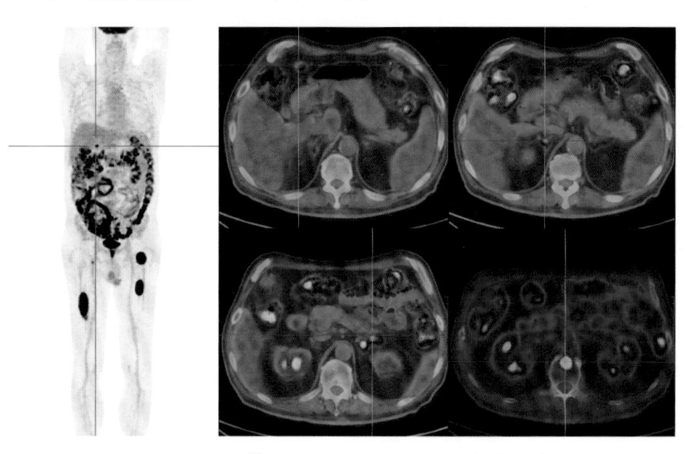

图62-1　^{18}F-FDG PET/CT图像（一）

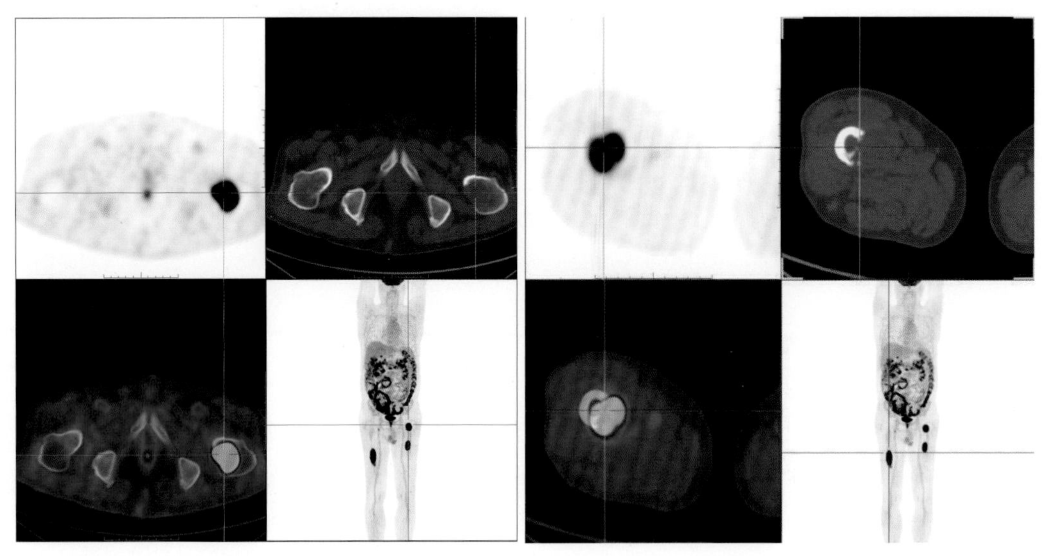

图 62-2　^{18}F-FDG PET/CT图像（二）　　图 62-3　^{18}F-FDG PET/CT图像（三）

影像解读

^{18}F-FDG PET/CT图像（图 62-1—图 62-3）显示：右上腹胃窦前方脂肪间隙内可见一直径约 11mm的软组织结节影，其内可见点状低密度区，放射性分布异常浓聚，SUV_{max}=8.5；双侧肾上腺结节样增厚，以左侧为著，放射性分布浓聚，SUV_{max}=7.8（左侧）；扫描区域内左侧第 1 胸肋关节区、L_{12} 椎体、骶骨附件区、双侧股骨可见溶骨性骨质破坏，局部可见软组织肿块形成，以双侧股骨为著，放射性分布均异常浓聚，SUV_{max}=20.0（右股骨干）。

最终诊断

右股骨术后病理：梭形细胞恶性肿瘤伴坏死，免疫组化结果提示肿瘤肌纤维母细胞分化，考虑肌纤维母细胞肉瘤（myofibroblastic sarcoma, MFS），高级别。肿瘤大小7cm × 3.2cm，四周切缘均阴性。

免疫组化结果：S-100（—），HMB-45（—），SMA（+），Desmin（—），MyoD1（—），Myogenin（—），Ki-67（70%+），CK（AE1/AE3）（部分+），CD34（—），Bcl-2（+），STAT6（—），INI-1（—），CD68（—），CD163（+），Caldesmon（+）。

诊断要点与鉴别诊断

肌纤维母细胞来源于间质的梭形细胞，肌纤维母细胞肿瘤主要包括良性反应性病变（如增生性筋膜炎等）以及MFS。

MFS是一种较为罕见的恶性梭形细胞肿瘤，起源于间叶组织，主要由分化程度不同的肌纤维母细胞组成。该病多发生于成年男性，以 60 ～ 80 岁发病居多，临床表现无特征性，以逐渐增大的无痛性包块为最常见症状，好发于头颈部、躯干以及四肢。病灶可位于皮下或筋膜下，但多数位于深部软组织，少数肿瘤界限清楚。在多数情况下，肿瘤沿结缔组织间隔呈不规则浸润，甚至可以侵入肌肉或骨骼。

该病的主要治疗方式是手术切除，术后可予辅助放化疗，但效果尚不明确。

诊断时，需与骨肉瘤、纤维肉瘤、软骨肉瘤、骨转移瘤相鉴别。

参考文献

[1] Fisher C. Myofibrosarcoma. Virchows Arch, 2004, 445(3): 215-223.

[2] McLaughlin S A, Sehmitt T M, Huguet K L, et al. Myofibrosarcoma of the adrenal gland. Am Surg, 2005, 71(3): 191-193.

（杭州市肿瘤医院：耿雅文，赵春雷）

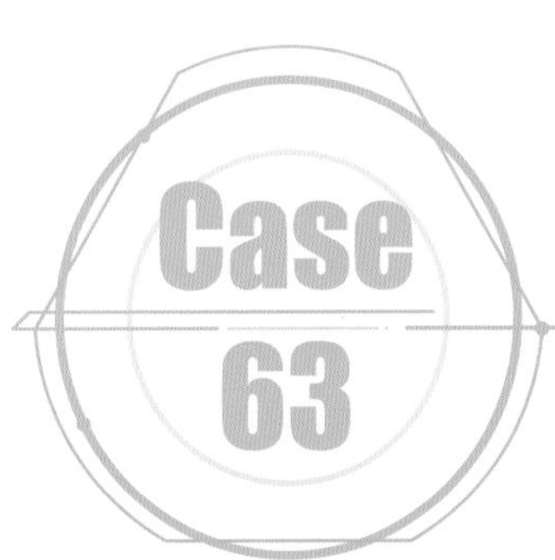

原发性骨淋巴瘤

简要病史

患者男性，14岁。因“左膝肿痛活动受限1年，加重2～3个月余”入院。疼痛不剧可忍受，活动后加重，休息后好转。其间上述症状反复出现并较前加重，伴局部肿胀，偶有发热，最高38℃，症状同前。体格检查：无明显压痛、反跳痛，NS（－），麦氏征（McMurray sign）（+），侧方应力试验（+），抽屉试验（+）。临床为明确诊断，行PET/CT检查。

实验室检查资料

血常规异常项：淋巴细胞计数 3.61×10^9L。

血生化异常项：白蛋白39.0g/L（40.0～55.0g/L），谷丙转氨酶6U/L（9～50U/L），谷草转氨酶14U/L（15～40U/L），碱性磷酸酶213U/L（45～125U/L），磷1.76mmol/L（0.85～1.51mmol/L）。

凝血功能异常项：凝血酶原时间12.9s（9.0～12.2s），纤维蛋白原4.42g/L（2.00～4.00g/L）。

红细胞沉降率+超敏CRP+结核感染T细胞+细胞因子均在正常范围。

影像学检查资料

左膝关节CT图像见图63-1。左膝MR增强图像见图63-2。^{18}F-FDG PET/CT图像见图63-3。

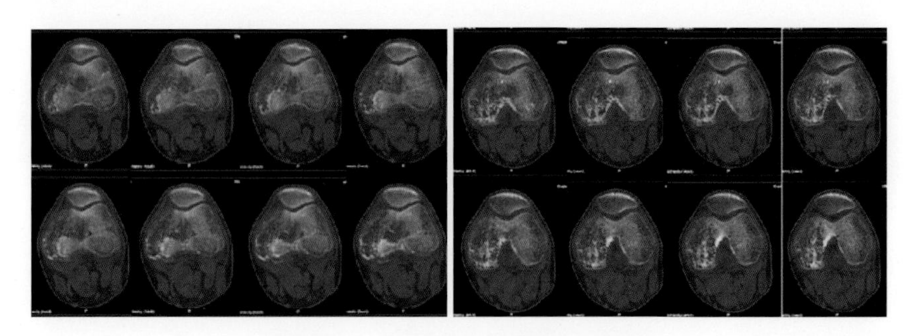

图63-1　左膝关节CT图像（骨窗）

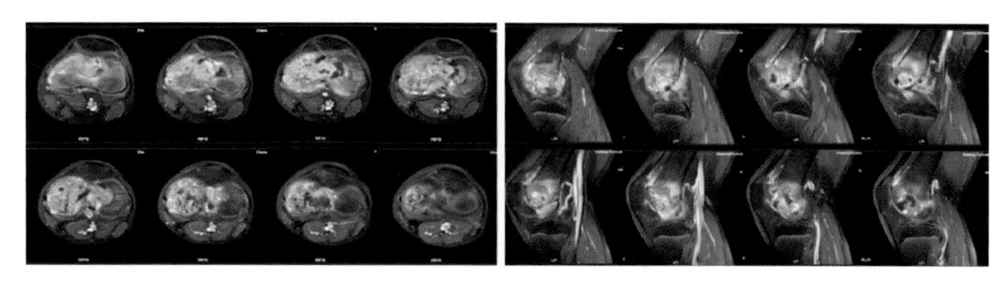

图 63-2　左膝MR增强图像

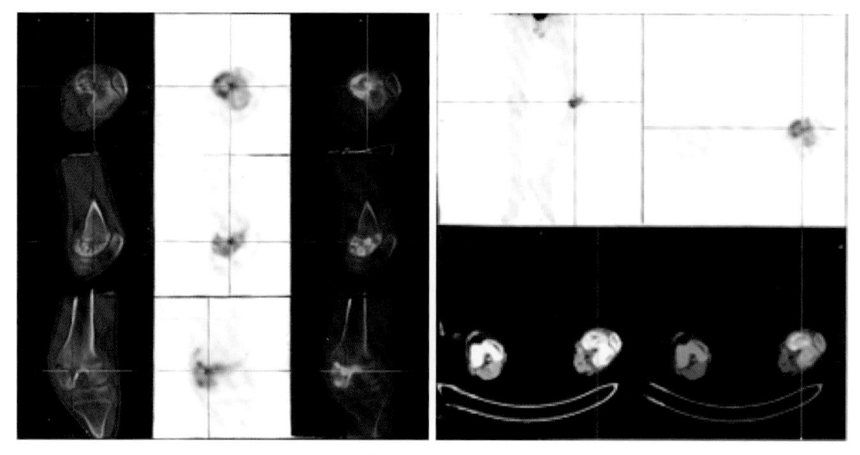

图 63-3　^{18}F-FDG PET/CT图像

影像解读

左膝关节CT图像（图 63-1）显示：左股骨下端内侧髁见异常骨质破坏，边界尚清，呈溶骨性，内见散在条状密度增高影，局部骨质增生硬化，范围约 55mm × 53mm，周围软组织肿胀。

左膝MR增强图像（图 63-2）显示：左股骨下端骨骺内可见团片状异常信号影，范围约 69mm × 55mm × 43mm，T_1WI呈不均匀低信号，增强后病灶呈明显不均匀强化，内见无强化区。关节腔囊内见积液影。

^{18}F-FDG PET/CT图像（图 63-3）显示：左侧股骨远端骨质破坏伴 ^{18}F-FDG代谢增高，SUV_{max} 约 8.8。

最终诊断

行股骨病损切除术，刮匙取骨内病损组织，组织呈鱼肉样，送病理活检。病理示：“股骨肿瘤活检标本”侵袭性B细胞淋巴瘤首先考虑。

免疫组化染色结果：（肿瘤细胞）LCA（+），CD20（+），Ki-67（约 90%+），P53（–，提示为突变型），CD3（–），CK-pan（–），EMA（–），NKX2.2（–），S-100（–），SATB2（–），ERG（–），CD99（–），TLE1（–），SMA（–），Desmin（–），WT-1（–）。

补充第二次免疫组化染色结果：CD79a（+），PAX-5（弱+），Bcl-2（少数+），Bcl-6（弱+），CD10（弱+），CD30（—），c-myc（少数+），EBER（—），CD34（—），CD117（—），MPO（—），TdT（—）。

符合侵袭性B细胞淋巴瘤，组织挤压明显，部分免疫标记结果不理想，待FISH检测后予以综合分析。

补充分子检测结果：肿瘤细胞*Bcl-2*［*Bcl-2*基因：未发生断裂（阴性）］、*Bcl-6*基因重排［*Bcl-6*基因：发生断裂（阳性）］、*c-myc*［*c-myc*基因：发生断裂（阳性）］，提示为高级别B细胞淋巴瘤（双打击型）。

诊断要点与鉴别诊断

原发性骨淋巴瘤（PBL）是指病变仅限于骨骼系统，或周围软组织浸润，但无全身症状的淋巴瘤，这是一种少见的骨原发性肿瘤。该病主要发生于30岁以上年龄组（此病例14岁，很罕见），年龄范围很大（3～87岁），男性的发病率大于女性，男女之比为3 ∶ 1。临床表现为局部疼痛和肿胀，通常缺乏全身性的症状，如发热、盗汗和体重减轻等。

诊断标准（Cooley，1950）：①首发病灶仅侵犯单一骨骼；②病理学诊断明确；③初发时病变只转移至局部区域，或者原发性肿瘤在发现至少6个月以后才出现转移；④影像学表现具一定特征性。

结合各种影像学检查手段，单骨病变时，当病灶呈现浸润性溶骨性骨质破坏，骨皮质破坏轻微并有明显软组织肿块，骨膜反应及骨质硬化少见，增强扫描呈中重度花边样强化，PET/CT扫描 ^{18}F-FDG呈高摄取时，应考虑到PBL的可能。

诊断时，需与脊柱结核、骨髓瘤、转移瘤、骨肉瘤相鉴别。

参考文献

[1] 朱艳兰, 张瑜, 陈跃, 等. 原发性骨淋巴瘤的 ^{18}F-FDG PET/CT显像特点分析. 中国医学影像学杂, 2017, 25(2): 116-120.

[2] Cheson B D, Fisher R I, Barrington S F, et al. Recommendations for initial evaluation, staging, and response assessment of Hodgkin and non-Hodgkin lymphoma: the Lugano classification. J Clin Oncol, 2014, 32(27): 3059-3068.

[3] Wang L J, Wu H B, Wang M, et al. Utility of F-18 FDG PET/CT on the evaluation of primary bone lymphoma. Eur J Radiol, 2015, 84(11): 2275-2279.

（浙江省人民医院：赵立军，程爱萍）

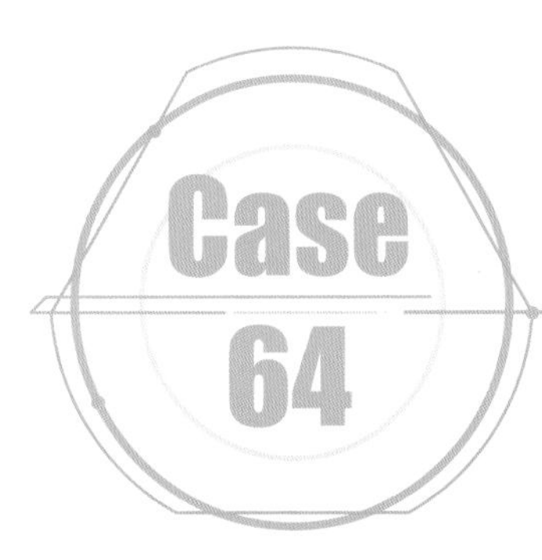

骨上皮样血管肉瘤

简要病史

患者男性，72 岁。2 个月余前突发右侧腰臀部疼痛明显，卧床休息后症状无减轻。至当地医院行MR检查，提示：L_5椎体、骶椎、右侧髂骨骨质破坏可能；腰椎退行性变。肋骨CT示：左侧第 7 肋骨骨折。血常规：血红蛋白 122g/L。予对症治疗后无明显好转。

既往史：1 年前行背部肿物切除术，具体病理不详，自诉为良性；10 余年前行痔疮切除术；高血压数十年；吸烟史 20 余年。

个人史：无特殊。

家族史：无特殊。

体格检查：体温 36.2℃，呼吸 20 次/分，脉搏 88 次/分，血压 117/78mmHg。

实验室检查资料

血常规、甲状腺功能及生化指标基本无殊。

血清肿瘤标志物：CA72-4 10.1U/ml（0 ～ 16.4U/ml），CA15-3 57.9U/ml（0 ～ 25 U/ml），SCCA 1.9ng/ml（0 ～ 1.5ng/ml），铁蛋白 610ng/ml（7.0 ～ 323.0ng/ml）。

影像学检查资料

^{18}F-FDG PET/CT 图像见图 64-1。

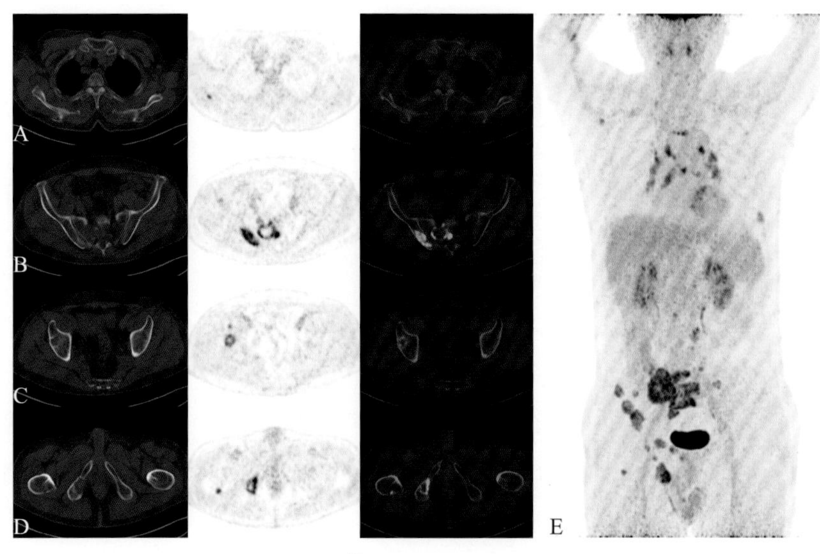

图 64-1 ^{18}F-FDG PET/CT 图像

影像解读

^{18}F-FDG PET/CT 图像（图 64-1）显示：右侧肩胛骨、左侧第 7 肋骨、胸骨、脊柱多个椎体及附件、骶骨、双侧髂骨、双侧耻骨、右侧坐骨、右侧股骨近端多发骨质破坏，部分伴少许软组织肿物形成，放射性摄取不均匀增高，SUV_{max} 约 8.96。MIP 图显示冠状位上病变的分布。

最终诊断

骨髓活检病理（图 64-2）：提示间叶源性肿瘤。结合免疫组化结果，符合恶性血管源性肿瘤，考虑上皮样血管肉瘤。

免疫组化结果：CK-pan（+），P40（—），SOX-10（—），S-100（—），Vimentin（+），Melan A（—），HMB-45（—），TTF-1（—），Calretinin(CR)（—），WT-1（—），CK19（+），CK7（+），CD34（+），ERG（+），P53（斑驳+），Ki-67（5%+），HHV8（—），CD31（+），Fli-1（+）。

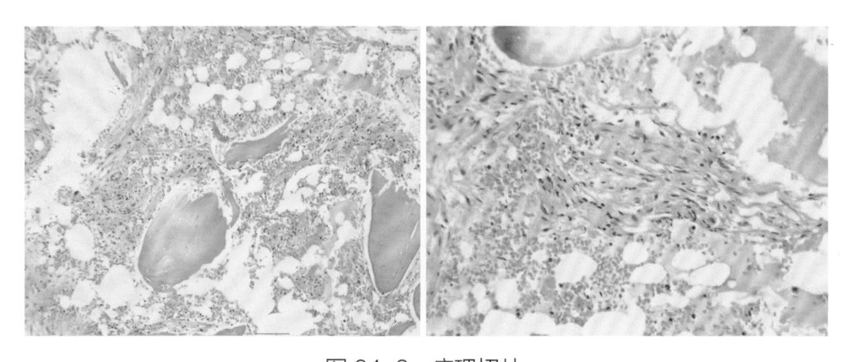
图 64-2 病理切片

诊断要点与鉴别诊断

1. 诊断要点

骨原发性上皮样血管肉瘤比较罕见，影像学诊断缺乏特异性，但PET/CT影像依然存在一些有助于诊断的特征性表现。骨原发性上皮样血管肉瘤主要在骨髓腔内，并累及骨皮质，呈膨胀性骨质破坏，部分病灶的边缘可见条状硬化表现，可伴有轻度骨膜反应，可为单发，也可出现全身多发。CT平扫呈溶骨性骨质破坏或伴有不均质软组织肿块，^{18}F-FDG PET提示肿瘤具有较高的放射性摄取，较大的肿瘤内放射性摄取不均匀。^{18}F-FDG PET/CT可以良好地显示病变的累及范围、周围结构关系、全身情况，同时评估肿瘤的^{18}F-FDG代谢情况。但该病最终确诊仍需结合组织病理学检查结果。

2. 鉴别诊断

（1）*骨转移瘤*　多有原发肿瘤存在或肿瘤病史；CT以溶骨性骨质破坏最常见，可见广泛性骨质破坏，部分成骨性改变；^{18}F-FDG PET/CT提示大多数骨转移瘤的放射性摄取与原发肿瘤的类型及放射性摄取有关，并且溶骨性骨转移瘤放射性摄取多高于成骨性骨转移瘤。

（2）*多发性骨髓瘤*　CT多表现为多发骨破坏，可呈穿凿样、虫蚀样改变，这可能与骨破坏区域的快速生长有关，全身弥漫性骨质病变多见；^{18}F-FDG PET/CT可显示全身骨病变情况，多表现为骨髓腔放射性摄取不均匀增高，可为轻重度增高，骨破坏区域明显或伴有软组织肿块形成时放射性摄取明显增高。

（3）*嗜酸性肉芽肿*　该病多见于儿童及青少年，可伴局部软组织肿胀，血嗜酸性粒细胞增多。CT表现为单发或多发的溶骨性骨质破坏，边界一般较清楚，可见骨质硬化或残留小碎骨片及骨嵴；^{18}F-FDG PET/CT显示骨破坏区域的放射性摄取增高，摄取多较均匀。

参考文献

[1] Ai D, Zreik R T, Harris F S, et al. Primary epithelioid angiosarcoma of the temporal bone with initial presentation of otalgia. Proc (Bayl Univ Med Cent), 2018, 31(1): 84-87.

[2] 齐红艳，孙逊，安锐. 骨转移瘤影像学检查方法及相关进展. 华中科技大学学报(医学版), 2015(1): 121-124.

（浙江大学医学院附属第一医院：张亚飞，苏新辉）

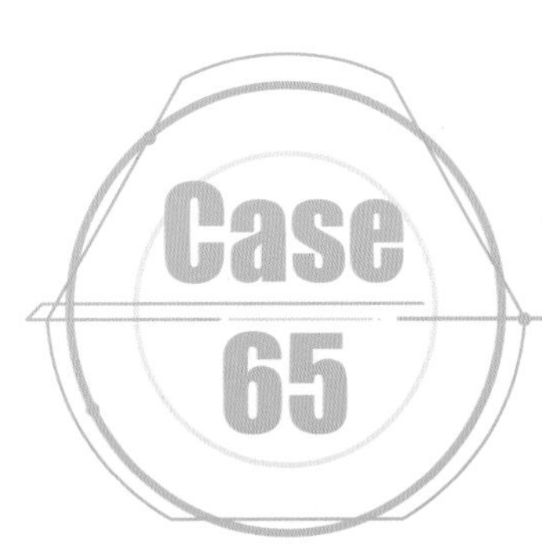

下肢黑色素瘤

简要病史

患者女性，46岁。患者1年前发现右侧大腿上段肿块，直径约2cm，当时质软，能推动，未予诊治；后自觉肿块逐渐增大变硬，拳头大小，遂来我院就诊。

实验室检查资料

血常规（急诊）：白细胞计数 4.6×10^9/L，红细胞计数 2.59×10^{12}/L（↓），血红蛋白36g/L（↓），血小板计数 459×10^9/L（↑）。

肝肾功能：乳酸脱氢酶299U/L（↑），余指标基本正常。

女性肿瘤标志物：CA125 445.6kU/L（↑），CA19-9 118.5kU/L（↑），NSE 37.5μg/L（↑），余肿瘤指标正常。

影像学检查资料

右侧大腿MR平扫+增强图像见图65-1。^{18}F-FDG PET/CT图像见图65-2。

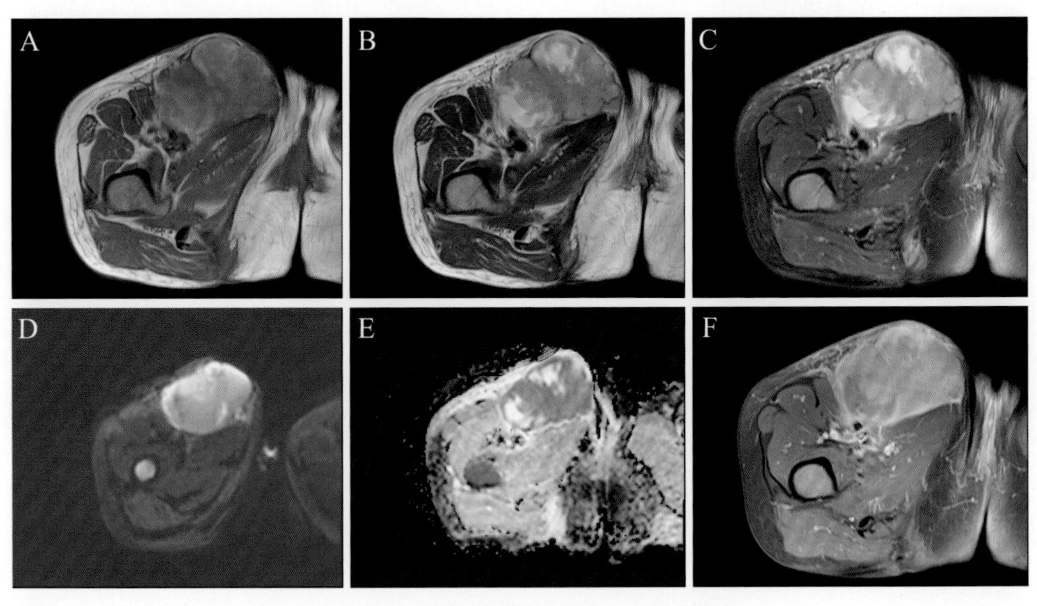

图65-1 右侧大腿MR平扫+增强图像

参考文献

[1] Gouin F, Noailles T. Localized and diffuse forms of tenosynovial giant cell tumor (formerly giant cell tumor of the tendon sheath and pigmented villonodular synovitis). Orthop Traumatol Surg Res, 2017, 103(1s): S91-S97.

[2] Kallen M E, Hornick J L. The 2020 WHO Classification: What's New in Soft Tissue Tumor Pathology. Am J Surg Pathol, 2021, 45(1): e1-e23.

[3] Reda B. Cystic bone tumors of the foot and ankle. J Surg Oncol, 2018, 117(8): 1786-1798.

[4] 虞嘉欢，胡凯，孟洪明，等．弥漫型腱鞘巨细胞瘤治疗的研究进展．中国骨与关节杂志，2022, 11(10):792-797.

[5] 顾东华，孙明．腱鞘巨细胞瘤的影像学诊断（附 13 例分析）．放射学实践，2011, 26(5): 530-533.

（宁波市第二医院：张晓辉，江茂情）

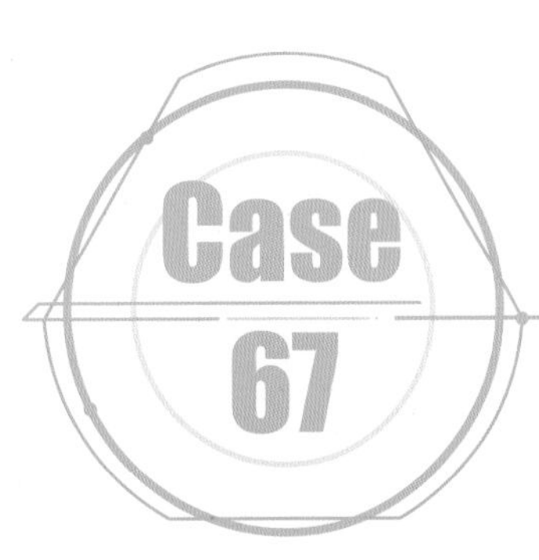

Case 67 骨化性肌炎

简要病史

患者男性，53 岁。2 年前无明显诱因发现左侧大腿肿物伴有酸痛，未予重视。2 个月前酸痛感加重，行走时明显，不可耐受。外院彩超提示：左侧腹股沟区可及一大小约 19.1mm × 6.4mm 肿物，未予特殊治疗。为进一步明确病因，入我院检查。高血压病史 17 年，口服非洛地平，血压控制良好。

体格检查：左侧腹股沟区有压痛，下肢轻度水肿。

实验室检查资料

白蛋白 39.5g/L（40.0 ～ 55.0g/L，↓），谷氨酰胺转移酶 94.2U/L（10.0 ～ 60.0U/L，↑），碱性磷酸酶 127.0U/L（45.0 ～ 125.0U/L，↑），IL-6 56.57pg/ml（0 ～ 5.40pg/ml，↑），血常规（－），AFP、SCCA、CA19-9、CEA、PSA 水平均在正常范围。

影像学检查资料

CT 平扫+增强图像见图 67-1。MR 图像见图 67-2。^{18}F-FDG PET/CT 图像见图 67-3。

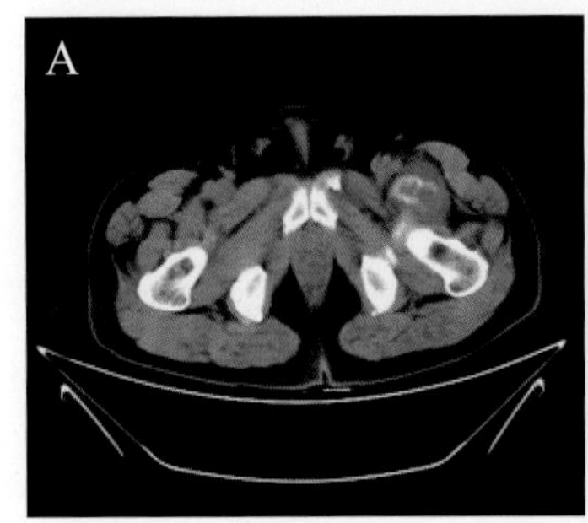

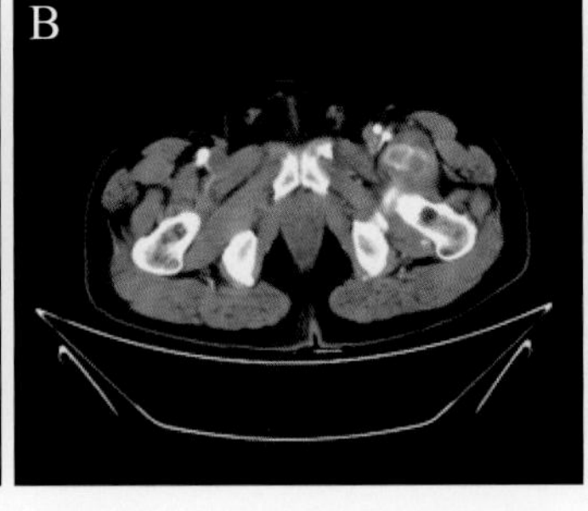

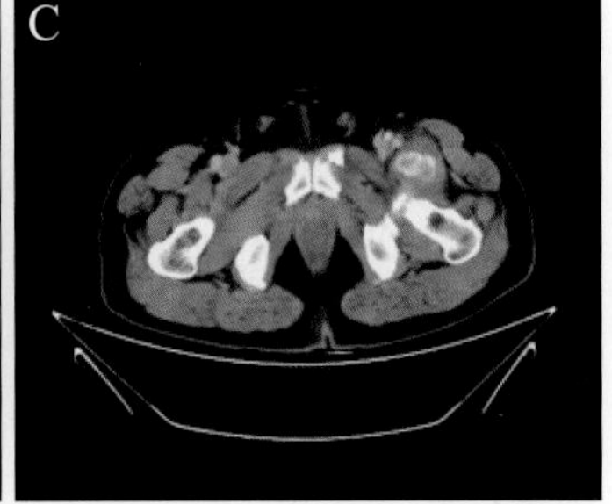

图 67-1　CT 平扫+增强图像

A. 平扫；B. 动脉期；C. 静脉期

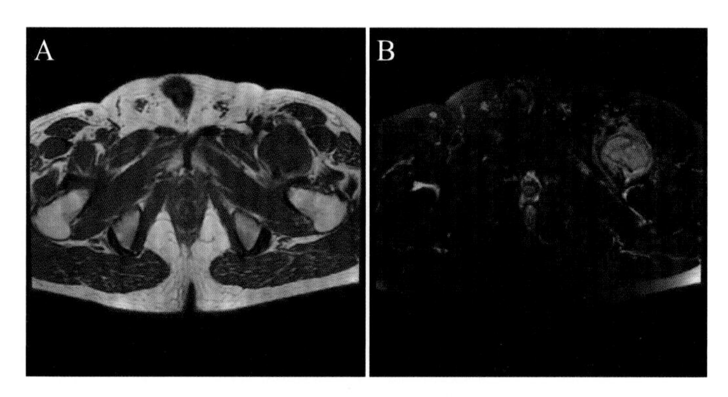

图 67-2　MR图像

A. T_1WI; B. T_2WI

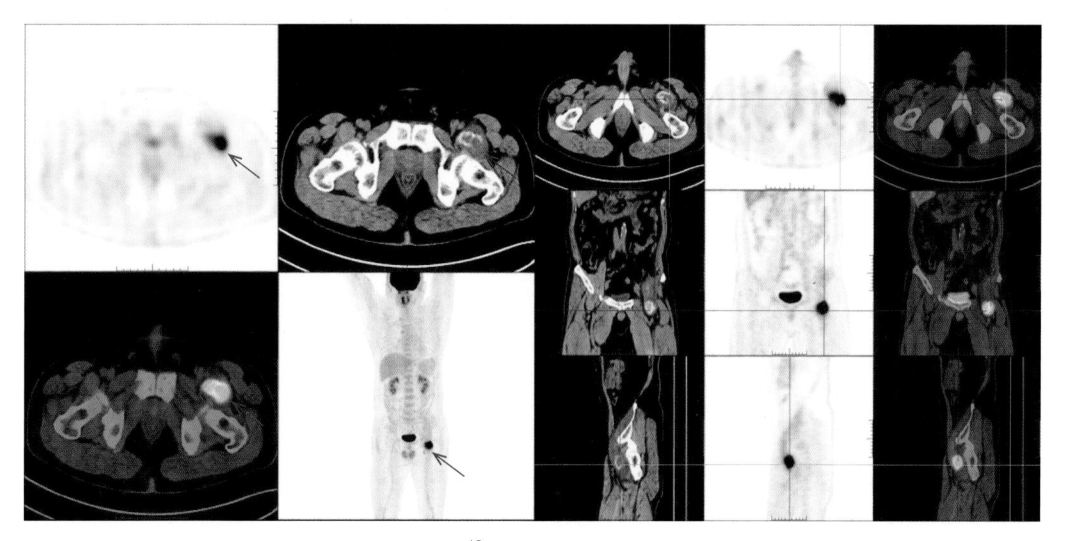

图 67-3　^{18}F-FDG PET/CT图像

影像解读

CT平扫+增强图像（图 67-1）显示：左侧腹股沟区平扫可见一肿物，最大径约8.3cm × 5.3cm × 5.0cm，内有团块状钙化/骨化影，增强后可见周围血管影，病灶范围广泛，向上累及髂腰肌，增强后轻度不均匀强化，周围肌间隙及脂肪间隙浑浊。

MR图像（图 67-2）显示：左侧腹股沟区可见长T_1、长T_2异常信号影，内信号欠均匀，向上累及髂腰肌，周围肌间隙浑浊。

^{18}F-FDG PET/CT图像（图 67-3）显示：左侧腹股沟区占位且^{18}F-FDG代谢增高，SUV_{max}=11.2。

最终诊断

左侧腹股沟穿刺，考虑骨化性肌炎（增生性肌炎）。

诊断要点与鉴别诊断

1. 诊断要点

骨化性肌炎是指在骨骼系统之外出现骨结构的一种疾病，常发生于肌肉组织、皮肤、皮下组织、筋膜、肌腱、骨膜、血管壁、韧带、骨骼肌、关节附近的纤维组织内，病理组织以纤维组织增生为特征，伴有大量的新骨形成，同时还可有软骨形成，按其发病机制可分为局部性骨化性肌炎和进行性骨化性肌炎。其中，局部性骨化性肌炎又可以分为外伤性骨化性肌炎和非外伤性骨化性肌炎，以外伤性骨化性肌炎为多见。骨化性肌炎因病程不同，临床表现、症状、病理等各不相同，具有肿块钙化快、生长速度快、小肿快等特点，病程短至数周，长达数年。病理学检查肉眼可见苍白红或淡红色，表面光滑，包膜完整，以再生并存伴间质纤维化、骨骼肌纤维变性为病理特征，而新生骨及纤维细胞，偶尔伴有软骨在骨骼肌内增殖活跃为主要特点，造成邻近骨及关节处出现含骨包块。目前影像学检查是骨化性肌炎最常用的诊断手段。在病变早期，CT检查可见病灶局部水肿，边界模糊，无明显特异性表现；MRI表现为软组织内边界不清、信号混杂的肿块，可呈类圆形，但多呈梭形分布、沿肌肉走行，周围软组织内弥漫性水肿信号影；因X线平片空间分辨力较低，当病灶体积较小时，采用X线平片检查多呈假阴性，易被误诊或漏诊。在病变中期，影像学表现为肿块周围逐渐出现骨化，MRI可呈典型三层表现，外层为骨化层，中间为萎缩肌纤维层，内层为出血层。在病变晚期，X线或CT表现为边界清晰的团块状骨化，可与相邻骨骼相连，与皮质分界不清，但髓腔不受累；MRI表现为肿块内广泛的双低信号，其内可含脂肪信号。目前，对于骨化性肌炎，尚无特殊有效的治疗方法。因该病的病因尚不明确，有自限性，多数严重影响关节活动，甚至强直、活动受限，预后很差，最佳治疗方案应该是预防继发畸形和早期系统保守治疗，以期最大限度保留关节活动功能。

2. 鉴别诊断

（1）*骨肉瘤及皮质旁骨肉瘤*　骨肉瘤的病变主体位于骨，皮质旁骨肉瘤的病变中心在骨旁软组织内，两者均表现为软组织肿块。合并坏死囊变出血，肿块内信号、密度混杂。肿瘤骨密度浓淡不均匀，无分层表现，病变侵蚀邻近骨质而出现骨质破坏征象或骨膜反应，增生骨与骨破坏交叉存在，反复进行，肿块与骨干之间无间隙，骨干内可出现“跳跃”转移；而骨化性肌炎没有骨膜反应，没有骨髓受侵、肿块与骨干间隙存在，是炎性增生异位骨化的过程。

（2）*神经鞘瘤*　肿瘤呈“纺锤形”，包膜完整，边界清楚，边缘光整，病变周缘无水肿，病变沿神经走行方向纵向生长，增强扫描可呈“靶征”。

（3）*海绵状血管瘤*　病变边界清楚，形态不规则，周围无水肿，内部信号混杂，可见陈旧性出血、钙化灶、迂曲的发育不良的小血管、呈网格状表现的纤维间隔，病变边缘凹凸不平，呈“桑椹样”外观，增强扫描海绵状血管瘤呈渐进性持续性不均匀强化。钙化灶常呈点状、粗颗粒状，位于病变内部，而无蛋壳样及层状钙化灶。

参考文献

[1] 张雷, 于韬, 满江红, 等. 早、中期骨化性肌炎的MRI表现分析. 肿瘤学杂志, 2015, 21(2): 138-141.

[2] 孙文超, 吴曼昊, 谢远龙, 等. 非创伤性骨化性肌炎 9 例临床分析. 中华实用诊断与治疗杂志, 2017, 31(12): 1189-1191.

[3] 王军辉, 张国庆, 刘玉珂, 等. 骨化性肌炎的多模态影像学表现. 中国中西医结合影像学杂志, 2021, 19(2): 165-167, 179.

[4] 刘晓冬. 非甾体类药预防性治疗肘部外伤术后并发骨化性肌炎. 创伤外科杂志, 2011, 13(4): 322-323.

[5] 金玉梅, 王叶武, 李艳丽. 局限性骨化性肌炎CT、MRI表现与相应病理分析. 实用医学杂志, 2016, 32(24): 4073-4076.

（金华市中心医院：黄奇峰，郑　勇）

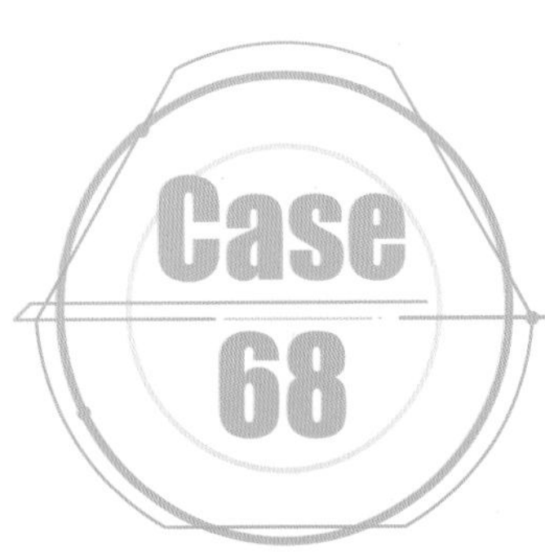

ANCA相关血管炎并发肥厚性硬脊髓膜炎

简要病史

患者男性,62 岁。4 个月前出现嘴角右歪，治疗后好转；20 多天前出现后背部疼痛，双下肢无力麻木，伴疼痛，并逐渐加重，其间经常感发热，体温 38℃左右，曾予以激素等治疗，症状无好转。患者有中耳炎、糖尿病、痛风、银屑病等病史。

实验室检查资料

核周型抗中性粒细胞胞质抗体（pANCA）1 ∶ 20（+）。

抗核抗体 1 ∶ 40（+）滴度（↑），抗线粒体（M_2）抗体（++）(27，↑)。

IgG_1 9.67g/L（↑），血 κ 轻链 5.66g/L（↑），血 λ 轻链 2.69g/L（↑），IgG_4 7.26g/L（↑）。

CRP 119.1mg/L（↑）。

ESR 85mm/h，血培养未发现细菌感染征象。

腰穿脑脊液测压力 110mmH_2O。

脑脊液常规+生化：葡萄糖 4.94mmol/L（↑），隐血试验阳性（↑），蛋白含量 554.8mg/dl（↑），有核细胞计数 140 × 10^6/L（↑），红细胞计数 2 × 10^6/L（↑），潘氏试验阳性（↑），中性粒细胞百分比 8%（↑），淋巴细胞百分比 92%（↑）。

脑脊液检查未发现细菌、病毒、真菌等感染征象。

影像学检查资料

脊柱 MR 图像、^{18}F-FDG PET/CT 图像见图 68-1。

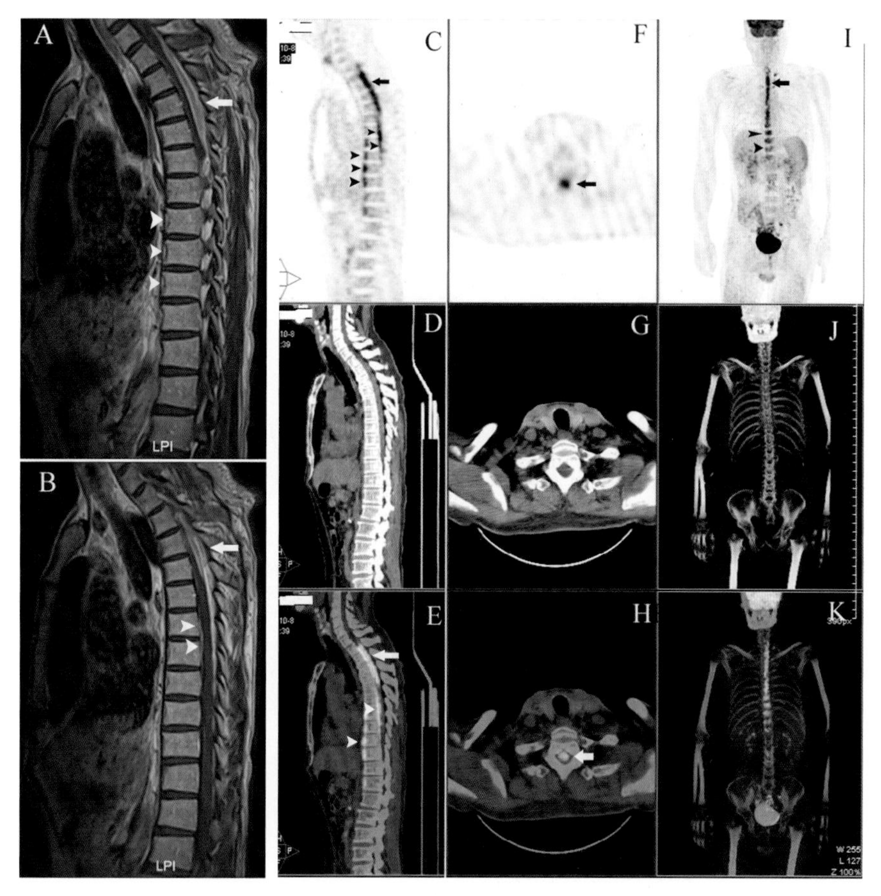

图 68-1　脊柱MR+^{18}F-FDG PET/CT图像

A、B. 脊柱MR图像；C—K. ^{18}F-FDG PET/CT图像

影像解读

脊柱MR图像（图 68-1A、B）显示：C_7—T_5椎体水平椎管内占位，大小约12mm × 8mm × 105mm（左右 × 前后 × 上下），部分胸椎椎体可见软组织增厚，增强扫描可见强化。

^{18}F-FDG PET/CT图像（图 68-1C—K）显示：C_7—T_8椎体水平椎管内、T_{5-12}脊柱前缘软组织增厚、^{18}F-FDG代谢增高，SUV_{max}分别为 9.25 和 6.09。

最终诊断

入院后行胸椎椎管内病损切除术，术后病理：（胸椎椎管内）增生的纤维组织中见大量淋巴浆细胞浸润，伴见大量组织细胞及较多多核巨细胞，以及肉芽肿形成，结合免疫组化结果，首先考虑反应性增生改变。

最终诊断为ANCA相关性血管炎（antineutrophil cytoplasmic antibody associated vasculitis, AAV）并发肥厚性硬脊髓膜炎。

诊断要点与鉴别诊断

肥厚性硬脊髓膜炎是一种炎症性疾病，可引起硬脊髓膜慢性炎性肥厚，胸段硬脊膜受累最常见。常见症状包括局部疼痛、麻木、四肢无力、排尿困难和排便困难。病因多种多样，如自身免疫性疾病（包括AAV等）、感染、恶性肿瘤、创伤等，也可以是特发性的。

AAV可累及多个系统，常见包括皮肤、肾脏、呼吸道、外周神经、胃肠道等；AAV中枢神经系统受累较为少见，多表现为肥厚性硬脑脊膜炎，以硬脑膜炎为多，累及脊髓者罕见。

AAV相关性肥厚性硬脑脊膜炎的病理变化是纤维化伴有炎性细胞浸润，一些伴有上皮样肉芽肿或血管炎，这些炎性细胞可以高度摄取 ^{18}F-FDG。对于疑似AAV相关性肥厚性硬脊膜炎的患者，脊柱对比增强MR是早期诊断、疗效监测和复发随访的基本方法，而 ^{18}F-FDG PET/CT通常在辅助诊断、探查病变累及部位及范围、评估病变活动性以及疗效监测和随访中发挥一定作用。

由AAV引起的肥厚性脊柱硬脑膜炎在 ^{18}F-FDG PET/CT上通常表现为不同程度的弥漫性或局灶性椎管内高代谢，而CT平扫大多没有异常发现，这种表现与其他病因引起的肥厚性硬脊髓膜炎具有相似的特征，不能进行病因学鉴别。需要注意的是，肥厚性硬脊髓膜炎患者对 ^{18}F-FDG的摄取程度随病程、病情变化是可变的，这为病情监测和随访提供了便利。

除了肥厚性硬脊髓膜炎外，^{18}F-FDG PET/CT显像上的椎管内高代谢也可见于各种恶性肿瘤和炎症性疾病，包括淋巴瘤、脑膜癌、神经胶质瘤、神经结节病、感染和其他非感染性炎症，需要结合病史和实验室检查进行仔细鉴别。

参考文献

[1] 承飞, 周佳鑫, 彭琳一, 等. ANCA相关血管炎并发肥厚性硬脊髓膜炎6例临床特点. 中华临床免疫和变态反应杂志, 2020, 14(4): 335-341.

[2] Kung B T, Seraj S M, Zadeh M Z, et al. An update on the role of (18)F-FDG-PET/CT in major infectious and inflammatory diseases. Am J Nucl Med Mol Imaging, 2019, 9(6): 255-273.

[3] Zhang J, Li Y, Dong A, et al. FDG PET/CT in 3 cases of hypertrophic pachymeningitis associated with antineutrophil cytoplasmic antibody-associated vasculitis. Clin Nucl Med, 2021, 46(9): 744-747.

（浙江大学医学院附属第二医院：占宏伟）

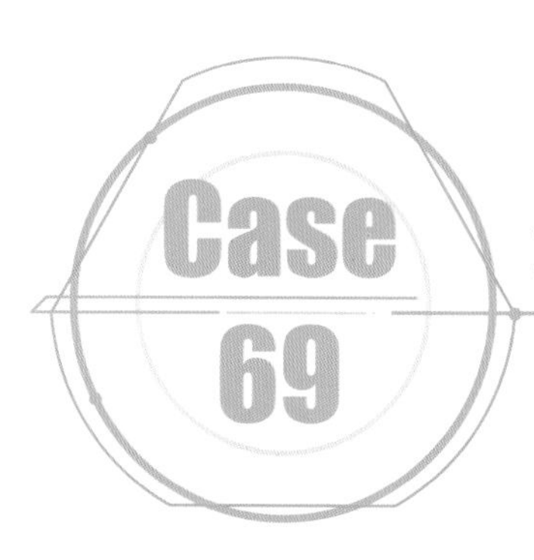

纵隔原发恶性黑色素瘤

简要病史

患者男性，64 岁。无明显诱因出现“咳嗽咳痰 3 个月，左前胸痛 1 个月”，于当地医院行CT检查，示：前纵隔及左肺门占位，伴纵隔多发肿大淋巴结，左侧胸腔及心包少量积液。现患者感左前胸疼痛，未口服镇痛药物，不影响休息，感声嘶，咳嗽咳痰，无血痰及咯血，偶感胸闷气促，无进食梗阻感，无头晕头痛，无发热等不适。

既往史：患者既往体质良好。糖尿病病史 5 年，未予口服药物治疗，血糖控制欠佳。患者有吸烟习惯，纸烟每天 5 支，已吸 20 年，已戒。

实验室检查资料

血清肿瘤标志物：CA125 47.9U/ml（0 ～ 35U/ml，↑），NSE 28.4ng/ml（0 ～ 17 ng/ml，↑）。

血生化：乳酸脱氢酶 768U/L（0 ～ 240U/L，↑），超敏CRP 16.38mg/L（0 ～ 10mg/L，↑）。

影像学检查资料

^{18}F-FDG PET/CT图像见图 69-1 和图 69-2。胸部CT平扫+增强图像见图 69-3。

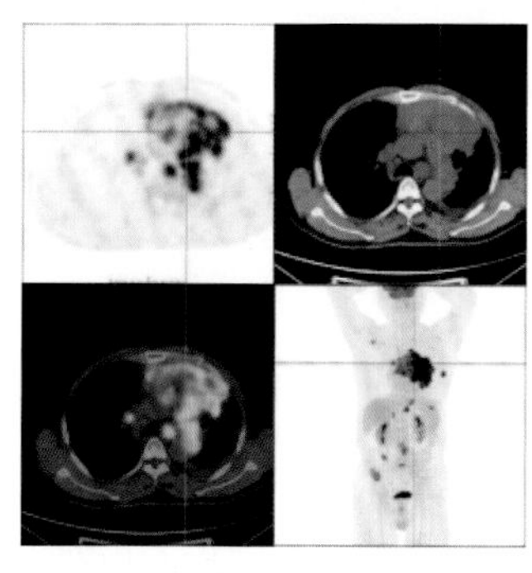

图 69-1　^{18}F-FDG PET/CT 图像（一）

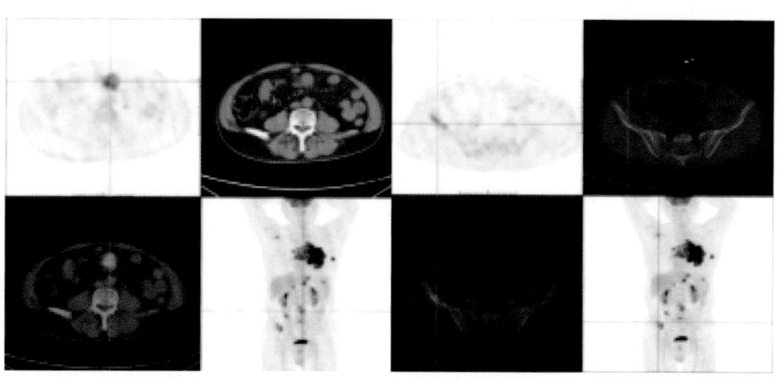

图 69-2　^{18}F-FDG PET/CT图像（二）

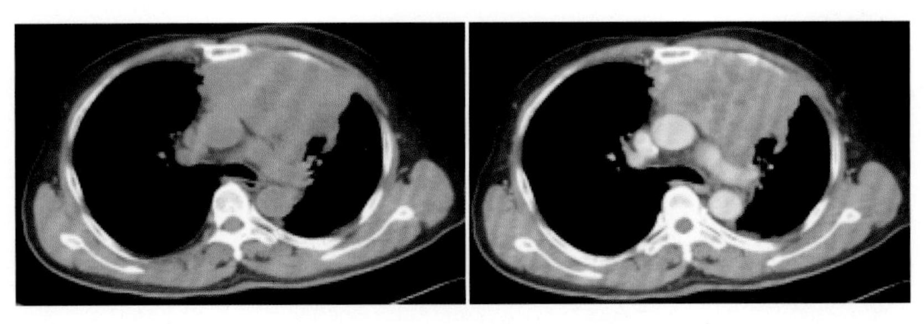

图 69-3 胸部CT平扫+增强图像

影像解读

^{18}F-FDG PET/CT图像（图 69-1 和图 69-2）显示：前上纵隔及左肺门区不规则软组织肿块，伴放射性浓聚，SUV_{max}=12.3，浓聚范围约 12.5cm × 10.4cm，侵犯局部心包及左侧胸膜；纵隔、双肺门、右内乳区、双心膈角、左腋窝、贲门旁、肝胃间隙、肠系膜根部多发肿大淋巴结，伴放射性浓聚，SUV_{max}=10.7；左肺底胸膜结节伴放射性浓聚，SUV_{max}=7.2，伴少量胸腔积液；右肩胛骨、L_5 左侧椎弓根、骶骨、右髂骨骨质密度减低，伴放射性浓聚，SUV_{max}=8.6。

胸部CT平扫+增强图像（图 69-3）显示：前上纵隔及左肺门区巨大不规则占位，平扫CT值 35 ～ 40Hu，增强扫描后呈中度强化，CT值 55 ～ 60Hu。

最终诊断

左上纵隔穿刺活检病理：恶性黑色素瘤。

临床查体未发现皮肤黑痣及恶性黑色素瘤征象。

诊断要点与鉴别诊断

1. 诊断要点

纵隔原发黑色素瘤罕见，约占所有黑色素瘤的 1.5%（排除其他部位来源才可诊断）。该病病因尚未明，可能原因有：①来源于胚胎发育时期残留的神经外胚叶的黑色素母细胞。②痣细胞（nevus cell）异位至纵隔淋巴结或胸腺。③由神经嵴细胞（neural crest cell）衍生的黑素细胞形成的恶性肿瘤。神经嵴细胞是一种短暂的多能细胞，可分化为黑素细胞、外周和肠神经细胞、胶质细胞、颅面软骨和骨，以及平滑肌。该病影像学表现不典型，难以与纵隔常见肿瘤区分，常见的影像学征象包括：①多发生于前纵隔，表现为弥漫性不均质肿块，常伴钙化（有学者认为钙化多见于色素沉着肿瘤，包括罕见的色素沉着的肾上腺外副神经节瘤、胸腺色素沉着类癌、色素沉着神经外胚层肿瘤、色素沉着神经鞘瘤等，可能是胚胎黑色素母细胞起源的性质所导致）。②侵袭性高，表现为对周围器官的侵犯，晚期可发生远处转移。③增强扫描表现为低—中等强度的强化。④ ^{18}F-FDG呈高代谢。

2. 鉴别诊断

（1）胸骨后甲状腺肿　肿块多位于胸廓入口的下方，在患者的胸内气管以及周围，呈边界较为清晰的圆形或分叶状，密度不均匀，可能出现坏死、囊性变或钙化，增强扫描表现为不均匀性强化。

（2）胸腺瘤　胸腺瘤是前纵隔最常见的肿瘤。根据胸膜是否受到肿瘤的侵犯，可分为侵袭性胸腺瘤和非侵袭性胸腺瘤。非侵袭性胸腺瘤多表现为椭圆形、圆形或三角形等，边缘光整，且有一侧向外突出，部分出现钙化。侵袭性胸腺瘤表现为不均匀的密度以及毛糙的边缘，轮廓不规则，多伴钙化，可侵袭纵隔内的器官。

（3）畸胎瘤　多数肿瘤边缘较清晰，有多房囊性表现或囊实性，囊内会出现分隔，囊壁可有钙化，CT值会呈现水样密度，可有蛋白成分包含。

（4）淋巴瘤　纵隔淋巴结明显肿大，多数会对血管前以及气管造成影响；部分淋巴结出现融合，边界模糊，可侵犯肺、胸壁。

参考文献

[1] Medford A R. Recurrent malignant melanoma in the mediastinum. QJM, 2012, 105(8): 799-800.

[2] Pandya B, Ramraje S, Darade A. Primary malignant melanoma of the mediastinum. J Assoc Physicians India, 2004(52): 924-925.

[3] Youn H Y. A primary malignant melanoma of the mediastinum with gross surgical view. J Thorac Dis, 2016, 8(1):E133-E136.

（浙江省肿瘤医院：宋金龄，龙　斌，庞伟强，李林法）

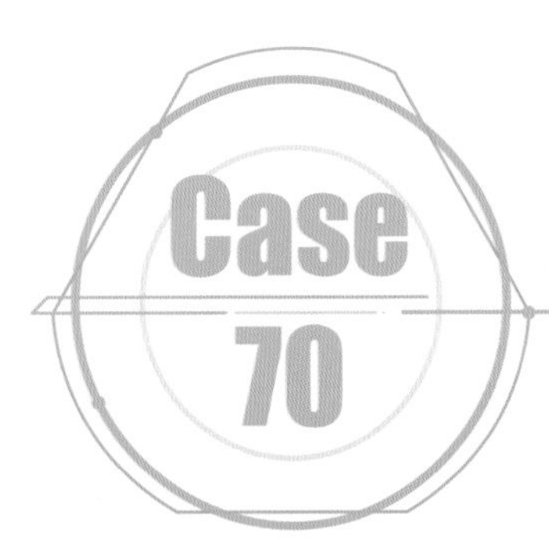

胸膜恶性黑色素瘤

简要病史

患者女性，58 岁。无明显诱因出现胸闷气急，伴咳嗽，无咳痰、胸痛，无咯血、发热等不适。遂来我院急诊就诊，行肺部CT（高分辨力）平扫，示：左侧大量胸腔积液、胸膜多发结节及团片影，伴左肺萎陷考虑；心包少许积液。

既往史：2 个月前在我院行颅内动脉瘤夹闭术；数十年前行阑尾炎手术史；无外伤史。

实验室检查资料

肿瘤标志物：血清CA125 151.0U/ml（0 ～ 35.0U/ml），胸腔积液CA125 2004.7U/ml（0 ～ 35.0U/ml），铁蛋白 1244.2ng/ml（7.0 ～ 323.0ng/ml）。

胸腔积液实验室检查：腺苷脱氨酶 3U/L，乳酸脱氢酶 276U/L；超敏CRP 76.52mg/ml（0 ～ 8.0 mg/ml）；T-SPOT试验阳性。

血常规正常。

影像学检查资料

^{18}F-FDG PET/CT图像见图 70-1。

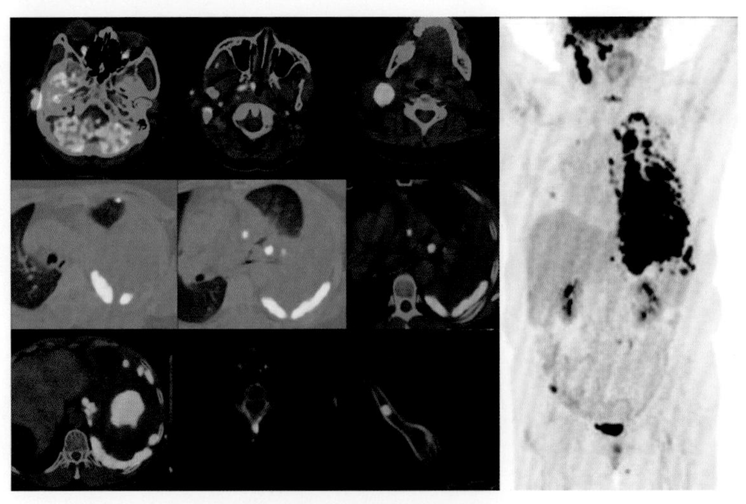

图 70-1 ^{18}F-FDG PET/CT图像（多部位轴位PET/CT融合图像、MIP图像）

影像解读

^{18}F-FDG PET/CT图像（图 70-1）显示：右侧鼻咽部、外耳道软组织密度增厚影伴 ^{18}F-FDG代谢增高；右侧胸锁乳突肌深面多发增大淋巴结显示伴 ^{18}F-FDG代谢增高；左侧胸膜（包括肋胸膜、纵隔胸膜、膈胸膜）多发结节状增厚伴 ^{18}F-FDG代谢明显增高，SUV_{max}约 18.2；左侧胸腔积液，左肺部分不张，不张肺内结节状高代谢灶；C_7附件、右侧第 5 侧肋、L_5椎体左侧椎弓根、右侧髂骨多发局灶性 ^{18}F-FDG代谢增高，相应区域骨质密度改变不明显。

最终诊断

（左侧胸腔活检）病理：恶性肿瘤，进一步行免疫组化明确诊断。

免疫组化结果：CK-pan（部分+），CD20（—），CD3（—），CD19（—），CD56（部分弱+），CD38（—），Lambda(λ)（—），Kappa(κ)（—），MUM-1（+），Ki-67（90%+），CD30（—），ALK（—），HMB-45（+），S-100（+），Calretinin(CR)（—），TTF-1（—），BRG1（+），CK7（部分+），P40（—），CgA（—），Syn（—），WT-1（浆+），CD138（—）。

最终诊断：结合免疫组化结果，符合恶性黑色素瘤，请结合临床。

诊断要点与鉴别诊断

本病例为中年女性患者，以胸闷气急为主要症状，PET/CT扫描显示鼻咽部、胸膜、淋巴结、骨多发高代谢病灶，PET/CT影像学无明显特征性表现，且本例患者经临床查体未见黑痣，且无黑痣切除史，因此病理学诊断较为困难；但该患者起病迅速，胸腔积液多项实验室指标异常，综合PET/CT影像学表现，应首先考虑恶性病变累及胸膜、骨、淋巴结、鼻咽部。最终诊断需依赖胸膜活检或淋巴结活检。

恶性黑色素瘤累及胸膜罕见，需与胸膜间皮瘤、淋巴瘤及胸膜转移瘤相鉴别。

（1）*胸膜间皮瘤* 胸膜间皮瘤分为弥漫型和局限型。弥漫型一般为恶性，表现为胸膜增厚，胸腔积液，CT增强扫描呈不均匀强化，40% ～ 80%的患者与石棉接触有关，有石棉接触史者可出现胸膜斑，胸膜钙化。恶性胸膜间皮瘤好发的转移部位为胸壁、邻近肋骨、淋巴结及腹膜。而本例患者胸膜增厚但未见钙化，且没有石棉接触史。

（2）*淋巴瘤* 无论是霍奇金淋巴瘤，或是非霍奇金淋巴瘤，均可累及胸膜，影像学上可见积液、胸膜结节局灶性或弥漫性胸膜增厚，表现为均匀强化。同时多伴有多发淋巴结肿大，肝脾及骨髓受累，由淋巴瘤导致的弥漫性胸膜受累不太常见。

（3）*胸膜转移瘤* 最常见的原发灶是腺癌，肺腺癌约占 40%，乳腺癌约占 20%。胸膜转移是成年人胸腔积液的第二常见原因，第一是心力衰竭，CT影像学表现为胸膜弥漫性或局灶性胸膜增厚，胸膜多发结节，增强扫描可见强化。本病例不支持的原因如下：一是肺及乳腺未见明显原发灶，二是肿瘤标志物不支持肺或乳腺来源，且淋巴结转移途径不是肺癌常规转移途径。

参考文献

[1] 霍力, 周前. 胸膜恶性黑色素瘤 ^{18}F-FDG PET显像一例. 中华核医学杂志, 2005, 25(2): 120.

[2] 孟自力, 洪永青, 毛莉, 等. 胸膜恶性黑色素瘤 1 例报道并文献复习. 中原医刊, 2007, 34(21): 64-65.

[3] 张德芳, 张智武, 孙凤玲. 恶性黑色素瘤 136 例临床与病理分析. 陕西医学杂志, 2008, 37(12): 1684-1685.

（浙江大学医学院附属第一医院：李天成，赵　欣，赵　葵）

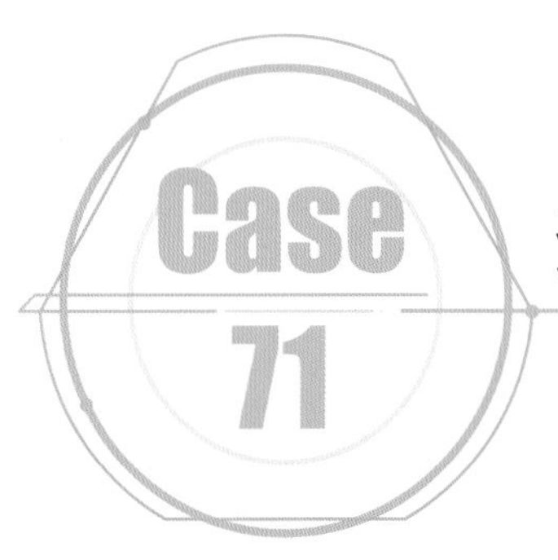

多发性黏液样脂肪肉瘤

简要病史

患者男性，33 岁。因“发现腹部肿块 3 天”入院。

现病史：患者 3 天前无明显诱因发现腹部肿块，有轻度腹胀，无发热寒战，无腹痛腹泻，无恶心呕吐，无黑便，无皮肤巩膜变黄。2022 年 9 月 16 日于我院行超声检查，示：胰腺（头部、尾部）实质性占位，胰管扩张，建议进一步检查。2022 年 9 月 17 日于我院行CT检查，示：胰腺头、尾部囊实性占位伴胰腺扩张，囊腺瘤？建议行MR检查，为进一步诊疗，拟“胰腺占位性病变”收治入院。

既往史：2021 年 3 月行腹腔镜下阑尾切除术，病理为急性化脓性阑尾炎及阑尾周围炎。

实验室检查资料

血常规、血生化、肿瘤相关指标均未见明显异常。

影像学检查资料

腹部CT增强图像见图 71-1。上腹部MR图像见图 71-2。^{18}F-FDG PET/CT图像见图 71-3 和图 71-4。

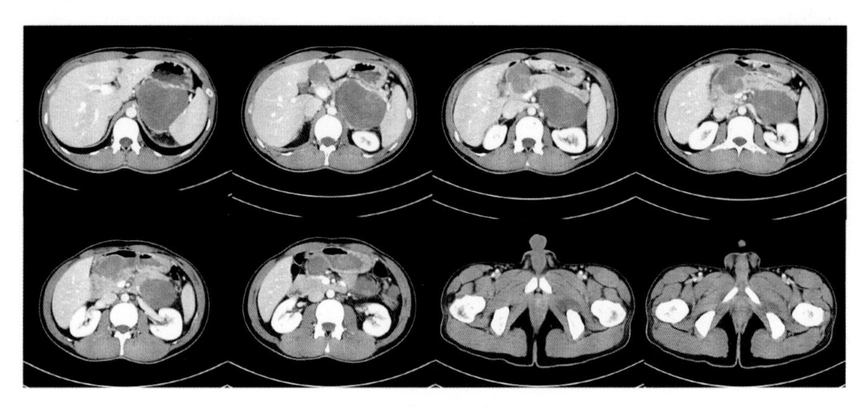

图 71-1 腹部CT增强图像

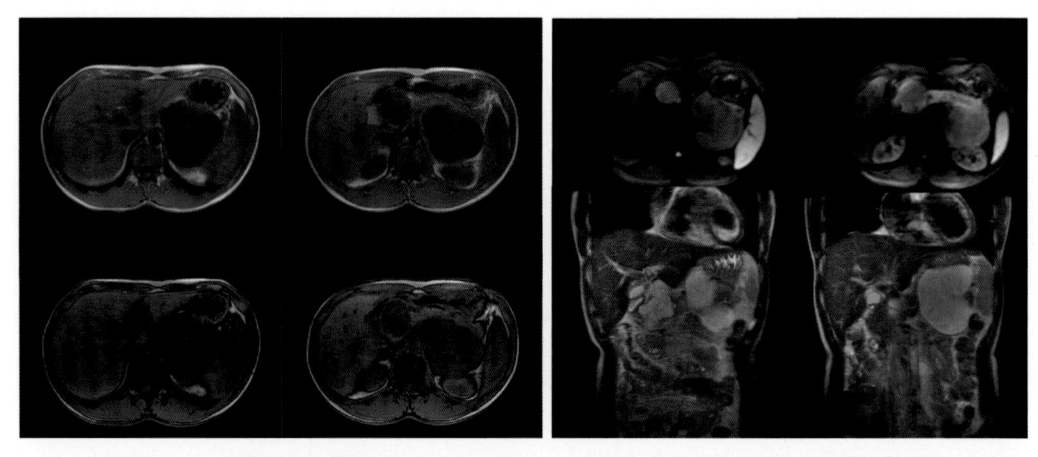

图 71-2 上腹部MR图像（in-phase及out-phase序列；DWI及T_2WI冠状序列）

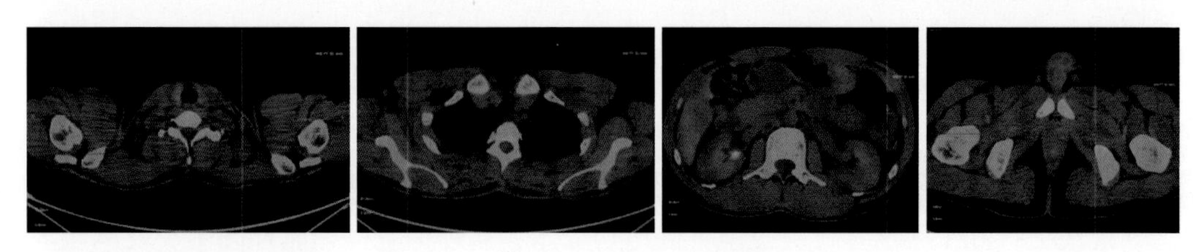

图 71-3 ^{18}F-FDG PET/CT图像（一）

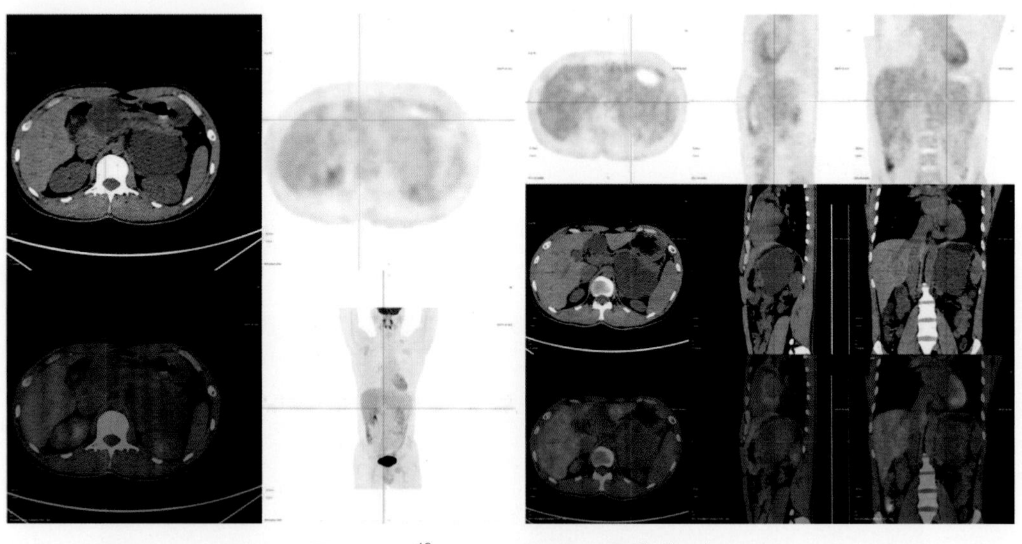

图 71-4 ^{18}F-FDG PET/CT图像（二）

影像解读

腹部CT增强图像（图 71-1）显示：胰颈部、胰体尾后方、脾下方、左侧闭孔内肌肌间隙病灶呈持续轻度强化，胰管扩张。

上腹部MR图像（图 71-2）显示：胰颈部、胰体尾后方、脾下方病变，正反相位信号未见明显差异；T_1WI呈低信号，T_2WI呈高信号，DWI信号稍增高；胰管扩张。

^{18}F-FDG PET/CT图像（图71-3和图71-4）显示：左侧锁骨上区、左侧胸大肌内侧、右侧腋下、胰颈部、胰体尾后方、脾下方、左侧闭孔内肌肌间隙多发囊性灶，^{18}F-FDG代谢轻度增高，SUV_{max}= 2.73。

最终诊断

1.（后腹膜）黏液样脂肪肉瘤（myxoid liposarcoma, MLS）（图71-5），侵犯胰实质，最大径12.8cm。

2.（脾）脾淤血；慢性胆囊炎。

免疫组化结果：Vimentin（+），Desmin（—），SMA（—），CD34（血管+），CD68（—），β-catenin（+），Bcl-2（+），STAT6（—），Ki-67（约5%+），CD117（—），Dog-1（—），S-100（弱+）。

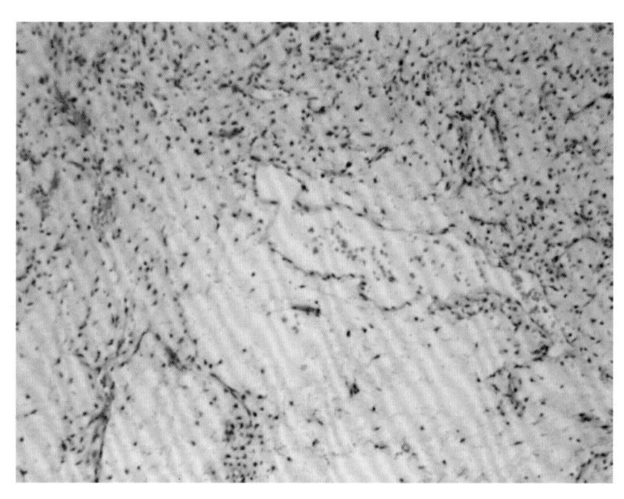

图71-5 病理切片

诊断要点与鉴别诊断

1. 诊断要点

（1）MLS好发于40～60岁年龄段，男性多于女性，通常无症状或症状较轻；全身任何位置可发，四肢常见。

（2）MLS病灶黏液多、脂肪成分少，MR检查时MLS病灶中脂肪成分尤其重要（脂肪隔/片絮状T_1WI呈高信号，有时可见的微小灶内结节，黏液样成分T_2WI呈高信号，脂肪成分通常表现为稍高的中等信号，内可见多发T_2WI低信号分隔，分隔一般均匀增厚2mm以上；增强扫描边缘及分隔轻中度强化）。

（3）病灶较小时，^{18}F-FDG代谢均匀、轻度增高；病灶较大时，^{18}F-FDG代谢不均匀，内见散在无代谢区。

（4）本病例提示年轻男性，轻度腹胀，全身多发病变，且在一年内病变进展，增强扫描呈轻度持续强化，代谢轻度摄取增高。该病诊断的难点是MR检查未见明显脂肪成分。

2. 鉴别诊断

（1）阑尾黏液性肿瘤-假性黏液瘤　瘤灶破裂时，可见实质成分漂浮在高密度的腹腔假性黏液瘤或腹腔积液中；伴发时可出现腹膜结节样强化、条状强化。

（2）囊性淋巴管瘤　CT平扫表现为低密度或等密度包块，沿肌肉间隙或纵隔血管间隙生长，单房或多房囊状囊内均匀一致的水样密度；多房者包块内部可见纤维状分隔，壁薄、边界清晰或不清晰；CT增强扫描表现为包块内部无强化，纤维状分隔及包块边缘线状强化，外周囊壁轻度强化。

（3）肌内黏液瘤　该病好发于中老年男性，CT及MR平扫表现与囊肿类似，呈水样密度/信号；增强扫描多呈不均匀强化，强化区域占肿瘤体积的百分比多小于MLS，肿瘤缺乏完整包膜，多向周围侵犯，引起邻近肌肉组织萎缩，同时不含成熟脂肪成分可与MLS相鉴别。

参考文献

[1] 刘云，肖新广. 黏液样脂肪肉瘤的影像学诊断并文献复习. 中国中西医结合影像学杂志，2021, 19(3): 282-285.

[2] 景传博，万振法，刘继鹏. 腹膜后脂肪肉瘤病理及CT多样性分析. 山西医药杂志，2022, 51(6): 644-645.

[3] 王雪，于胜吉. 脂肪肉瘤的研究进展. 癌症进展，2022, 20(22): 2269-2271.

（湖州市中心医院：郑屹峰，毛新峰，吴　丹）

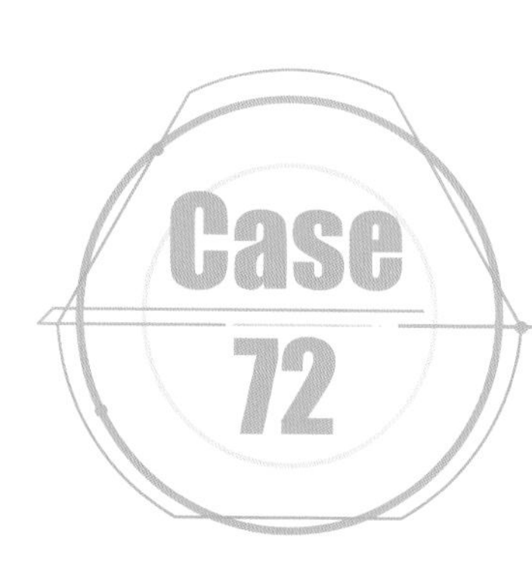

异时性多原发恶性肿瘤

简要病史

患者女性，40岁。2013年4月29日，因右肩扭伤，摄片发现右侧肱骨异常，即进一步行MRI、PET/CT检查。2020年1月2日，患者触及腹部肿物，质地较硬，按压无疼痛。无明显腹痛，无恶心呕吐，无呕血黑便，无排便困难，无肛门停止排便排气，每天排便1～2次。行腹部CT增强、PET/CT检查。

实验室检查资料

血常规、大小便常规无异常，肝肾功能无明显异常，免疫五项、肿瘤标志物系列等均在正常范围。

影像学检查资料

^{18}F-FDG PET/CT图像见图72-1和图72-4。右侧肱骨MR图像见图72-2。腹部CT平扫+增强图像见图72-3。

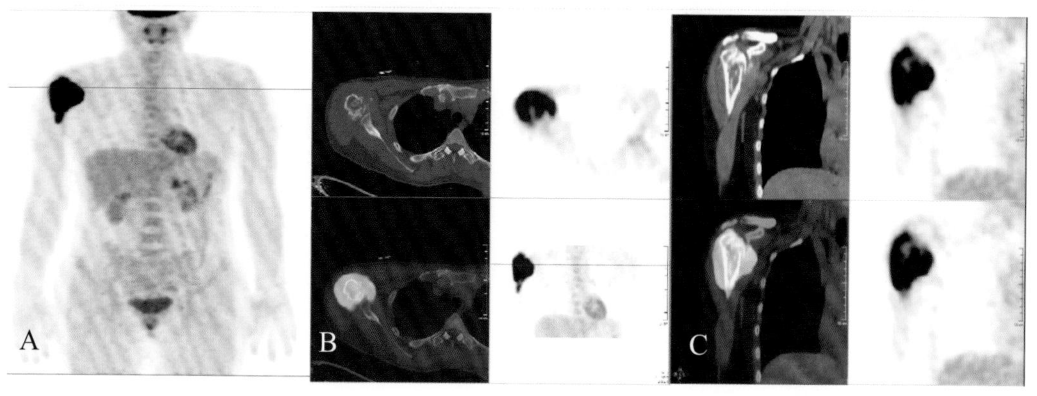

图72-1　^{18}F-FDG PET/CT图像（2013年4月29日）

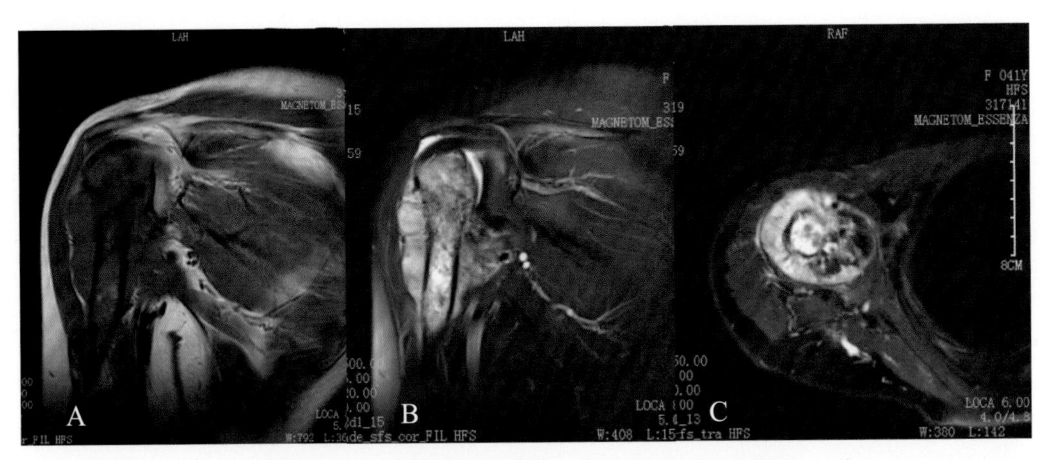

图 72-2 右侧肱骨MR图像（2013 年 4 月 29 日）

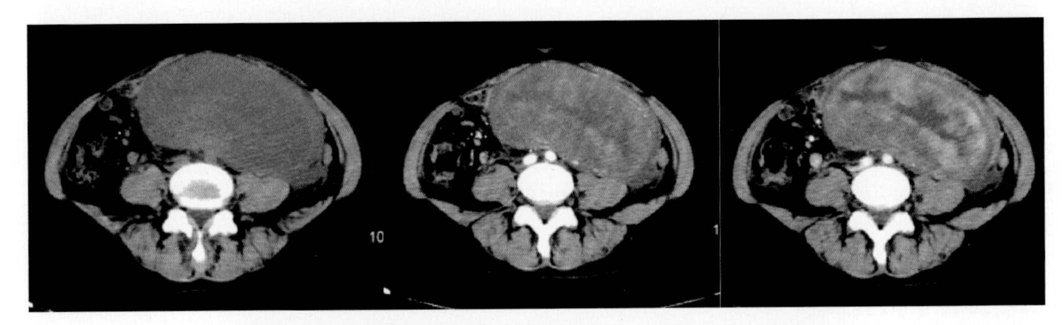

图 72-3 腹部CT平扫+增强图像（2020 年 1 月 2 日）

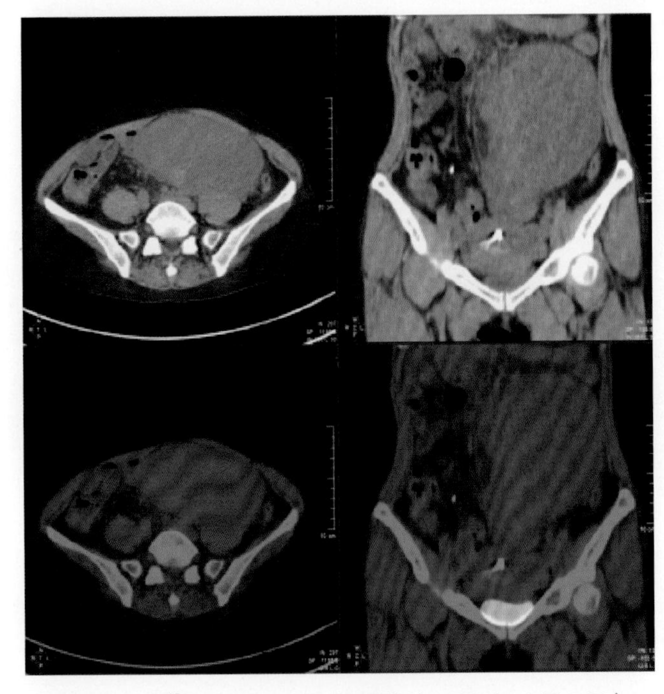

图 72-4 ^{18}F-FDG PET/CT图像（2020 年 1 月 2 日）

织间见异型淋巴细胞增生，呈巢状分布，结合HE形态及免疫组化结果，考虑弥漫性大B细胞淋巴瘤累犯骨髓。

诊断要点与鉴别诊断

1. 诊断要点

CT诊断淋巴瘤骨髓浸润的标准主要是骨髓腔内密度减低，但病变早期骨质形态学上无明显变化时不能被发现，因此敏感性较低。MR能根据骨髓图像信号的改变来诊断骨髓浸润，T_1WI表现为病变部位较正常骨髓信号减低，T_2WI表现为病灶部位信号增高，增强扫描可见强化，但MR对骨髓浸润特异性相对较低，不能鉴别病灶是否具有活性。

PET/CT上骨髓浸润的特点包括：①全身骨髓弥漫性放射性浓聚，未见明显骨质破坏；②骨髓单发或多发局灶放射性浓聚，浓聚程度高于或接近正常肝组织，骨髓病变不能用良性病变解释；③骨髓腔内放射性浓聚部位密度增高，伴或不伴骨质破坏。研究显示，PET/CT在诊断骨髓浸润方面的价值与病理学类型有关，高侵袭性非霍奇金淋巴瘤（NHL）患者骨髓浸润的敏感性高于低侵袭性NHL患者。

但需要注意的是，女性、红细胞减少、CRP水平增高的无骨髓浸润淋巴瘤患者更易出现骨髓弥漫性摄取增高，因此淋巴瘤患者PET/CT检查时可参考其血液学指标，以判断是否存在影响骨髓代谢增高的因素，有助于更好地评价骨髓的状态。

2. 鉴别诊断

在确诊淋巴瘤的情况下，骨髓浸润需要与其他良性疾病引起骨质破坏的情况相鉴别；若患者初诊，未曾确诊，发现淋巴结肿大伴局灶骨质代谢改变时，需与其他恶性肿瘤引起的淋巴结肿大合并骨转移情况相鉴别。

参考文献

[1] 柯晴，黄秋霖，廖成成，等. 骨盆核磁共振在诊断弥漫大B细胞淋巴瘤骨髓侵犯中的应用价值. 临床血液学杂志，2020，33(7)：486-492.

[2] 李亚明. 淋巴瘤PET/CT影像学. 北京：人民卫生出版社，2017.

[3] 严娟娟，肖欢，孙雯，等. 无骨髓浸润淋巴瘤患者PET/CT显像中骨髓 ^{18}F-FDG均匀性摄取增高的影响因素. 山东医药杂志，2020，60(25)：76-78.

（浙江省台州医院：耿才正，张　杰，王　珍）

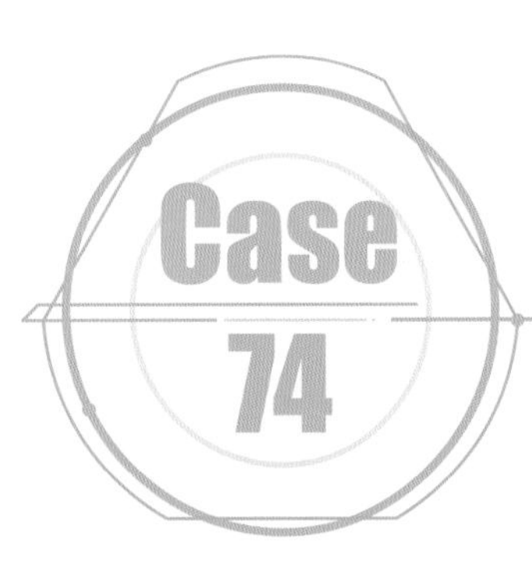

脊膜瘤

简要病史

患者女性，46 岁。无明显外伤情况下出现双下肢麻木，麻木逐渐加重，出现步态不稳。

体格检查：脐下两横指以下浅感觉减退，双上肢肌力 5 级，双下肢肌力 4 级，双下肢直腿抬高试验阴性，双膝反射亢进，双上肢生理反射存在，双上肢病理反射未引出，双下肢病理反射引出。

实验室检查资料

血清肿瘤标志物：AFP 2.8ng/ml，CEA 2.1ng/ml，CA19-9 22.2U/ml，CA242 21.5U/ml，余肿瘤指标未见明显异常。

影像学检查资料

^{18}F-FDG PET/CT 图像见图 74-1。胸腰椎 MR 平扫+增强图像见图 74-2。

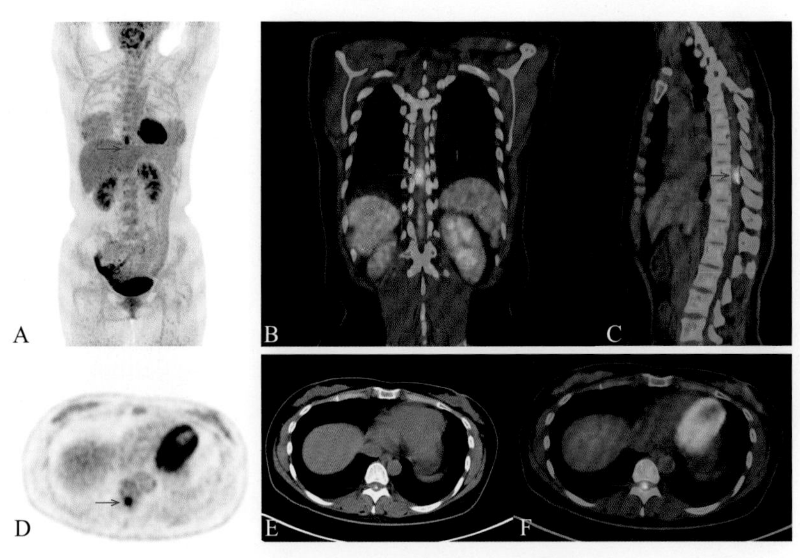

图 74-1　^{18}F-FDG PET/CT 图像

A. PET MIP 图像；B. 冠状位 PET/CT 融合图像；C. 矢状位 PET/CT 融合图像；D—F. 横断位 PET 图像、CT 图像、PET/CT 融合图像

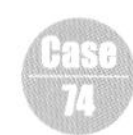

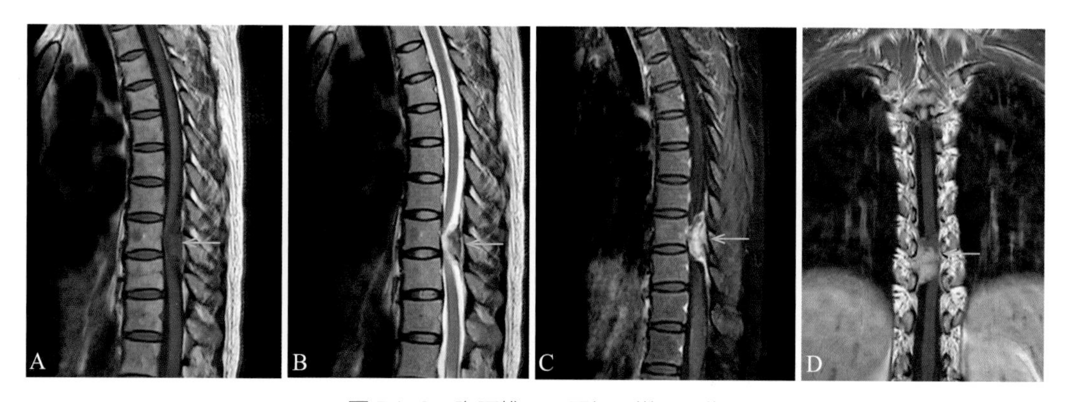

图 74-2 胸腰椎MR平扫+增强图像

A. 矢状位 T_1WI; B. 矢状位 T_2WI; C. 矢状位增强扫描; D. 冠状位增强扫描

影像解读

^{18}F-FDG PET/CT图像（图 74-1）显示：T_9 椎体水平椎管内结节状放射性摄取增高（红色箭头），大小约 10mm × 10mm × 20mm，SUV_{max} 约 3.3（纵隔血池 SUV_{max} 约 0.9），伴弧条状、结节状钙化，结节位于胸髓右后方，脊髓受压前移，邻近椎间孔未见扩大。

胸腰椎MR平扫+增强图像（图 74-2）显示：T_9 椎体层面，右侧胸髓外硬膜下见一大小约 10mm × 10mm × 20mm宽基底“D”字形稍长 T_1、等短 T_2 信号影，增强扫描呈不均匀明显强化，可见“脑膜尾征”，胸髓受压向左前方移位。

最终诊断

患者接受椎管内肿物切除术，硬脊膜下脊髓后方偏右有一约 2cm × 2cm × 1.5cm大小软组织肿瘤。

切除标本病理（图 74-3）：纤维型脊膜瘤（WHO Ⅰ级），肿瘤直径 2.5cm。

免疫组化结果：EMA（+），Vimentin（+），GFAP（–），S-100（部分+），Ki-67（约 2%+）。

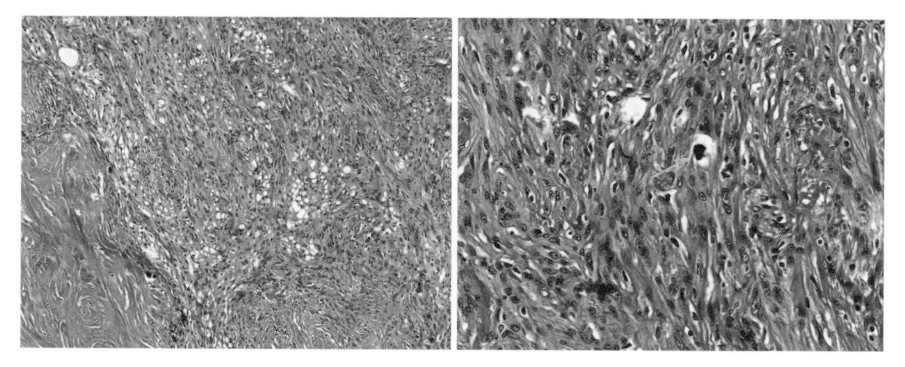

图 74-3 病理切片［镜下所见：梭形细胞呈旋涡状、束状排列，间质见少量砂粒体（箭头所示）］

诊断要点与鉴别诊断

本病例病灶位于椎管内，且邻近脊髓受压，患侧蛛网膜下腔扩大，对侧蛛网膜下腔变窄，PET全身扫描提示为单发病灶，可排除转移性肿瘤，考虑为髓外硬膜下孤立性肿块，需考虑神经鞘瘤、脊膜瘤、Rosai-Dorfman病（RDD）、椎管内血管瘤可能。

神经鞘瘤起源于神经鞘的施万细胞（Schwann cell），是最常见的椎管内原发性肿瘤。肿瘤沿神经干走向生长，多呈长椭圆形，有完整包膜，多为单发，典型者呈“哑铃形”，邻近椎间孔扩大。神经鞘瘤 ^{18}F-FDG摄取跨度大，文献报道的神经鞘瘤的 SUV_{max} 为 1.0 ～ 17.3。T_1WI上一般呈低或等信号，T_2WI上呈不均匀高信号，增强扫描明显不均匀强化。

脊膜瘤占椎管内原发性肿瘤的 25% ～ 46%，仅次于神经鞘瘤，大部分位于髓外硬膜下，以胸段最常见。该病好发于 50 ～ 70 岁，女性多见，多为单发，可伴钙化。在MR图像上，脊膜瘤与脊髓信号相比，T_1WI多为等或低信号，T_2WI多为等或稍高信号，钙化在T_1WI、T_2WI上呈低信号，增强扫描呈明显均匀强化，可出现特征性“脑膜尾征”。CT图像上多为等或稍高密度，可见钙化。脊膜瘤在PET/CT图像上 ^{18}F-FDG摄取无特殊性，文献报道大多数脊膜瘤 ^{18}F-FDG摄取稍高（SUV_{max} 为 3.3 ± 1.7），少数可明显摄取（SUV_{max} 为 7 ～ 8）。

RDD又称窦组织细胞增生伴巨大淋巴结病，好发于儿童、青少年，最常见的受累部位为淋巴结，也可出现结外RDD，较少发生于椎管内，其MRI多表现为T_1WI等信号，T_2WI等或低信号，增强扫描可呈均匀或环形强化，也可见“脑膜尾征”，但其“脑膜尾征”一般较长，软脑膜破坏可表现为“毛刺征”。RDD在PET/CT图像上多有较明显的 ^{18}F-FDG摄取。

海绵状血管瘤瘤内钙化常见，钙化合并出血时CT图像上为高密度，肿瘤在T_2WI上表现为不均匀性高信号，伴出血时T_1WI和T_2WI均可呈高信号，灶周含铁血黄素沉着，T_2WI上可见低信号环影，增强扫描后病灶呈“渐进性”强化为特征性表现。

本例患者为 46 岁女性，病灶在PET图像上表现为单个结节状 ^{18}F-FDG摄取增高灶，摄取高于脊髓，相应层面脊髓受压向左侧移位，同层CT图像上可见高密度肿块影伴弧条状、结节状钙化影，邻近椎间孔未见扩大，PET/CT全身扫描其余部位未见明显代谢异常；结合MRI，病灶表现为T_1 呈稍长信号，T_2 呈等短信号，增强扫描呈不均匀明显强化，可见“脑膜尾征”，符合脊膜瘤诊断。

通过PET/CT检查可对患者进行全面的全身评估，判断病灶是否单发、是否转移。此外，正常脊髓在PET/CT图像上可见生理性摄取，通过PET/CT融合图及不同断面重建可显示脊髓走行，判断病灶与脊髓的关系，从而可对病灶进行定位。脊膜瘤 ^{18}F-FDG摄取虽不具特征性，目前病例较少，相关文献报道脊膜瘤多轻度摄取

影像解读

^{18}F-FDG PET/CT图像（图84-1）显示：纵隔及胸膜、腹膜多发不规则增厚，^{18}F-FDG摄取增高，SUV_{max}=8.8；脾增大，^{18}F-FDG摄取弥漫性增高，SUV_{max}=7.8。

治疗前后腹部CT对比图像（图84-2）显示：治疗前增厚的腹膜经治疗后明显好转。

最终诊断

行超声引导下增厚腹膜粗针穿刺活检术，病理（图84-3）："腹膜穿刺标本"纤维脂肪组织见淋巴细胞、浆细胞、嗜酸性粒细胞浸润。免疫组化染色结果：CK5/6（—），P40（—），P63（—），LCA（淋巴细胞+）。

后行腹腔镜检查+大网膜部分切除术+腹膜活组织检查+肠粘连松解术，病理："大网膜1"增生纤维结缔组织中见急慢性炎症细胞浸润，可见血管增生，血管壁增厚，部分血管壁周围淋巴细胞聚集；部分区域间皮细胞增生。免疫组化染色结果：Ki-67（2%+），CK-pan（间皮+），CD163（组织细胞+），CK5/6（—），CR（间皮+），WT-1（间皮+），CK34βE12（灶+），P63（—）。"大网膜2"增生纤维脂肪组织中见急慢性炎症细胞浸润伴血管增生、血管腔扩张。"腹膜"增生纤维脂肪组织中见急慢性炎症细胞浸润伴血管增生、血管壁增厚，部分血管壁周围淋巴细胞聚集。免疫组化染色结果：CK-pan（间皮+），CK5/6（—）。

根据临床及病理结果，最终诊断为嗜酸性粒细胞增多症（hypereosinophilia, HE）。

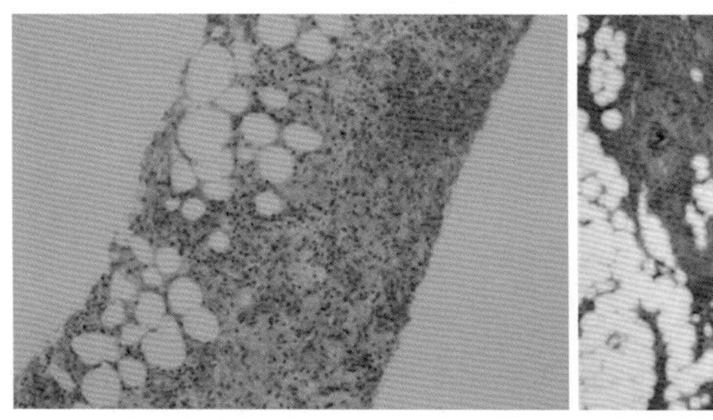
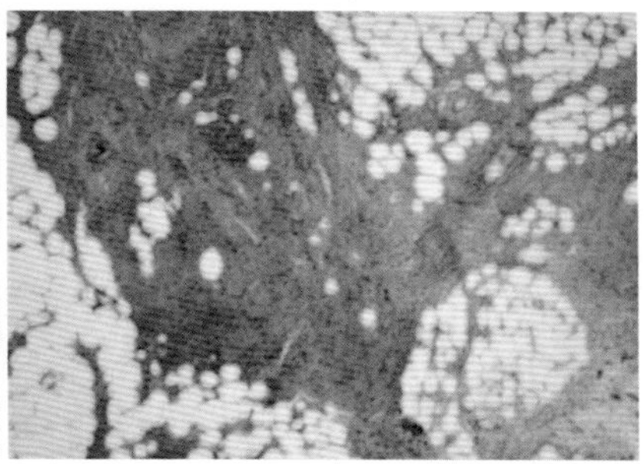

图84-3　病理切片

诊断要点与鉴别诊断

临床上将外周血中嗜酸性粒细胞绝对值＞0.5×10^9 /L称为嗜酸性粒细胞增多症，主要包括非血液系统（反应性）和血液系统（肿瘤性）两类。HE导致器官损伤或功能障碍，称为嗜酸性粒细胞增多综合征（hypereosinophilic syndrome, HES），可累及多个系统、脏器，临床表现复杂多样，无特异性。

HES诊断是一种排除性诊断，目前的诊断标准为：①间隔至少1个月的连续2次外周血嗜酸性粒细胞计数＞ 1.5×10^9 /L 和（或）有组织中嗜酸性粒细胞增多的证据；②存在由于外周血和（或）组织嗜酸性粒细胞增多引起的靶器官损伤和（或）功能障碍；③排除其他能够引起器官损伤的因素或疾病。其中，组织中嗜酸性粒细胞增多的诊断包括：①骨髓中嗜酸性粒细胞占有核细胞的比例高于 20%；②病理学检查发现组织中嗜酸性粒细胞大量浸润；③组织中有嗜酸性粒细胞内颗粒蛋白沉积的存在（组织中有或无嗜酸性粒细胞浸润）。

本例患者因有皮肤癌手术及右腹股沟淋巴结转移癌手术史，PET/CT 提示纵隔、胸膜、腹膜多发增厚伴 ^{18}F-FDG 代谢增高，脾大伴弥漫性 ^{18}F-FDG 代谢增高，胸腹腔积液，故当时首先考虑恶性肿瘤（转移可能），血液系统疾病也不除外，建议行腹膜穿刺活检。后行腹膜穿刺及活检，病理提示“腹膜”纤维脂肪组织中见淋巴细胞、浆细胞、嗜酸性粒细胞浸润，“大网膜”增生纤维结缔组织中见急慢性炎症细胞浸润，可见血管增生，血管壁增厚，部分血管壁周围淋巴细胞聚集；部分区域间皮细胞增生。患者虽然早期血常规、骨髓检查均未提示嗜酸性粒细胞增多，但因胸腔积液常规可见嗜酸性粒细胞百分比增高，后期复查血常规可发现嗜酸性粒细胞绝对值升高，且腹膜活检排除了肿瘤性病变，最终通过讨论，诊断为 HE。后予以莫西沙星预防感染，甲泼尼龙调节免疫、恩替卡韦抗病毒、甲钴胺营养神经、补充白蛋白、静脉高营养以及补液等对症支持治疗，治疗 3 个月后复查 CT，可见腹膜增厚明显好转、部分消失。

总之，HE 主要以骨髓、外周血及组织中嗜酸性粒细胞增多为特点，可累及多组织器官。HE 治疗的宗旨是减轻靶器官损害，控制临床症状，对于无器官受累的患者，可暂不治疗，但须密切监测是否出现靶器官损害。

参考文献

[1] 刘香君，初文慧，于文征. 嗜酸性粒细胞增多综合征的诊断与治疗. 现代医药卫生，2018, 34(5): 723-726.

[2] Xu W, Guo W, Yang T. Hypereosinophilic syndrome with first presentation of pulmonary embolism and extensivevenous thrombosis: a case report and literature review. Zhonghua Jie He He Hu Xi Za Zhi, 2015, 38(12): 912-917.

[3] 王倩，周卢琨，陈宝安. 血液疾病相关嗜酸性粒细胞增多症的研究进展. 临床血液学杂志，2023, 36(1): 71-75.

（浙江省中医院：陈金燕，张丽霞）

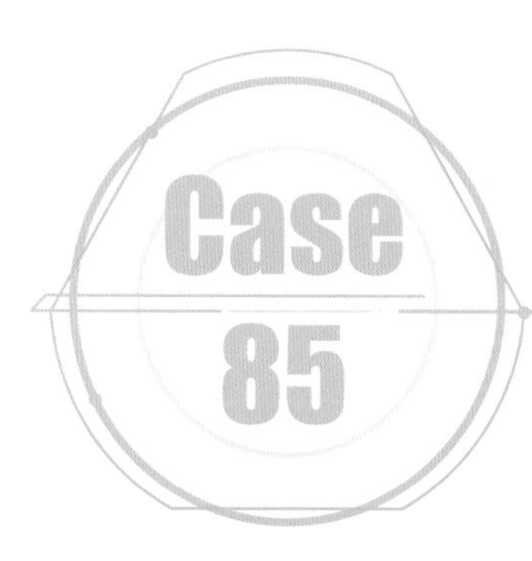

结节性硬化症

简要病史

患者女性，37 岁。气喘胸闷多年伴加重半个月。偶有干咳，无痰。颜面部大量红色丘疹和小结节（图 85-1），临床诊断为皮疹样血管纤维瘤。

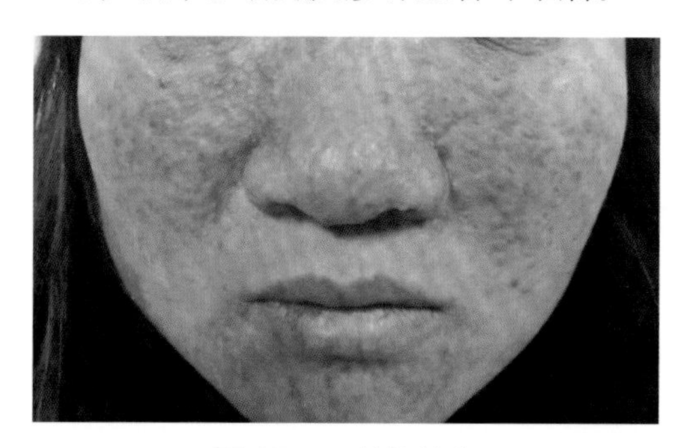

图 85-1　体格检查

实验室检查资料

血清肿瘤标志物阴性。

影像学检查资料

^{18}F-FDG PET/CT 图像见图 85-2。

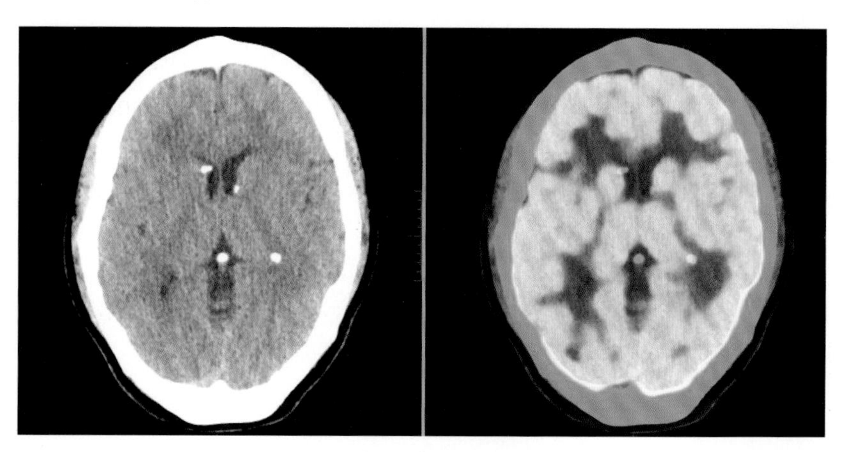

图 85-2　^{18}F-FDG PET/CT图像

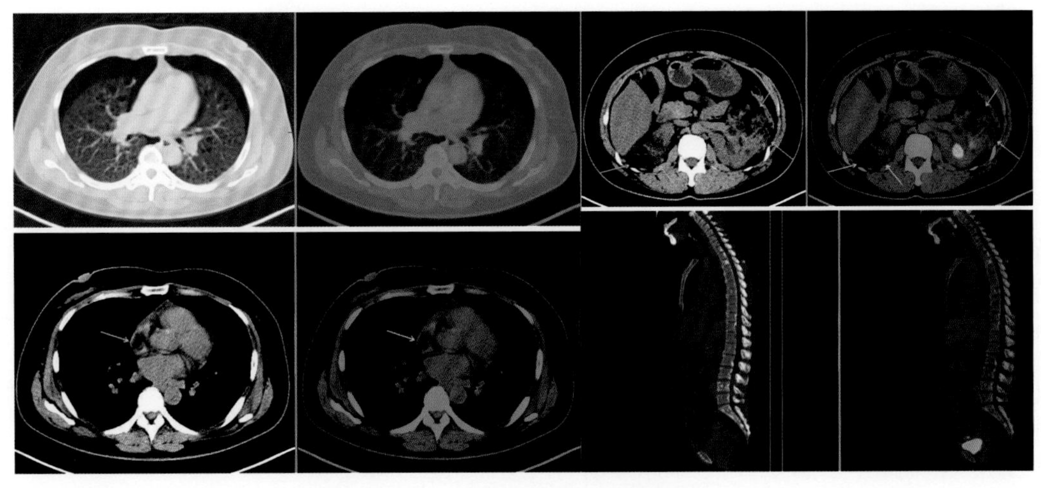

图 85-2 ^{18}F-FDG PET/CT图像（续）

影像解读

^{18}F-FDG PET/CT图像（图 85-2）显示：脑实质及双侧脑室室管膜下多发结节样高密度影，未见示踪剂分布增高；双侧胸腔内气体密度影，双肺体积缩小、间质增厚，双肺弥漫大小不等气囊，未见示踪剂分布增高灶；右房上缘类圆形低密度灶，大小约2.0cm × 1.8cm × 3.0mm，CT值为－34～90Hu，示踪剂分布缺失；双肾形态失常，多发大小不等、密度不均匀减低结节及肿块，肿块内混杂脂性密度影，左侧较大枚约5.1cm × 8.7cm × 6.0cm，CT值为－35～137Hu，示踪剂分布稀疏、缺失；全身骨散在结节状、斑片状高密度影，脊柱及骨盆骨明显，未见示踪剂分布增高。

最终诊断

临床随访，诊断为结节性硬化症（tuberous sclerosis, TSC）。

诊断要点与鉴别诊断

TSC是一种常染色体显性遗传的皮肤神经综合征，新生儿发病率为1/10000～1/6000，成年人发病率约为1/8000。约2/3的TSC患者是由基因突变引起过度激活哺乳动物雷帕霉素靶蛋白（mammalian target of rapamycin, mTOR）信号转导通路，从而引起结节蛋白和错构瘤蛋白的功能异常，导致外胚层细胞生长分化异常而形成的，约1/3的患者有家族史。致病基因有两种类型，Ⅰ型（TSC Ⅰ）定位于第9号染色体（9q34），Ⅱ型（TSC Ⅱ）定位于第16号染色体（16p13.3）。TSC可以导致细胞增殖和分化失控，几乎会累及人体所有的器官和组织，包括脑、皮肤、心脏、肾、眼、肺、骨骼等。在儿童期或婴儿期，患者可能出现发育迟缓、皮肤表现或癫痫发作，部分表现可能出现在产前，如心脏横纹肌瘤或皮质结节，其他症状包括皮肤、骨、肾或肺病变，通常在成年后才被诊断。临床典型三联征为癫痫、智力低下和面部皮脂腺瘤，即“Vogt三联征”。病理改变是错构瘤。

1. 临床表现

TSC的临床表现见表85-1。

表85-1 TSC临床表现

皮肤损害	中枢损害	肺损害	心脏损害	肾脏损害	骨损害
色素脱失斑是最常见的皮肤病表现，面部血管纤维瘤通常呈蝴蝶状分布，而鲨鱼皮斑出现在较厚的皮肤区域，呈革质样病变	颅内结节性硬化可出现典型的4种类型的病理改变：皮质结节、脑白质异常、室管膜下结节、室管膜下巨细胞星形细胞瘤	TSC患者肺部典型表现为淋巴管肌瘤病，多发生于女性，平滑肌细胞大量增殖和肺实质内的囊性改变，CT主要表现为双肺薄壁囊肿及多发非钙化结节灶，表现为呼吸困难或自发性气胸	心脏横纹肌瘤是诊断TSC的主要标准之一，可单发也可多发，47%～67%的患者可出现。在新生儿期肿瘤最大，可能随着年龄的增长形态变小、数量减少，最终可能消失，可引起心力衰竭，是该病婴儿期最重要的死亡原因。另外，心脏含脂肪占位的同时有肾脏血管平滑肌瘤的患者，心脏含脂病灶很可能是错构瘤	肾脏是TSC最常累及的器官之一，血管平滑肌脂肪瘤最常见，其他为囊肿、肾细胞癌及嗜酸细胞瘤	骨骼硬化性小结节，全身骨骼均可受累，颅骨硬化症最为常见，为骨小梁增生所致，边界清楚，还可表现为牙质样增生或骨纤维结构不良样改变，短管状骨可见局限性骨皮质增厚改变等

2. 诊断标准

1998年，首届国际结节性硬化症共识大会修订诊断标准，该标准以临床诊断为主，迅速获得了广泛认可和临床应用。2012年，第2届国际结节性硬化症共识大会再次修订诊断标准，增加基因诊断，并且指出基因诊断可以作为独立的诊断标准。

（1）基因诊断标准

正常组织DNA中检测出一个TSC Ⅰ或者TSC Ⅱ基因病理性突变即足以确诊TSC。致病性基因突变定义为可引起如下情况的突变：导致TSC Ⅰ或者TSC Ⅱ蛋白明确失活功能（例如读码框外的插入缺失或者无义突变），阻止蛋白合成（例如大片段基因缺失），或者对蛋白功能的影响已通过功能测定确定的错义突变（参考文献）。其他的TSC Ⅰ或者TSC Ⅱ变异，若对于功能的影响不确定，则不符合诊断标准，不足以确诊TSC。需注意10%～25%的TSC通过传统的基因检测未能发现突变，结果正常不能排除TSC，也不会对临床确诊的TSC产生影响。

（2）临床诊断标准

1）主要特征：①色素脱失斑（≥3，至少直径5mm）；②血管纤维瘤（≥3）或头部纤维斑块；③指（趾）甲纤维瘤（≥2）；④鲨鱼皮斑；⑤多发视网膜错构瘤；⑥多发脑皮质结节和（或）放射状移行线；⑦室管膜下结节（≥2）；⑧室管膜下巨细胞星形细胞瘤；⑨心脏横纹肌瘤；⑩淋巴管肌瘤病；⑪血管平滑肌脂肪瘤（≥2）。

2）次要特征：①“斑斓”皮损；②牙釉质点状凹陷（≥3）；③口内纤维瘤（≥2）；④视网膜脱色斑；⑤多发肾囊肿；⑥非肾性错构瘤；⑦骨骼硬化性病变。

（3）确诊

2条主要特征或1条主要特征及2条以上次要特征。

（4）疑诊

1条主要特征或2条以上次要特征。

注：仅有淋巴管肌瘤病、血管平滑肌脂肪瘤这2个主要临床特征而没有其他临床特征时，不符合TSC确诊标准。

参考文献

[1] Canevini M P, Kotulska-Jozwiak K, Curatolo P, et al. Current concepts on epilepsy management in tuberous sclerosis complex. Am J Med Genet C Semin Med Genet, 2018, 178(3): 299-308.

[2] Curatolo P, Moavero R, de Vries P J. Neurological and neuropsychiatric aspects of tuberous sclerosis complex. Lancet Neurol, 2015, 14(7): 733-745.

[3] Curatolo P, Maria B L. Tuberous sclerosis. Handb Clin Neurol, 2013(111): 323-331.

[4] Manoukian S B, Kowal D J. Comprehensive imaging manifestations of tuberous sclerosis. Am J Roentgenol, 2015, 204(5): 933-943.

[5] Jozwiak S, Schwartz R A, Janniger C K, et al. Skin lesions in children with tuberous sclerosis complex: their prevalence, natural course, and diagnostic significance. Int J Dermatol, 1998, 37(12): 911-917.

（浙江省人民医院：孙美玲，程爱萍）

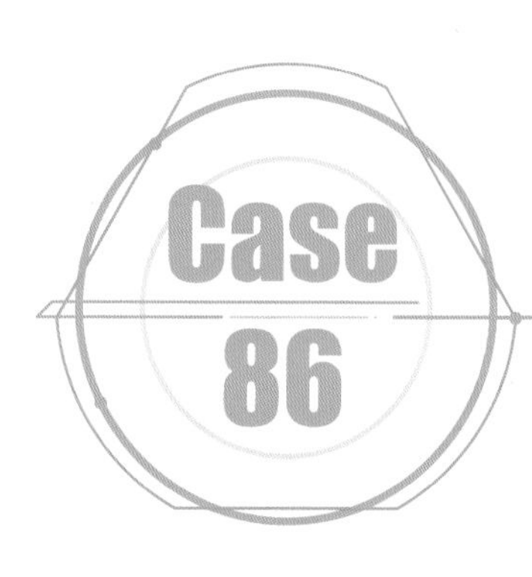

马尔尼菲青霉菌感染

简要病史

患者女性，56岁。因“确诊AIDS 2年，口腔疼痛6天”就诊。血常规及肿瘤标志物无异常。患者既往有“抑郁症”1年余，口服药物控制。体格检查：神志清，精神软，贫血貌，全身皮肤陈旧性皮疹，面部丘疹，皮肤巩膜无黄染，口腔可见散在白色分泌物。双侧腹股沟可及黄豆大小淋巴结，无触痛。

实验室检查资料

白细胞计数 1.77×10^9/L（3.50×10^9 ～ 9.50×10^9/L，↓），红细胞计数 2.02×10^{12}/L（3.80×10^{12} ～ 5.10×10^{12}/L，↓），血红蛋白 61g/L（115 ～ 150g/L，↓），血小板计数 63×10^9/L（125×10^9 ～ 350×10^9/L，↓），总蛋白 48.1g/L（65.0 ～ 85.0g/L，↓）。类风湿因子、肿瘤标志物无殊。

影像学检查资料

胸部CT图像见图86-1。^{18}F-FDG PET/CT图像见图86-2。

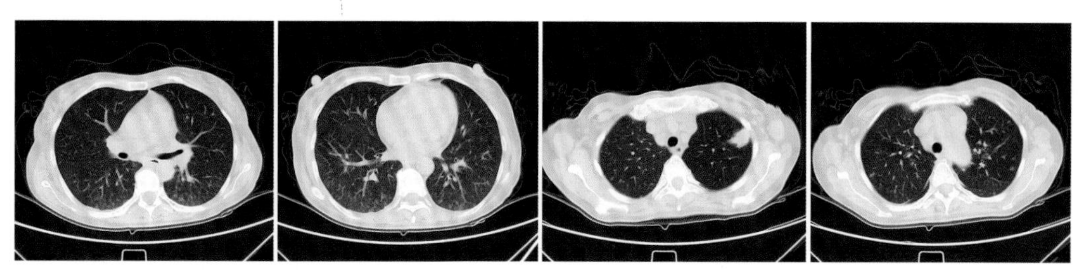

图86-1　胸部CT图像

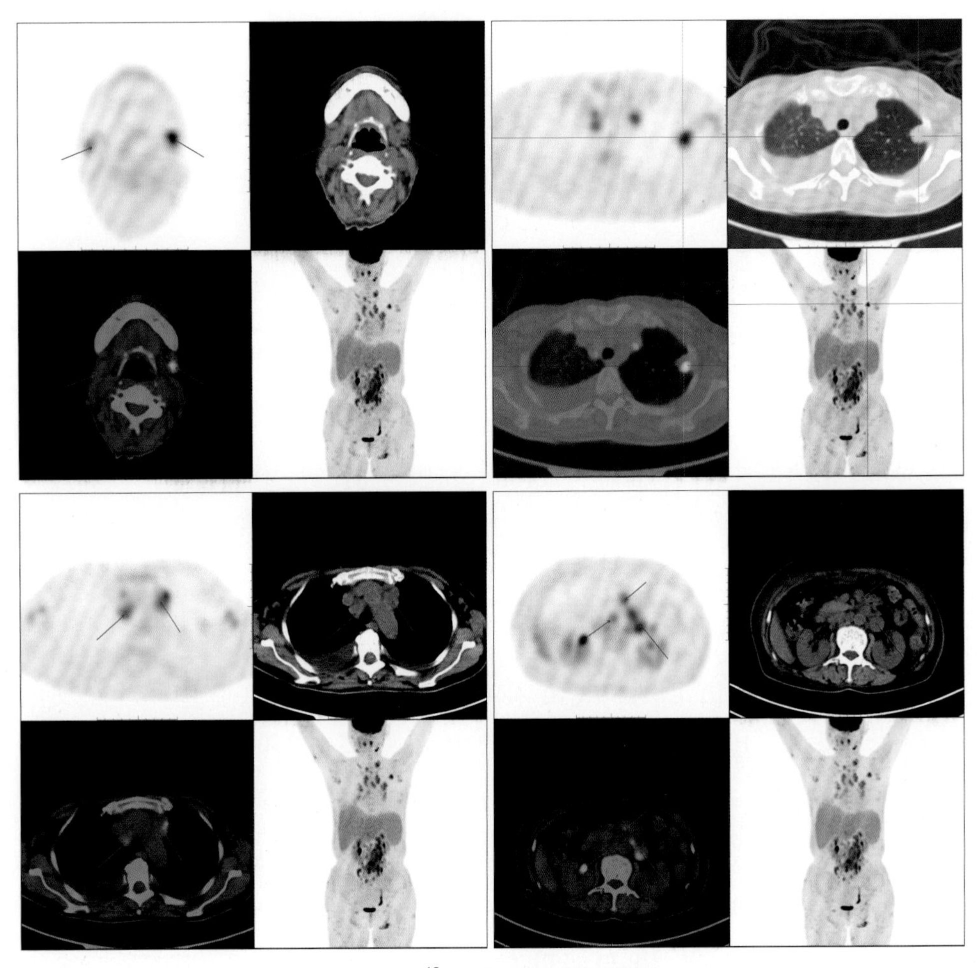

图 86-2 ^{18}F-FDG PET/CT图像

影像解读

胸部CT图像（图 86-1）显示：两肺多发结节影，边界欠清。

^{18}F-FDG PET/CT图像（图 86-2）显示：全身多发肿大淋巴结伴 ^{18}F-FDG代谢增高，SUV_{max}=5.9；两肺多发结节，放射性摄取增高，SUV_{max}=4.7；肝脏 ^{18}F-FDG代谢增高，脾肿大伴 ^{18}F-FDG代谢增高；全身多处皮肤局限性增厚伴 ^{18}F-FDG代谢增高，SUV_{max}=2.3；全身皮下水肿。

最终诊断

左肺上叶活检病理（图 86-3）：考虑马尔尼菲青霉菌（penicillium marneffei, PM）感染。

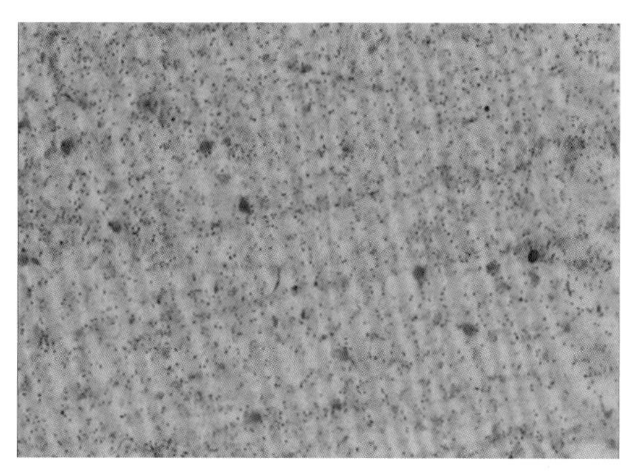

图 86-3　病理切片

诊断要点与鉴别诊断

马尔尼菲青霉菌是一种双相条件致病菌，可引起人类播散性和进行性感染，即马尔尼菲青霉病（penicilliosis marneffei, PSM）。25℃培养呈青霉相，35℃培养呈酵母相，是一种重要的具有深部致病能力的人类机会致病菌。马尔尼菲青霉菌侵入人体不能被巨噬细胞清除而进入深部组织器官，形成PSM。免疫缺陷或免疫功能低下的人群更易引起马尔尼菲青霉菌感染。

PSM的临床表现、病理及治疗的特异性不明显，真菌培养检出马尔尼菲青霉菌是确诊PSM的唯一途径。文献关于PSM的报道主要集中在流行病学与临床表现及治疗方面，对影像学特别是获得性免疫缺陷综合征（acquired immunodeficiency syndrome, AIDS）合并马尔尼菲青霉菌感染影像学的报道较少。文献报道 6 例确诊AIDS合并PSM的患者，胸部CT主要表现为单侧或双侧肺组织片状实变影 4 例，形态不规则，多位于背侧，其中气管充气征 1 例；结节影 3 例，表现为卵圆形软组织密度影，直径大小在 15 ～ 20mm，边缘清楚；主支气管壁增厚 3 例；支气管血管束索状增粗、扭曲变形改变 2 例；索条影 1 例；粟粒小结节影 1 例，结节弥漫性分布于双中下肺野，大小不等，大小 0.5 ～ 2mm；纵隔及肺门淋巴结肿大 3 例，淋巴结大小均在 10 ～ 20mm，共有肿大淋巴结 9 个，其中 2 区 3 个，6 区 2 个，7 区 1 个，10 区 3 个；胸膜炎 4 例，表现为后胸膜局限性增厚，未见胸膜腔液体影；另有 1 例椎体前软组织肿胀。其中 2 例有以上多种征象存在。另有报道 8 例AIDS合并PSM的胸部X线表现：网格状粟粒状结节影 2 例，双中下肺点状结节影 1 例，双下肺感染 2 例，双肺间质性肺炎合并卡氏肺孢子虫肺炎 1 例，双肺纹理增多 2 例，双侧胸腔积液 2 例；B超检查：肝、脾均肿大 6 例，肝肿大 1 例，脾肿大 1 例，腹腔积液 2 例。其他文献报道AIDS合并PSM的胸部CT多表现为肺部实变、心包并AIDS合并马尔尼菲青霉菌感染的胸部影像学表现，以及治疗后随访分析研究胸膜炎、软组织肿块影等，与上述结果较为一致。

AIDS合并播散型马尔尼菲青霉菌感染（disseminated penicillium marnefei infection, DPMI）应与AIDS并发组织胞浆菌感染、结核相鉴别。组织胞浆菌感染胸部表现为两肺结节影或间质性浸润影，其结节大小为0.5～3cm，也可出现肺实变、少量胸膜腔积液，单侧或双侧淋巴结肿大等；AIDS合并肺结核的影像学表现不典型，片状或大片状实变影及小粟粒结节影是主要影像学改变，并可出现纵隔和肺门淋巴结肿大。此外，腹膜后淋巴结肿大等肺外结核也较为常见。这些均与DPMI的胸部影像学表现较为相似，常易被误诊。因此，对于AIDS晚期（特别是CD4小于50个/μl），有PSM流行地区或疫区旅行史的患者，出现不规则发热、皮肤损伤、肝脾淋巴结肿大，影像学表现在两中下肺、胸膜下显示片状实变影及结节状影等，应当注意合并马尔尼菲青霉菌感染的可能。早期通过骨髓检查、真菌培养以及支气管纤维镜、皮肤、淋巴结等病理活检，对AIDS合并马尔尼菲青霉菌感染的早期诊断具有重要价值。

参考文献

[1] 陈碧华，刘晋新，李子平，等. 艾滋病合并马尔尼菲青霉菌感染的胸部影像表现及治疗后随访分析. 中华放射学杂志，2008, 42(6): 655-657.

[2] 郭冬菊. 艾滋病患者合并马尔尼菲青霉菌感染的实验室诊断. 临床医药实践，2019, 28(12): 925-926.

[3] 赵大伟，袁春旺，张立洁，等. 艾滋病肺门纵隔淋巴结结核的影像学表现. 中华放射学杂志，2005, 39(7): 772-775.

（金华市中心医院：郑　勇，张倩倩）

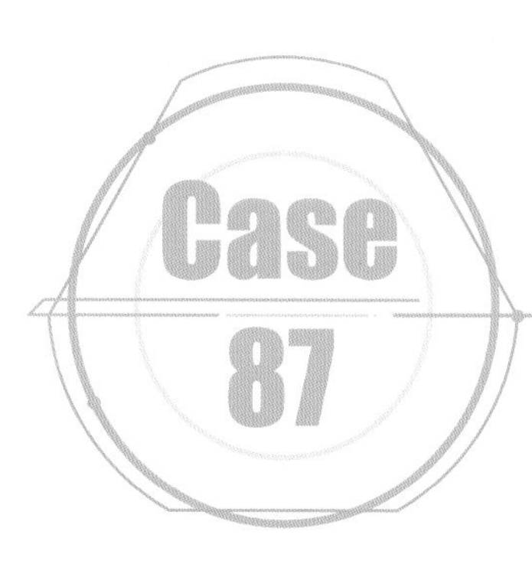

Case 87 马尔尼菲篮状菌感染

简要病史

患者男性，65岁。半年前出现咳嗽咳痰，痰白、量不多，伴间断咯血；感胸闷，活动（爬坡）后明显，夜间无盗汗，无发热。

实验室检查资料

血常规：白细胞计数 14.4×10^9/L，淋巴细胞百分比17.5%（20.0%～40.0%），中性粒细胞百分比77.6%（50.0%～70.0%），中性粒细胞绝对值 11.17×10^9/L（2.00×10^9～7.00×10^9/L），血红蛋白100g/L（130～175g/L），红细胞沉降率135mm/h（<15mm/h）。

其他：白蛋白30.4g/L，超敏CRP 89.44mg/L（0～5.00mg/L）。

影像学检查资料

^{18}F-FDG PET/CT图像见图87-1。治疗前胸部CT图像见图87-2。治疗后胸部CT平扫+增强图像见图87-3。

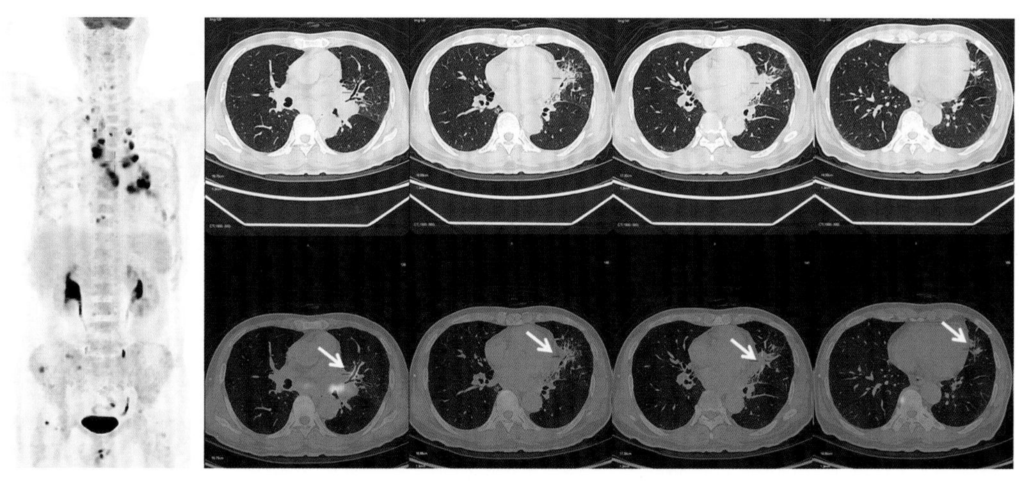

图87-1 ^{18}F-FDG PET/CT图像

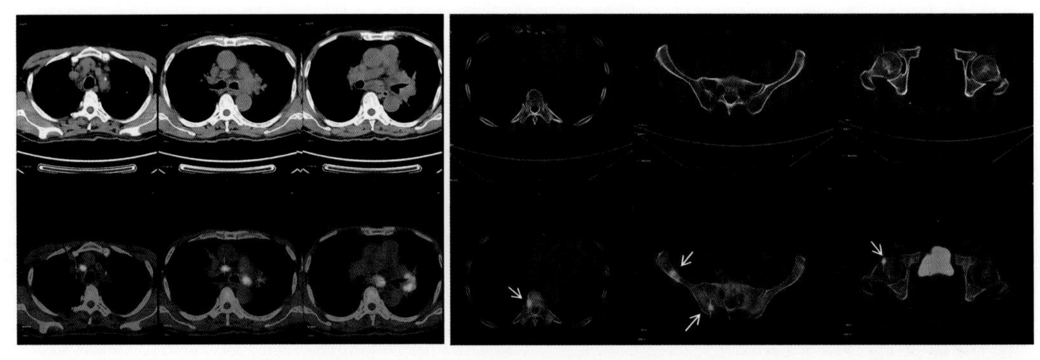

图 87-1 ^{18}F-FDG PET/CT图像（续）

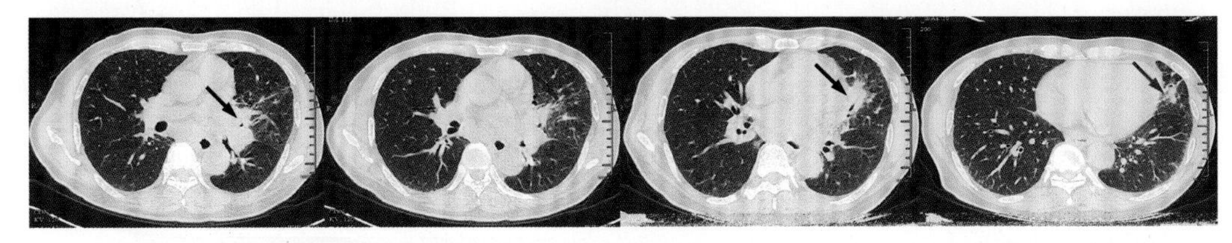

图 87-2 治疗前胸部CT图像

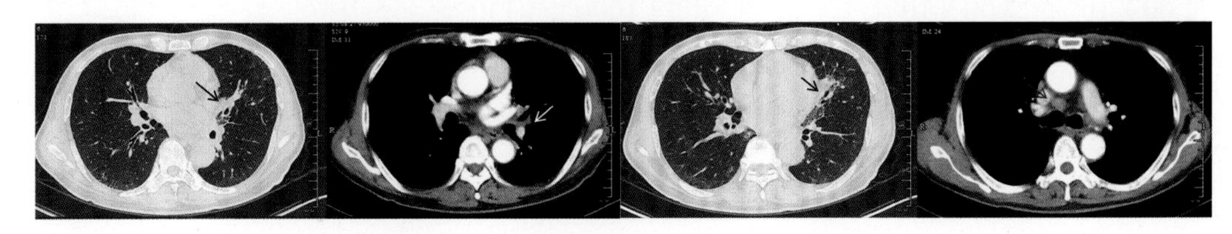

图 87-3 治疗后胸部CT平扫+增强图像

影像解读

^{18}F-FDG PET/CT图像（图 87-1）显示：①左肺上叶舌段支气管管壁粗糙、狭窄，周围 ^{18}F-FDG代谢增高，右侧锁骨区、纵隔及左肺门、肝门区多发肿大淋巴结，^{18}F-FDG代谢增高明显；②双肺下叶间质性病变；③所扫骨质多发 ^{18}F-FDG代谢增高灶，同层CT骨质密度欠均。

治疗前胸部CT图像（图 87-2）显示：左肺门旁见团块状密度增高影，边界欠清，左肺上叶支气管狭窄，远端见斑片状密度增高影。

治疗后胸部CT平扫+增强图像（图 87-3）显示：左肺上叶舌段周围病变较前减小，纵隔及左肺门淋巴结较前减小，均匀强化。

最终诊断

支气管镜+二代测序（NGS）：鸟型分枝杆菌复合群 7.11%，马尔尼菲蓝状菌 0.04%（备注：病理结果由临床病例内容提供）。

转归：抗马尔尼菲菌治疗，予伏立康唑治疗后病情好转。

复查胸部CT（图 87-3），提示左肺上叶舌段高密度斑片影较前减少，纵隔及左肺门淋巴结较前减小，均匀强化。

诊断要点与鉴别诊断

1. 诊断要点

马尔尼菲篮状菌是迄今所发现的唯一能使人类致病的双相菌，在25℃时呈青霉相（传播相），镜下见典型帚状枝和菌丝；在37℃时呈酵母相（致病相），镜下见光滑的卵圆形孢子。马尔尼菲篮状菌感染好发于HIV阳性或阴性但免疫力低下的人群；近年来，马尔尼菲篮状菌病在免疫功能正常宿主中的发病率逐年上升，主要发生于东南亚和我国南部。

马尔尼菲篮状菌病的临床表现可有：①体重减低；②不规则发热且反复出现、持续时间长；③皮肤破损，多见于面部、躯干、耳廓、手臂；④肝、脾、淋巴结肿大；⑤肺部症状，如咳嗽、咳痰、咯血、呼吸困难；⑥骨痛、关节痛和关节紊乱。

实验室检查常呈：①白细胞计数增高，中性粒细胞计数增高，伴红细胞沉降率显著增高，贫血，严重低蛋白血症等；②对于HIV阴性患者，采用ELISA法检测 γ 干扰素（interferon-γ，IFN-γ）自身抗体呈阳性。

影像学表现：马尔尼菲篮状菌感染影像学表现多样，缺乏特异性。常见表现如下。

（1）CT表现

1）肺部：①多发、弥漫性病变，累及多个肺叶和肺段，可表现为斑片状浸润或局限性肺实变、粟粒及小结节影，肿块伴结节影，磨玻璃密度影，上叶多于下叶；②可有肺间质性病变，小叶间隔增厚；③空洞性病变多见，以单肺多发厚壁小空洞为主，且分布部位多见于上叶尖、后段；④两肺门、纵隔及锁骨上窝淋巴结肿大常见，纵隔淋巴结分布以气管隆突下（7区）居多，密度相对均匀，无坏死，相互融合时内部可有坏死，增强扫描呈环形强化。

2）腹部：①肝脾肿大；②累及胃肠道者可表现为肠壁肿胀、增厚伴溃疡形成；③可有腹腔淋巴结肿大。

3）骨：溶骨性病变只见于免疫功能正常患者，表现为溶骨性破坏伴周围软组织肿胀，为全身化脓性反应之一。可累及任何骨骼，最常见的部位是椎体和股骨、肋骨、颅骨，可伴病理性骨折。

4）颅脑：可受累，表现为脑内稍低密度影和脑室扩张。

（2）ECT表现

1）全身多处骨质受累，呈现溶骨性，周边软组织可形成高密度的局部脓肿，全身骨显像示多发放射性浓聚灶。

2）部分病灶仅有放射性浓聚，CT未见明显骨质变化，可能原因是早期病灶仅发生代谢改变。

（3）PET/CT表现

马尔尼菲篮状菌病灶在PET/CT上不具特异性，肺内病变及肿大淋巴结、骨质破坏在PET/CT上呈稍高—高代谢灶。全身骨 ^{18}F-FDG代谢弥漫性稍增高是一个值得注意的点，在排除其他弥漫性骨代谢增高性疾病后，注意考虑马尔尼菲菌感染。另外，PET/CT对病变累及范围、隐匿病灶的发现及疗效评估具有一定的应用价值。

2. 鉴别诊断

（1）肺结核　继发性肺结核好发部位为两上肺尖、后段以及两下肺背段，典型病灶可见树芽征及烟花征，淋巴结钙化及环形强化；粟粒性结核呈“三均匀”分布，近肺尖区病灶较多。

（2）肺癌　可见典型分叶、毛刺，支气管截断或扭曲、僵硬。

（3）肺黏膜相关淋巴瘤　胸膜下肿块或实变，边清，内见支气管扩张及血管造影征。

（4）常见真菌感染　支扩及空洞更常见，典型病灶边缘见晕征，内见半月征及空洞分隔征。

（5）其他　当马尔尼菲篮状菌病以淋巴结肿大为主要表现时，需与淋巴瘤、Castleman病等相鉴别。

参考文献

[1] 梁锐烘，刘艳雯，曾庆思. 免疫功能正常者马尔尼菲篮状菌病的胸部CT及PET/CT表现. 放射学实践杂志, 2019, 34(12): 1313-1317.

[2] Qiu Y, Zhang J Q, Liu G N, et al. Retrospective analysis of 14 cases of disseminated Penicillium marneffei infection with osteolytic lesions. BMC Infectious Diseases, 2015(15): 47.

[3] 付占立，何作祥. 核医学病例图谱. 北京：北京大学医学出版社, 2022.

（衢州市人民医院：王豪杰）

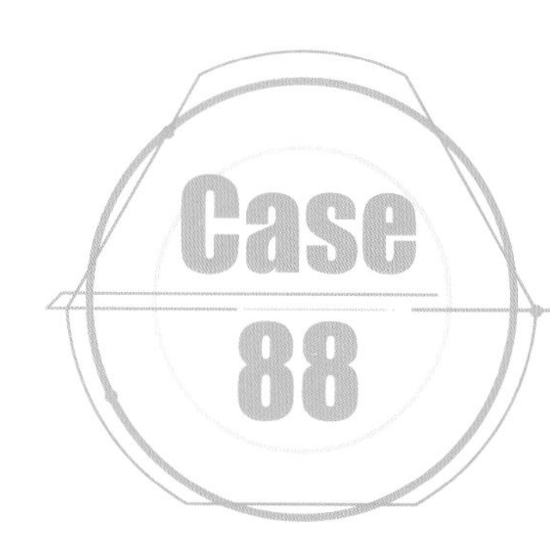

前胸壁慢性化脓性炎伴脓肿形成

简要病史

患者男性，24 岁。发现前胸壁占位 5 个月，无痛，无发热；近期复查发现病灶增大，外院增强 CT 及 MR 平扫均考虑恶性肿瘤。血常规：白细胞计数 7.01×10^9/L，红细胞计数 3.67×10^{12}/L，血红蛋白 107g/L。肿瘤标志物均为阴性。否认结核及肝炎病史。为进一步诊治行 PET/CT 检查。

影像学检查资料

^{18}F-FDG PET/CT 图像见图 88-1。MR 图像见图 88-2。CT 增强图像见图 88-3。

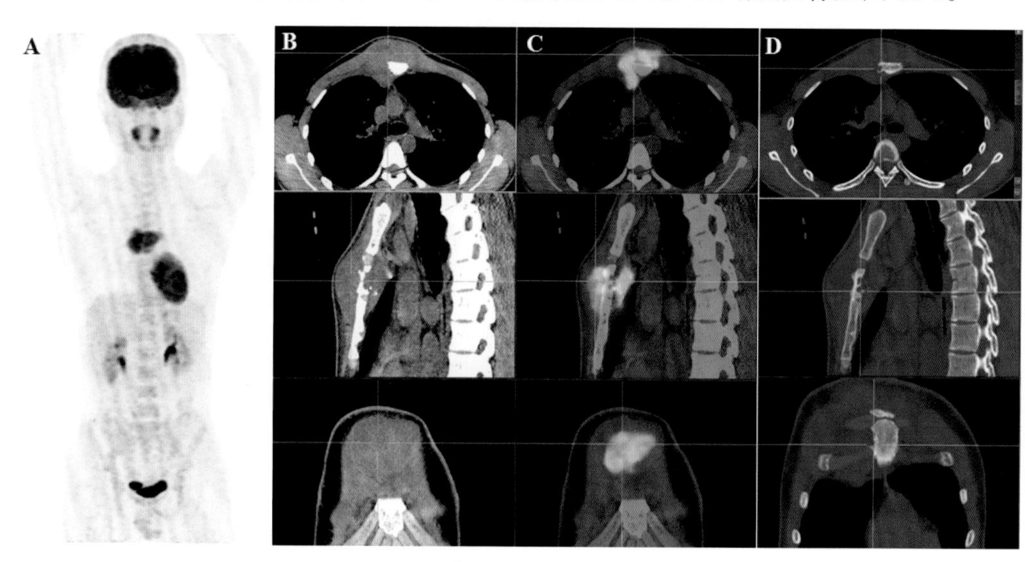

图 88-1　^{18}F-FDG PET/CT 图像

A. PET MIP 图像；B. CT 图像；C.PET/CT 融合图像；D.CT 图像（骨窗）

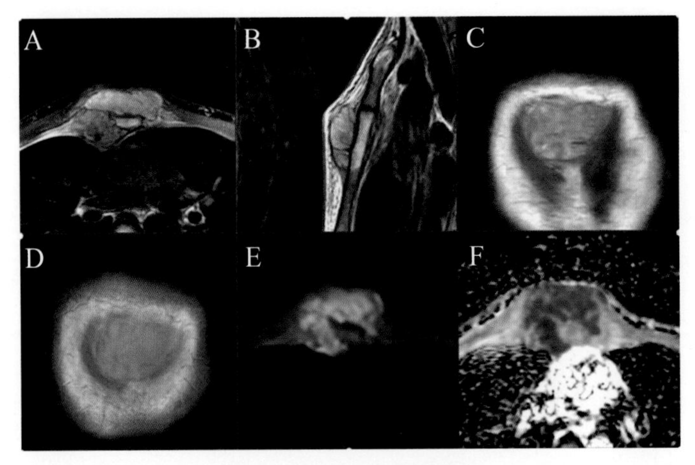

图 88-2　MR平扫图像

A. 轴位FS T_2WI; B. 矢状位T_2WI; C. 冠状位T_2WI; D. 冠状位T_1WI; E. 轴位DWI（b=800s/mm^2）; F. 轴位ADC图像

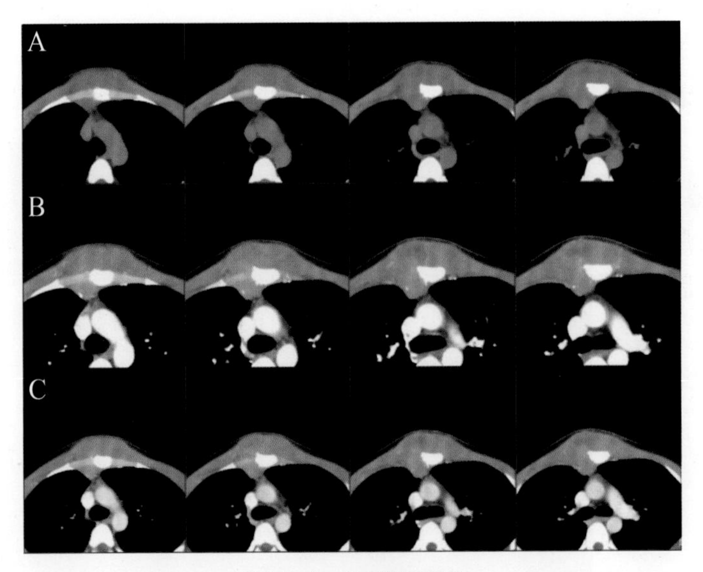

图 88-3　CT增强图像

A. 平扫; B. 动脉期; C. 静脉期

影像解读

^{18}F-FDG PET/CT图像（图 88-1）示：前胸壁可见软组织肿块影，大小约 52mm × 74mm × 61mm，边界欠清晰，呈膨胀性生长，向后突入前纵隔，相邻胸骨可见骨质破坏，肿块内部密度欠均匀，^{18}F-FDG代谢增高，SUV_{max}=11.03。

MR平扫图像（图 88-2）示：T_1WI呈等信号，T_2WI呈高信号，DWI弥散呈高信号，ADC图呈低信号。

CT增强图像（图 88-3）示：病灶增强后呈不均匀强化。

最终诊断

（胸骨肿物）慢性化脓性炎伴脓肿形成及肉芽肿反应，周围纤维血管增生。

诊断要点与鉴别诊断

前胸壁慢性化脓性炎伴脓肿以结核感染最为常见，约占肺外结核的 10%，通常都是慢性感染。研究显示，胸壁的结核脓肿常好发于胸骨边缘。原发肺疾病导致内乳淋巴结感染是胸骨边缘结核发生的最常见原因，受感染的淋巴结随后呈现为乳酪状，并不断侵蚀胸壁，最终导致胸壁表面的“隆起”，往往被误诊为胸壁肿物或肿瘤。胸壁结核病变常累及周围软组织，引起干酪样坏死、死骨形成或结核性肉芽组织形成，这些坏死组织被机化包裹后形成“冷脓肿”。胸壁结核引起的骨质侵蚀是由感染连续扩散或炎性肉芽组织增生导致周围组织坏死而造成的。典型CT表现为多发骨及软骨破坏，伴有钙化的胸壁软组织肿块，增强扫描显示环形强化。该病例肺内无原发疾病，胸壁病灶较易被误诊为肿瘤。胸壁肿瘤大多起源于骨结构或软组织，肉瘤是胸壁最常见的原发性恶性肿瘤，如骨肉瘤、软骨肉瘤、尤因肉瘤及横纹肌肉瘤等，但大多数恶性胸壁肿瘤患者是有症状的，最常见的症状是胸痛。骨淋巴瘤的典型CT表现为骨质破坏区周围可见不同程度的软组织肿块影，且软组织肿块范围大于骨质破坏区，最终确诊仍需依靠病理和免疫组化结果。多种药物联合治疗是治疗胸壁结核感染的主要方法。然而，对于冷脓肿，除予以药物治疗外，还包括彻底外科清创和广泛切除感染的骨及软组织，以防感染复发。

参考文献

[1] 杨军乐, 郭佑民. 胸壁软组织肿瘤的影像学研究与诊断. 实用放射学杂志, 2007, 23(9): 1265-1267.

[2] Barbetakis N, Asteriou C, Kleontas A, et al. Primary sternal tuberculosis mimicking anterior chest wall tumor: case report. Tuberk Toraks, 2011, 59(2): 164-167.

[3] Madeo J, Patel R, Gebre W, et al. Tuberculous empyema presenting as a persistent chest wall mass: case report. Germs, 2013, 3(1): 21-25.

[4] Deng B, Tan Q Y, Wang R W, et al. Surgical strategy for tubercular abscess in the chest wall: experience of 120 cases. Eur J Cardiothorac Surg, 2012, 41(6): 1349-1352.

（杭州全景医学影像诊断中心：朱艳芳，许远帆，潘建虎）

缩写词表

（按英文字母顺序排列）

缩写词	英文全称	中文全称
ABC	aneurysmal bone cyst	动脉瘤性骨囊肿
AD	Alzheimer disease	阿尔茨海默病
ADC	apparent diffusion coeffecient	表观弥散系数
AFP	alpha fetoprotein	甲胎蛋白
AIDS	acquired immunodeficiency syndrome	获得性免疫缺陷综合征
ALK	anaplastic lymphoma kinase	间变性淋巴瘤激酶
AML	angiomyolipoma	血管平滑肌脂肪瘤
ANCA	antineutrophil cytoplasmic antibody	抗中性粒细胞胞质抗体
（3D-）ASL	（three-dimentional）arterial spin labeling	（三维）动脉自旋标记
ATRX	α-thalassemiamentalretardation syndrome X	α-地中海贫血/智力低下综合征X染色体连锁基因
Aβ	amyloid β-protein	β淀粉样蛋白
BFH	benign fibrous histiocytoma of the bone	骨良性纤维组织细胞瘤
CA	carbohydrate antigen	糖类抗原
CCMMT	clear cell myomelanocytic tumor	透明细胞肌黑色素细胞瘤
CD	cluster of differentiation	分化抗原，又称分化簇、分类决定簇
CDFI	color Doppler flow imaging	彩色多普勒血流成像
CDK	cyclin-dependent kinase	周期蛋白依赖（性）激酶
CDX2	caudal type homeobox transcription factor 2	尾型同源转录因子-2
CEA	carcinoembryonic antigen	癌胚抗原
Cho	choline	胆碱
CK	cytokeratin	细胞角蛋白
Cr	creatine	肌酸
CRP	C-reactive protein	C反应蛋白
CT	computed tomography	计算机体层成像
CTA	computed tomography angiography	计算机体层摄影血管造影
CYFRA21-1	cyto-keratin 19 fragment antigen 21-1	细胞角蛋白 19 片段抗原 21-1
DAT	dopamine transporter	多巴胺转运蛋白
DL	dermatopathic lymphadenitis	皮病性淋巴结炎

续表

缩写词	英文全称	中文全称
DLBCL	diffuse large B-cell lymphoma	弥漫性大B细胞淋巴瘤
DPMI	disseminated penicillium marnefei infection	播散型马尔尼菲青霉菌感染
DSRCT	desmoplastic small round cell tumor	促结缔组织增生性小圆细胞肿瘤
DWI	diffusion weighted imaging	弥散加权成像
E	erythrocyte system	红细胞系统
EBER	EBV encoded small RNA	EB病毒编码的小RNA
EBV	Epstein-Barr virus	EB病毒
ECD	Erdheim-Chester disease	Erdheim-Chester病
ECT	emission computed tomography	发射计算机体层扫描
EES	extra-skeletal Ewing sarcoma	骨外尤因肉瘤
eGFR	estimated glomerular filtration rate	估算肾小球滤过率
EGIST	extra-gastrointestinal stromal tumor	胃肠道外间质瘤
EHBDA	extrahepatic bile duct adenoma/adenoma of the extrahepatic bile duct	肝外胆管腺瘤
EMA	epithelial membrane antigen	上皮膜抗原
EMPD	extramammary Paget disease	乳腺外Paget病
EoE	eosinophilic esophagitis	嗜酸细胞性食管炎
EORTC	Europe Organization for Research and Treatment of Cancer	欧洲癌症研究与治疗组织
ERCP	endoscopic retrograde cholangiopancreatography	经内镜逆行胆胰管成像
ESB	Ewing sarcoma of bone	骨尤因肉瘤
ESR	erythrocyte sedimentation rate	红细胞沉降率
FAPI	fibroblast activation protein inhibitor	成纤维细胞激活蛋白抑制剂
FDG	fluorode-oxyglucose	氟代脱氧葡萄糖
Fer	ferritin	铁蛋白
FEU	fibrinogen equivalent units	纤维蛋白原当量
FISH	fluorescence in situ hybridization	荧光原位杂交
FLAIR	fluid attenuated inversion recovery (sequence)	液体抑制反转恢复（序列）
FNA	fine needle aspiration	细针穿刺
FNH	focal nodular hyperplasia	局灶性结节增生
FPSA	free prostate specific antigen	游离前列腺特异性抗原
FS	fat suppression	脂肪抑制

续表

缩写词	英文全称	中文全称
FT_3	free triiodothyronine	游离三碘甲状腺原氨酸
FT_4	free thyroxine	游离甲状腺素
G	granulocytic system	粒细胞系统
GCB	minal center B cells	生发中心B细胞
GCDFP-15	grosscystic disease fluid protein-15	巨囊性病液体蛋白 15
GFAP	glial fibrillary acidic protein	胶质纤维酸性蛋白
GFR	glomerular filtration rate	肾小球滤过率
GIST	gastrointestinal stromal tumor	胃肠道间质瘤
GPC3	glypican 3	磷脂酰肌醇蛋白聚糖 3
GS	granulocytic sarcoma	粒细胞肉瘤
HAMA	Hamilton Anxiety Scale	汉密尔顿焦虑量表
HAMD	Hamilton Depression Rating Scale	汉密尔顿抑郁量表
HAS	hepatic artery stenosis	肝动脉狭窄
Hb	hemoglobin	血红蛋白
HCC	hepatocellular carcinoma	肝细胞癌
HCG	human chorionic gonadotropin	人绒毛膜促性腺激素
HE	hypereosinophilia	嗜酸性粒细胞增多症
HES	hypereosinophilic syndrome	嗜酸性粒细胞增多综合征
HHV	human herpesvirus	人类疱疹病毒
HIV	human immunodeficiency virus	人类免疫缺陷病毒
HL	Hodgkin lymphoma	霍奇金淋巴瘤
HLA	human leukocyte antigen	人类白细胞抗原
HPF	high power field	高倍镜视野
HPV	human papilloma virus	人乳头状瘤病毒
HSTL	hepatosplenic T cell lymphoma	肝脾T细胞淋巴瘤
IDH	isocitrate dehydrogenase	异柠檬酸脱氢酶
Ig	immunoglobulin	免疫球蛋白
IgG_4-RD	immunoglobulin G_4-related diseases	IgG_4 相关性疾病
IL	interleukin	白介素
JXG	juvenile xanthogranuloma	幼年型黄色肉芽肿
LCA	leukocyte common antigen	白细胞共同抗原
LCH	Langerhans cell histiocytosis	朗格汉斯细胞组织细胞增生症

续表

缩写词	英文全称	中文全称
LELC	lymphoepithlima-like carcinoma	淋巴上皮瘤样癌
Lip	lipid	脂质
LMS	leiomyosarcoma	平滑肌肉瘤
LSF	lung shunting fraction	肺分流率
MAA	macroaggregated albumin	大颗粒聚合白蛋白
MALT	mucosal-associated lymphoid tissue	黏膜相关淋巴组织
MDP	methylenediphos phonate	亚甲基二膦酸盐
MF	mycosis fungoides	蕈样霉菌病
MI	myoinositol	肌醇
MIP	maximum intensity projection	最大强度投影
MLS	myxoid liposarcoma	黏液样脂肪肉瘤
MMSE	Mini-mental State Examination	简易精神状态量表
MoCA	Montreal Cognitive Assessment Scale	蒙特利尔认知评估量表
MPMT	multiple primary malignant tumor	多原发恶性肿瘤
MPO	myeloperoxidase	髓过氧化物酶
MR	magnetic resonance	磁共振
MRCP	magnetic resonance cholangiopancreatography	磁共振胰胆管成像
MRI	magnetic resonance imaging	磁共振成像
MRS	magnetic resonance spectroscopy	磁共振波谱成像
MSA	multiple system atrophy	多系统萎缩
MVI	microvascular invasion	微血管侵犯
NAA	*N*-acetyl aspartic acid	*N*-乙酰天门冬氨酸
NEC	neuroendocrine carcinoma	神经内分泌癌
NEN	neuroendocrine neoplasm	神经内分泌肿瘤
NET	neuroendocrine tumor	神经内分泌瘤
NGS	next-generation sequencing	二代测序
NHL	non-Hodgkin lymphoma	非霍奇金淋巴瘤
NIH	National Institutes of Health	美国国家卫生研究院
NL	neurolymphomatosis	神经淋巴瘤病
NRH	nodular regenerative hyperplasia	结节性再生性增生
NS	nervous system	神经系统
NSE	neuron specific enolase	神经元特异性烯醇化酶

续表

缩写词	英文全称	中文全称
OB	occult blood test	大便隐血试验
pANCA	perinuclear anti-neutrophil cytoplasmic antibody	核周型抗中性粒细胞胞质抗体
PB	pulmonary blastoma	肺母细胞瘤
PBL	primary bone lymphoma	原发性骨淋巴瘤
PBL	primary brain lymphoma	原发性脑淋巴瘤
PCNSL	primary central nervous system lymphoma	原发性中枢神经系统淋巴瘤
PCT	procalcitonin	降钙素原
PD	Parkinson disease	帕金森病
PD-1	programmed death-1	程序性死亡受体 1
PD-L1	programmed death-ligand 1	程序性死亡受体配体 1
PEComa	perivascular epithelioid cell tumor	血管周上皮样细胞肿瘤
PET	positron emission tomography	正电子发射体层成像
PIVKA- Ⅱ	protein induced by vitamin K absence or antagonist Ⅱ	维生素 K 缺乏或拮抗剂 Ⅱ 诱导的蛋白质
PM	penicillium marneffei	马尔尼菲青霉菌
PMME	primary malignant melanoma of the esophagus	原发性食管恶性黑色素瘤
POEMS	polyneuropathy, organmegaly, endocrinopathy, M-protein，skin changes syndrome	多发周围神经病变、器官肿大、内分泌病变、M 蛋白血症、皮肤病变综合征
PPMA	primary pulmonary mucinous adenocarcinoma	原发性肺黏液腺癌
PRRT	peptide receptor radionuclide therapy	放射性核素肽受体介导治疗
PSA	prostate specific antigen	前列腺特异性抗原
PSM	penicilliosis marneffei	马尔尼菲青霉病
PT	prothrombin time	凝血酶原时间
PTLD	post-transplant lymphoproliferative disorder	移植后淋巴组织增生性疾病
PVNS	pigmented villonodular synovitis	色素沉着绒毛结节性滑膜炎
RDD	Rosai-Dorfman disease	Rosai-Dorfman 病（罗萨伊 - 多尔夫曼病）
RNFPT	reactive nodular fibrous pseudotumour	反应性结节状纤维性假瘤
ROI	region of interest	感兴趣区
SALL4	sal-like protein4	婆罗双树样基因 4
SATB	special AT rich sequence binding protein	特殊富含 AT 序列结合蛋白
SCCA	squamous cell carcinoma antigen	鳞状细胞癌抗原

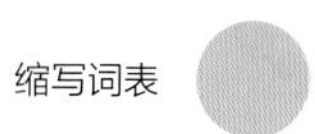

续表

缩写词	英文全称	中文全称
SHML	sinus histiocytosis with massive lymphadenopathy	窦组织细胞增生伴巨大淋巴结病
SIRT	selective internal radiotherapy	选择性内放射治疗
SMA	smooth muscle actin	平滑肌肌动蛋白
SPECT	single photon emission computed tomography	单光子发射计算机体层成像
SSTR	somatostatin receptor	生长抑素受体
STIR	short time inversion recovery	短时间反转恢复序列
SUV	standard uptake value	标准化摄取值
T_1WI	T_1 weighted imaging	T_1 加权成像
T_2WI	T_2 weighted imaging	T_2 加权成像
T_3	triiodothyronine	三碘甲状腺原氨酸
T_4	thyroxine, Thx	甲状腺素
TACE	transcatheter arterial chemoembolization	经导管动脉栓塞化疗术
TdT	terminal deoxynucleotidyl transferase	末端脱氧核苷酸转移酶
TG	thyroglobulin	甲状腺球蛋白
TGCT	tenosynovial giant cell tumor	腱鞘巨细胞瘤
TIA-1	T-cell-restricted intracellular antigen-1	T 细胞限制性细胞内抗原 -1
TNF	tumor necrosis factor	肿瘤坏死因子
TNR	tumor/normal tissue uptake ratio	肿瘤 / 正常组织放射性计数比值
TPSA	total prostate specific antigen	总前列腺特异性抗原
TSC	tuberous sclerosis	结节性硬化症
TSH	thyroid stimulating hormone	促甲状腺（激）素
T-SPOT	T cells spot test	T 细胞斑点试验
TT_3	total triiodothyronine	总三碘甲状腺原氨酸
TTF	thyroid transcription factor	甲状腺转录因子
VEGF	vascular endothelial growth factor	血管内皮生长因子
VLA	very late appearing antigen	迟现抗原
WHO	World Health Organization	世界卫生组织